セラピストのための基礎研究論文集 2.

岩村吉晃　神経生理学/体性感覚, 触覚の中枢(脳)メカニズム
中島八十一　感覚生理学, 神経内科学
当間 忍　神経生理学, 臨床神経生理学/ヒトの感覚・運動制御機構

生存と自己表現のための知覚

青木 藩　神経生理学/呼吸運動の中枢神経機序, 脊髄損傷後の運動機能代償機序, 中枢シナプス伝達の可塑性
山田仁三　脳・脊髄における神経回路網の解析―発痛メカニズムの解析―
酒田英夫　神経生理学/頭頂連合野における空間認知の神経機構：空間視と手の運動制御のメカニズム
和氣洋美　心理学/視覚, 触覚および両者の対応
小川 尚　感覚生理学/大脳皮質における味覚情報処理機構の研究
赤松幹之　認知行動
関 喜一　音響心理学/聴覚による障害物知覚

岩崎テル子(作業療法)＋中田眞由美(作業療法)＋澤 俊二(作業療法)[選]

協同医書出版社

装幀=戸田ツトム+岡孝治

「生存と自己表現のための知覚」発刊にあたって

　本書は「セラピストのための基礎研究論文集」シリーズ第2弾である．
　本書の目的は巻末の出版社のメッセージにもあるとおり，リハビリテーションの知識と技術の開発向上を図るために，日進月歩し続ける基礎研究と関連諸科学の成果に触れる手段を提供することにある．
　リハビリテーションの理論と技術は，医学的基礎研究と関連諸科学の成果を独自の視点で再構築し，臨床に応用し，多くの臨床研究を積み重ねて築き上げてきたものである．しかし，運動機能の回復に関する理論と治療技術の発展に比し，知覚機能に関するそれは遥かに遅れ，末梢神経損傷分野で広く本格的に取り組まれだしたのは1970年代に入ってからである．ハンドセラピー学会が初めてアメリカで誕生したのは1977年，日本での発足は1988年である．頃を同じくして我々はセンソリーリハビリテーション研究会を1989年に立ち上げた．我々は中枢・末梢を問わず知覚機能を回復させるメカニズムを知りたかったのである．
　センソリーリハビリテーション研究会の目的の一つはこの本の趣旨とまったく同じである．当時，大脳生理学は知覚の脳内メカニズムに関して新しい知見を生み出していたが，我々はこれらの研究成果を知らないのではないか，という恐怖感に駆られた．それまで我々3人は10年余に渡り，東西の文献をやみくもにあたり，標準的評価法のない知覚検査を数少ない文献を頼りに試し，データを集積した．治療方法を工夫し評価と治療に関する論文としていくつか発表もした．しかし我々の参照した文献は多分に臨床研究が主で，基礎研究にまで及ばなかった．我々の研究会で初めて講演して下さった岩村吉晃東邦大学教授の大脳の体性感覚野にある特徴抽出ニューロンと物体識別におけるactive touch（能動的接触）の重要性に関するお話は，物の識別と手指機能を訓練する我々作業療法士に強烈なインパクトを与えた．それからの研究会では臨床研究の発表の傍ら，基礎分野で活躍されている第一線の研究者の方々の講演を開催し続けた．この本はその延長線上にある．
　「基礎と臨床を繋ぐ架け橋となりたい」──奇しくも研究会として翻訳することになった『Evaluation of sensibility and re-education of sensation in the hand』の中で著者のA. Lee Dellon博士はこう述べている．基礎と臨床が手を結べば少なくとも知覚障害者の苦痛をもっと早く取り除き，あるいは障害をもちながら生活する方法と手段をもっと早く提供できるのに，という博士の気持ちがまた我々を揺り動かした．医学を学ぶ学生達が相変わらず旧態依然とした知覚に関する教育を受け，そのまま疑いもせず臨床で意味のない検査を行い，

有効な治療を行えないでいる．そんな現状を打破したいと博士は考えて上記の本を書かれたようである．我々も本書が読者の心にインパクトを与え，ともに知覚研究のパートナーとして名乗りを挙げて下さることを切に願うものである．

　もとより知覚・運動(個体側の身体条件)と環境との相互作用は切り離せない要因で，我々は生活者としての人間に対する統合的援助の一環として知覚の問題に取り組んでいる．決して昔の医学的還元主義に戻ろうとしているわけではない．

　第1部「体性感覚の情報処理」では，読者に研究史を概観して頂いた上で体性感覚の脳内メカニズムについて理解して頂けるよう，論文を書き下ろして頂いた．筆者の先生方は読者が主にセラピストであることに配慮してまとめて下さっている．

　第2部「生存と自己表現のための知覚」は，医学的リハビリテーション教育の中では十分触れられず，したがって作業療法や理学療法の臨床でも専門的な援助ができないでいる視覚・聴覚・口腔知覚についての書き下ろし論文である．しかし，近年聴覚言語療法学がリハビリテーション教育の専攻分野として取り入れられつつあり，今後はこれらの分野にももっと専門職の理解が深まることが期待される．

　知覚はすべて生存と自己表現にとって欠くことのできない身体機能ではあるが，視覚・聴覚・口腔知覚は人間らしく生きるための知覚として，直接外界とのcommunication機能を受け持つ．もちろん掲載された論文は基礎研究であるので，これらの研究成果を臨床の裏付けとして日々の実践に応用するのは我々の意欲と熱意にかかっていると言える．

　赤松幹之先生のご論文は上記と趣を異にしているが，今日的テーマでありコンピューターという機械に使われる社会に危機感をもっていた選者にとって，「もの」のもつ「手応え」をコンピューター操作に取り入れられるという説は，新しい知覚の発見のような新鮮さをもっている．

　このアンソロジーへの参加を協同医書出版社から提案されてから，早2年が経過しようとしています．ご執筆下さった先生方は皆この分野の権威であり，国際的にも活躍されておいでの方々ばかりです．ご多忙を重々承知の上でお願いしました．先生方は皆セラピストの役に立つなら，またリハビリテーションの発展のためならと快くご執筆をお引き受け下さいました．ここに衷心より御礼申し上げます．

また，協同医書出版社の中村三夫氏，戸髙英明氏には一方ならぬお世話になりました．この本が日の目をみたのは，お二人の粘り強さの賜であり，深く感謝申し上げます．

選者　岩崎テル子
中田眞由美
澤　　俊二
2000年5月15日

執筆者略歴

1. 触覚の研究史
2. 体性感覚の情報処理
7. 老化と触覚・振動覚

岩村吉晃　Iwamura Yoshiaki

専攻／研究テーマ　神経生理学／体性感覚，触覚の中枢(脳)メカニズム
最終学歴　東京大学大学院生物系研究科第一基礎医学専門課程修了(1965)
現職　東邦大学医学部生理学第一講座教授
主要著書
『脳と認識』（共著／平凡社 1982）
『標準生理学』（共著／医学書院 1996）
『人体機能生理学』（共著／南江堂 1997）

3. 体性感覚障害の電気生理学的検査

中島八十一　Nakajima Yasoichi

専攻　感覚生理学，神経内科学
最終学歴　順天堂大学医学部卒業(1976)
現職　国立身体障害者リハビリテーションセンター研究所感覚機能系障害研究部部長
東京大学大学院教育学研究科教授
主要著書
『医学生物学大辞典』（共訳／メヂカルフレンド社 1983）
『事象関連電位(ERP)マニュアル―P300を中心に―』（共著／篠原出版 1995）

4. 手指随意運動の感覚性制御

当間　忍　Toma Shinobu

専攻／研究テーマ　神経生理学，臨床神経生理学／ヒトの感覚・運動制御機構
最終学歴　千葉大学医学部卒業(1970)
現職　千葉大学医学部生理学第一講座
主要著書
『パーキンソン病とパーキンソン症候群(内科MOOK 23)』（共著／金原出版 1984）
『神経症候―とらえ方と考え方―』（共著／中外医学社 1986）
『臨床睡眠医学』（共著／朝倉書店 1999）

5. 知覚と運動―なめらかな動きの演出―

青木　藩　Aoki Mamoru

専攻／研究テーマ　神経生理学／呼吸運動の中枢神経機序，脊髄損傷後の運動機能代償機序，中枢シナプス伝達の可塑性
最終学歴　北海道大学大学院医学研究科修了(1970)
現職　札幌医科大学医学部生理学第二講座教授
主要著書
『脳の科学 I』（共著／朝倉書店 1983）
『感覚統合研究第1集』（共著／協同医書出版社 1984）
『神経疾患のリハビリテーション』（共著／南山堂 1984）
『新生理学体系9』（共著／医学書院 1989）

6. 痛覚中枢はどこにあるのか

山田仁三　Yamada Jinzo

専攻／研究テーマ　脳・脊髄における神経回路網の解析―発痛メカニズムの解析―
最終学歴　福島県立医科大学卒業(1970)
現職　東京医科大学解剖学第二講座主任教授
主要著書
『脳の生体警告系―痛みを中心にして―』（共著／東京大学出版会 1986）
『Biowarning system in the brain』（共著／University of Tokyo Press 1988）
『目でみる人脳の構造』（共著／クバプロ 1990）
『剖出による人脳の立体構造』（共著／クバプロ 1993）
『"裸眼でみえる"脳の三次元解剖アトラス』（共著／金芳堂 1997）

8. 視覚系の情報処理―空間視と動作指向性知覚―

酒田英夫　Sakata Hideo

専攻／研究テーマ　神経生理学／頭頂連合野における空間認知の神経機構，特に空間視と手の運動制御のメカニズム
最終学歴　東京大学大学院生物系研究科第一基礎医学専門課程修了(1964)
現職　日本大学総合科学研究所教授
主要著書
『脳の科学Ⅰ・Ⅱ』（共編／朝倉書店 1983）
『記憶は脳のどこにあるか』（岩波書店 1987）
『脳科学の現在―神経生理学・認知科学・数理工学から―』（共著／中央公論社 1987）
『脳とニューラルネット』（共編／朝倉書店 1994）
『脳・神経の科学Ⅱ：脳の高次機能』（共編／岩波書店 1999）

9. 視覚と触覚の相似と相違
　　―触覚による視覚代行はどこまで可能か―

和氣洋美　　Wake Hiromi

専攻／研究テーマ　心理学／視覚，触覚および両者の対応
最終学歴　名古屋大学医学部大学院研究科博士課程眼科学専攻修了(1984)
現職　神奈川大学外国語学部
主要著書
『心理学アップデイト』（共著／福村出版 1991）
『人間の許容限界ハンドブック』（共著／朝倉書店 1992）
『脳から心へ―高次機能の解明に挑む―』（共著／岩波書店 1995）

10. 摂食に必要な口腔知覚と情報処理

小川　尚　　Ogawa Hisashi

専攻／研究テーマ　感覚生理学／大脳皮質における味覚情報処理機構の研究
最終学歴　熊本大学大学院医学研究科生理学専攻修了(1969)
現職　熊本大学医学部医学科生理学第二講座教授
主要著書
『Olfaction and Taste XI』（共編／Springer-Verlag 1994）
『最新味覚の科学』（共編／朝倉書店 1997）

11. 人と「もの」とのハプティック・インタフェース

赤松幹之　　Akamatsu Motoyuki

専攻　認知行動
最終学歴　慶應義塾大学大学院工学研究科管理工学専攻博士課程修了(1984)
現職　生命工学工業技術研究所人間環境システム部
主要著書
『センサフュージョン：実世界の能動的理解と知的再構成』（共著／コロナ社 1992）
『事故はこうして始まった―ヒューマン・エラーの恐怖―』（訳／化学同人 1995）

12. 聴覚による障害物知覚と環境認知

関　喜一　　Seki Yoshikazu

専攻／研究テーマ　音響心理学／聴覚による障害物知覚
最終学歴　北海道大学大学院工学研究科生体工学専攻博士後期課程修了(1994)
現職　生命工学工業技術研究所人間環境システム部

目次

「生存と自己表現のための知覚」発刊にあたって
執筆者略歴

第1部 体性感覚の情報処理

1. 触覚の研究史
岩村吉晃 ……………………… 3

はじめに
19世紀初頭の研究史
19世紀末～20世紀初頭の触覚研究史
20世紀の触覚研究
おわりに

2. 体性感覚の情報処理
岩村吉晃 ……………………… 15

体性感覚系の基礎知識
大脳皮質体性感覚野における情報処理のしくみ
体部位再現地図をめぐる2～3の話題
痛覚の中枢

3. 体性感覚障害の電気生理学的検査
中島八十一 ……………………… 31

はじめに
体性感覚誘発電位
体性感覚刺激誘発脳磁図（somatosensory evoked-magnetic field：SEF）

4. 手指随意運動の感覚性制御
当間 忍 ……………………… 51

はじめに
末梢受容器における触覚受容機構
随意運動と感覚
手における物の性状の感覚認知

5. 知覚と運動―なめらかな動きの演出―
青木 藩 ……………………… 67

はじめに
運動感覚に寄与する深部受容器
運動感覚の求心路
運動感覚の形成

6. 痛覚中枢はどこにあるのか
山田仁三 ……………………… 89

はじめに
痛覚伝導路の発見と除痛
痛覚伝導路の混沌
痛みの中枢はどこにあるか
痛覚中枢の解明に光はあるのか
おわりに

7. 老化と触覚・振動覚
岩村吉晃 ……………………… 125

触覚，振動覚感受性の加齢変化
空間分解能と加齢
感受性低下をもたらす要因

第2部 生存と自己表現のための知覚

8. 視覚系の情報処理
―空間視と動作指向性知覚―
酒田英夫 ……………………… 137

はじめに
二つの視覚系
多数の視覚領域

手動作の視覚的誘導
空間視の座標変換
運動視の中枢：V5(MT)野とV5A(MST)野
奥行運動の知覚メカニズム
回転運動の知覚メカニズム
自己運動の知覚メカニズム
多感覚ニューロンによる空間的運動のコーディング
頭頂葉と立体視
手動作の視覚的誘導
手動作の制御モデル
まとめ

9. 視覚と触覚の相似と相違
―触覚による視覚代行はどこまで可能か―
和氣洋美 ……………………175

視覚・触覚の発達と学習の意味
視覚・触覚の受容器と情報処理過程
視覚と触覚の現象的相似と相違
触覚による視覚代行

10. 摂食に必要な口腔知覚と情報処理
小川 尚 ……………………199

はじめに

大脳皮質第一次口腔再現野
高次の口腔再現領野と味覚野
ヒト脳における高次味覚・嗅覚活動
まとめ

11. 人と「もの」とのハプティック・インタフェース
赤松幹之 ……………………217

感覚運動統合による人間と対象とのインタラクション
人と道具や機械のインタフェース
人とコンピュータとのインタフェース
触・力覚ディスプレイをもつコンピュータ・インタフェース
「さわれる」ヒューマン・インタフェース
人と「もの」とのインタラクション

12. 聴覚による障害物知覚と環境認知
関 喜一 ……………………237

はじめに
音と聴覚の基礎
環境認知と障害物知覚
おわりに

第1部 体性感覚の情報処理

第1章 触覚の研究史
第2章 体性感覚の情報処理
第3章 体性感覚障害の電気生理学的検査
第4章 手指随意運動の感覚性制御
第5章 知覚と運動―なめらかな動きの演出―
第6章 痛覚中枢はどこにあるのか
第7章 老化と触覚・振動覚

触覚の研究史

岩村 吉晃

はじめに

　Aristotleの時代から，ヒトや動物にはいわゆる五感があるとされていた．このうち視，聴，味，においの四つの感覚は特殊に発達した器官によって営まれる．Aristotleは第五の感覚を触覚と名づけたが，触覚を起こす刺激が何であるか，またこれを受容する仕組みが何であるかが明確でなく，したがってこれを一つの感覚としてよいかについては確信がなかったという．このため後世に，この五番目の感覚は一般感覚，体感覚(cenesthesia)と呼ばれるようになった．一般感覚はすべての体部位組織による広範囲の感覚，たとえば痛み，かゆみ，くすぐったさ，震え，筋感覚，嘔吐感，疲労感，渇き，空腹感，性の快感などを含んでいた．つまり，いわゆる皮膚感覚だけでなく関節などの深部組織，内臓，半規管などから起こる感覚も含まれていた．今日これらは，内臓，半規管に起こる感覚を除き体性感覚(somesthesia)と呼んでいる．体性感覚のすべてを網羅する研究史を書くのは膨大な仕事であり，本章では触覚の研究史を述べるにとどめることにする．

19世紀初頭の研究史

　19世紀初頭までの皮膚感覚の研究で特筆すべきは，Charles Bell(1774-1842)によるものである．BellはAristotleの述べたいろいろな感覚のそれぞれに特異性をもった神経が存在することを示唆した．この考えにもとづいて，J. Müller(1801-1858)は神経の特殊神経エネルギーの法則を提出した．すなわちある神経を刺激すると必ず同一の感覚を起こすこと，神経走行のどこを刺激しても同じ感覚が起こること，刺激される神経が違えば起こる感覚も違うこと，などであった．この頃von Helmholz(1821-1894)は感覚の種類(sensory modality)という言葉を導入した．そしてまもなく皮膚感覚には触，温，冷，痛の四つの感覚種類があるということになった．

Bell はまた，有名な Bell-Magendie の法則を発見した．これは 19 世紀の神経生理学の最も重要な発見である．Bell は，動物の後根に針を刺したり傷つけても何も起こらなかったが，前根に触れたとたん筋肉の収縮が起こるのを見た．このことは前根が運動性であるという基本的規則の証明となった．Bell はその後，第 7 脳神経の損傷により顔面の運動麻痺が起こることを明らかにした(Bell 麻痺)．F. Magendie(1783-1855)は腰髄，仙髄の後根を切除した動物の状態を観察したところ，動物は動き回ることはできるが，感覚は完全に消失していることを発見し，後根が知覚性であることを証明したので Bell-Magendie の法則と呼ばれている．脊髄前根，後根の働きが明らかになったことで，反射における前根，後根の役割が理解されるようになり，のちの Sherrington(1857-1952)の有名な仕事，神経系の統合作用についての研究の基礎が築かれたのである．

19 世紀末～20 世紀初頭の触覚研究史

1. 先駆者 Weber の業績

Aristotle 以来，いわゆる触覚は五感の一つに数えられてはいたが，Aristotle の定義での触覚は，一般感覚，体感覚(cenesthesia)を含む広義の触覚であった．Weber(1795-1878)は 1846 年,『Der Tastsinn und das Gemeingefühl』を著し，触覚を皮膚の受容器の働きのみによるものとし，いわゆる一般感覚から独立させた[1]．Weber は重さの識別，圧の識別，温度の識別，被刺激場所の定位などの能力を触覚に帰し，2 点識別閾や，局在能力(エラー)の測定を行い，背，腕などに比べ，指先や口唇，舌先で空間分解能が高いことを見出した．さらに皮膚に加えられた圧(重さ)の識別の研究で，やっと識別できる重さの差はもとの重さに比例するという有名な Weber の法則を見出した．しかし，Weber はこれらの感覚の基礎にある解剖学的構造には言及しなかった．Weber は他方で触覚のいくつかの属性，たとえばコインを冷やして額に乗せるとより重く感じるという Thaler の錯覚(Thaler とは当時のコインの名)を記述した．

2. 感覚点の発見と von Frey の要素感覚理論

Weber のあとまもなく，皮膚感覚の基礎にある解剖学的構造である感覚点の発見が，スウェーデンの Blix(1884)，ドイツの Goldscheider(1884)，アメリカの Donaldson(1885)によってほとんど同時になされた．感覚点は皮膚の小さな領域で，針，毛，温めたまたは冷やした真鍮の円錐の先で触れたときにそれぞれ，痛み(痛点)，触覚(触点)，温または冷覚(温点または冷点)が生じるところであり，皮膚にこれらの点の分布地図を描くことができる．

四つの点は互いに独立であり，それぞれの点の密度は身体の部位により異なる．温点は特に少なく，たとえば上腕では 5 cm² に一つしか見つからない．

　現代の教科書に記述されている皮膚感覚の要素的，分析的な見方の源は von Frey に代表される 19 世紀末の要素感覚理論にある．Vater-Pacini(1741, 1834)，Meissner(1852)，Merkel(1875)，Ruffini(1894)などによりこの頃までに発見されたいくつかの受容器の知識をもとに，von Frey(1852-1932)は 1895 年，上記の四つの感覚点が表現するものが，互いに独立の皮膚感覚の種類(modality)であり，それぞれに固有の受容器があると主張した．これは当時信奉されていた J. Müller の，特殊エネルギーの法則を適用した仮説であった．von Frey によれば，Krause 小体は冷覚，Ruffini 終末は温覚，Meissner 小体は圧覚，自由神経終末は痛覚の受容器であった．これらはのちの世代にとってドグマとなった．このうち Krause 小体は冷覚，Ruffini 終末は温覚という誤れる"事実"はごく最近までいくつかの教科書に書かれていた．

　von Frey の四つの要素理論は，当時の触覚の研究に大きな影響を与えた．四つの感覚の質を特定の神経構造に結びつけたことは，大変魅力的な還元主義的単純化であり，von Frey の刺激毛は，精神物理学者の間で触覚研究の標準ツールとなった．しかしこの理論は日常の触覚体験を説明することができないし，日常生活では点状の，しかもある一つの要素刺激が加えられることはない点が批判された．von Frey は，触覚点への適当刺激は皮膚に加えた力を刺激毛の直径で除したものであるとした．しかし皮膚の大きな面積が同時に刺激されるときにこれは当てはまらず，皮膚感覚での動く刺激の重要性あるいは能動的触覚と受動的触覚の違い，皮膚への接触と圧迫の違いなどは説明できなかった．

3. 複合感覚(touch blend)の分析

　Thunberg の錯覚というのがあって，額に冷刺激を与えたあと，しばらく冷感覚が残り，このとき湿った感じが起こるということが知られていた．濡れた感じは圧と冷だけから合成可能であり，水分の有無は必須条件ではないと考えられていた．構成主義心理学で有名な Titchener(1867-1927)の数人の弟子たちにより，複雑な触覚体験をすべて四つの古典的要素皮膚感覚で説明しようとする，いわゆる touch blend の試みが行われた．湿潤感は冷たさと圧の統合により起こり[2]，流動性は温度と圧の融合であり，固体性は圧の分布パタンの違いによるとされた[3]．同様に粗さあるいは平滑感[4]，べとべと感(clamminess)[5]，ねばねば感[5]などにも温，冷，圧および痛の四つの要素での説明が試みられた．しかし，これらの試みには無理があった．四つの要素感覚の，どの一つをとっても，いろいろなニュアンスの

違う感じがあり，記述にはさまざまな語を必要とするから，単純な4要素による分析的説明は不適当であると批判された．また，粗さと平滑の認知には，皮膚と刺激間の相対的な動きが必要であることも考慮されなければならないとの指摘もあった．

4．Headの2元説

1908年に提出されたHeadの2元説は，体性感覚系理解のために大いに貢献した[6]．Headは自らの前腕で実験し，皮膚神経切断後の感覚の回復が2段階に起こることを観察した．まず強い圧迫，温度感覚，痛覚が感じられるようになったが，触刺激の強度や質の弁別や，空間識別能力(2点識別閾)は回復しなかった．彼は先に回復した感覚を原始感覚と呼んだ．あとで弁別能力，軽い触，圧および温度感覚が回復してきた．これらのいわゆるより洗練された感覚を彼は判別感覚と呼んだ．Headはこれらの他に深部感覚の存在を仮定した．それは皮膚神経の切断後に完全なまま保たれていたからである．Headの実験結果は神経の再生速度の違いにもとづくものである．原始感覚と判別感覚の語は一般用語として用いられるようになったが，Headの実験を追試した勇敢な学者の誰一人として，彼の実験結果を確認できなかったという．しかし，原始感覚と判別感覚の語は臨床神経学の分野で残り，その後中枢神経系，特に脊髄体性感覚伝導路の構成に関して2元説が復活した．すなわち，脊髄視床路系が原始性，後索－内側毛体系が判別性として理解されている．

20世紀の触覚研究

1．Nafeのパタン説

20世紀はじめの電気生理学の進歩を踏まえ，von Freyの古典的要素理論やHeadの2元説に代わるものとして，Nafe[7]は新しい説を提案した．感覚は単純に分析できるものではない．定性的に考えると感覚は複雑さをもった，鋭さのパタンである．特殊に分化した受容器を想定するのは意味をもたず，たとえば湿り気，冷たさ，圧などの感覚は神経の放電のパタンで決まると強調した．パタンというのは，インパルスの頻度の変動，その持続時間，インパルスが発生する皮膚の面積，および興奮している神経線維の数などをさした．彼の理論はMüllerの特殊神経エネルギーの法則と結びついた知覚の質の概念は捨てなければならないことを強調した．Nafeはのちに，知覚の質は，末梢での刻々と変わる興奮のパタンで決まると推測し，またいかなる複合感覚も原則として神経パタンで説明可能であるとした[8]．彼の説は動物実験の結果にもとづいていて，ヒトの心理あるいは臨床実験の結果によるものではなかったが，のちのパタン説[9~11]出現に影響を与えた．

2. 触覚に対する温度の影響

すでに述べたように，Weber は Thaler という名の当時のコインを用いて，これを冷やして額に乗せるとより重く感じるという錯覚を記述した．つまり，重さの感覚は温度の影響を受け，冷たい方が重く感じるというわけである．Stevens[12] は追試をして，この錯覚を確認し，触刺激の面積が大きい方が錯覚が起こりやすいこと，冷却時だけでなく，温めたときにも弱いながら見られることを記述した．この錯覚のメカニズムは不明ながら，受容器活動の変化，ポリモーダル C 線維の関与などが考えられた．Stevens はまた，触覚感受性閾値は皮膚温が 20℃ から 43℃ の間では一定だが 20℃ 以下では閾値が上昇すること，300 Hz での振動覚閾値も温度の影響を受け 35℃ 付近で最低となることを明らかにした．低温での触覚閾値上昇は神経あるいは受容器活動のブロックによると解釈され，振動覚への温度効果は受容器，神経系，血管運動性の諸要素が考えられた．

3. 空間識別能

Weinstein[13] は，Weber や Vierordt(1870) による古典的な 2 点識別閾，体表面上の定位の正確さ，ならびに圧感受性閾値を von Frey の毛により調べなおした．彼の結果は，1 世紀半も前の Weber のものによく合い，また Vierordt の法則（2 点識別閾は測定位置が肩から手や指に向かうにつれ次第に向上する）を確認した．定位が正確な体部位では 2 点識別閾も小さいこと，また定位の方が 2 点識別閾より 3〜4 倍も精密であることがわかった．しかし，最も興味深いのは，Weinstein が，2 点識別と定位が優れている部位が必ずしも圧感受性に優れていないことを見つけたことである．そもそも圧感受性は，空間識別能にくらべると体表面の部位による変動が少ないので，2 点識別と圧感受性の地図は著しく異なる．のちに Stevens[14] は粗さ識別能力の地図を作成し，それが識別性の地図より圧感受性の地図に似ていることを明らかにした．たとえば，指先は前腕より 2 点識別性は高いが，粗さ識別性に関して両者はほぼ等しかった．

1960 年代には，空間識別性測定に新たな進展が見られた．Vierck と Jones[15]，Jones と Vierck[16] は，2 点識別閾測定には，皮膚の空間識別性が貧弱であるとの誤った結論を導きかねない欠陥があることを指摘し，前腕上の触刺激の広さや長さの識別能力の方が，古典的な 2 点識別閾値の 10 倍も精度が高いことを見つけた．なぜそうなのかは不明であったが，恐らく，多種類の視力があるように，触覚にも多種類の空間明瞭度があるのだと解釈した．Loomis と Collins[17] は，刺激を動かすと 2 点識別閾が 30 倍も精密になることを示した．

2 点識別閾には，実はいろいろと方法論上の困難な問題があることが昔からわかっていた．

2点識別閾は訓練するとどんどん小さくなり，零にすらなる[18]．そのような弁別は真実の空間識別ではなく，コンパスの接触の強度，形，あるいは方向のような異なる知覚が手掛りになっているに違いない．これらの手掛りを空間識別と混同してはならない．このような観点から2点識別閾測定の代わりに，JohnsonとPhillips[19]は，間隙の識別，あるいはアルファベット文字(あるいは点字)を皮膚に押してつけられたときの識別能力を精神物理学的に測定することを提案した．これらはコンパスの接触が引き起こすにせの手掛りを排除することができ，真の空間識別能力を反映していると考えたからである．

4．振動感覚

von Freyが四つの要素的皮膚感覚を仮定したとき，彼は振動覚を圧覚に含めた．皮膚上で，振動覚の感度が最大の点が圧点によく一致したからである．これは彼にとっては，振動と圧とが同じ受容器によって伝えられること，すなわち皮膚には圧覚受容器だけが存在することを意味した．これに対しKatz(1884-1953)は，振動覚は圧覚とは別物と考えた[20]．臨床的に，振動覚と圧覚とが神経損傷時に別々に障害され，振動と圧刺激は異なる神経を興奮させることが示唆されていたからである[21]．Geldardは一連の実験で，振動感覚と圧覚とは知覚の時間パタンが違うだけであると結論し[22]，25年前のvon Freyの立場を支持した．

振動覚研究は，Geldardおよび彼の弟子の努力により，触精神物理学の一部門となり，やがて触覚研究をリードするようになった．研究の主題の一つは，感受性に対する振動刺激の頻度の影響[23~27]であった．振動刺激頻度の感受性への効果の研究でGeldard[23]は，点状刺激(閾値は頻度に依存せず)と，より面積の広い刺激(閾値は200 Hzにて最小で，U字型となる)とを比較した．Verrillo[28]は，点状の刺激とより面積の広い刺激とは，少なくとも二つの異なるセットの受容器を興奮させること，一方のセットでは，60 Hz以上の刺激頻度のとき，時間的，空間的に刺激のエネルギーが加重するが，他のセットでは起こらないことを見出した．Verrilloの理論(二重の機械受容器理論)は，まもなく神経生理学の支持を得た[29]．すなわち高度に特殊化した機械受容器すなわちPacini小体が，高頻度刺激に反応するものとして取り上げられ，多くの研究が行われた[30]．その後，知覚の生理学的研究[31,32]，精神物理学的研究[33]により，少なくとも四つの機械的受容器がヒトの圧覚および振動覚を伝えることが示された．こうして振動覚と圧覚が違う受容器に依存するか否かといった古典的議論は終わり，von Freyのように，触，温，冷，痛をたった四つの受容器で説明するのは単純すぎることがわかった．その後触刺激は，持続刺激に対する順応の度合い，存在する部位(皮膚か，皮下か)，構造(カプセルに入っているかいないか)が異なるいろいろな受容器に

より伝達されることが明らかになった．あるものは刺激の速度に，他は加速度に，またあるものは刺激の強さに感受性があった[31,34]．

5．順応

古い文献では，持続する温熱刺激や触刺激への慣れ(順応)はあまり注目されなかった．むしろ刺激が終わった後に残る感覚(残感覚)の方が注目された[35]．Zigler[36]はこの現象に言及し，刺激中に起こることと，刺激後に生じる作用を区別することを要求した．彼は，順応時間は刺激の強さ(力，重さ)に直接比例し，刺激面積に逆比例することを発見した．刺激が強いほど順応時間が長いということは，これが受容器の疲労過程によるものではないことを意味するとした[36]．その後，NafeとWagoner[37]は，触刺激では動きが重要であることから順応の本態は神経性というよりは機械的であり，刺激伝達の阻害であると結論した．そして触覚を研究するためのツールとしての振動刺激の魅力を強調した．振動は圧より「自然な」刺激であった．なぜなら皮膚に純粋な圧力を加えるには細心の注意を要するし，能動的な接触時に皮膚に加えられる衝撃は，複雑な時空間パタンの圧刺激であり，これを模倣するにはvon Freyの毛より，バイブレーターの方がより有効であると考えられたからであった．順応効果の測定に最も広く用いられているのは閾値測定と，比較刺激とのマッチング法[38]とがある．

6．能動触：アクティブ・タッチ(Active touch)

受け身の被検者の身体に触れるときには表在性の触，圧，温度受容器などを個別に刺激することも可能である．しかし日常生活では当たり前のことだが，手で外界を探索するときあるいは道具を使うときには，皮膚表在性の触，圧，温度受容器だけでなく，手の動きにより深部にある筋肉，腱，関節などの固有受容器も興奮する．

対象に自由に触れることによって特徴づけられる能動触(Active touch, Haptics)は，しばしば触覚研究で別扱いされる．このことは我々の触感覚の理解が断片的であることを意味している．Griffing[39]が1世紀前に書いた，「いわゆる触覚は，実際には複雑な運動感覚あるいは触れたことの結果である」との見解は触覚研究の主流に反映されなかった．なぜ能動触が，皮膚感覚研究に携わったほとんどの心理学者によって無視されたのか．Griffingが指摘したとおり，恐らく最も重要な理由は，能動触は皮膚感覚だけでなく運動感覚を含んでいることであろう．視覚あるいは他の手掛りもある役割を演じているであろう．触覚研究の古典的理論は能動触には言及しなかった．Gibson[40]が述べたように，知覚の生理学者および

心理学者は，皮膚を受動的な受容器のモザイクとみなし，探索の器官とは見なかった．逆に言えば，触覚の能動的な側面を研究するには，古典的理論はまったく無力だったといってよい．

能動的触の研究に影響力のあった初期の貢献は，1925年，Katzによる『Der Aufbau der Tastwelt[41]』(Zigler[42]により紹介された)の出版である(Krueger[43]を参照)．その中でKatzは，触覚研究で用いられる点状刺激に反対し，粗さ，テクスチャーの感覚での，刺激の動きの重要性を強調した．粗さの知覚で，表面を受動的でなく能動的に触れたとき弁別がよりよいことを示した．その後Gibson[40]は，形の知覚で同じことを指摘した．Gibson[44]はさらに知覚の不変性に言及した．なぜ知覚は刺激ではなく対象に向かうのか．我々は，複雑な時空間パタンの圧刺激から抽象された対象を皮膚の外側に感じる．この種の質問への答は難しい．Active touchの問題に関連して，LedermanとKlatzky[45]，KlatzkyとLederman[46]は，ものの形と表面の性質に関する情報が，触ったり，握ったりすることによって具体的にどう集められるかについて研究した．岩村[47]はサルの大脳皮質体性感覚野ニューロンの中に，サルの能動的な把握によって興奮するものを見つけ，これがActive touchの中枢神経機構解明の糸口になる可能性を指摘した．

おわりに

この章の内容は，主としてStevensとGreen[48]，そしてMcHenry[49]，Sinclair[50]によった．触覚研究の近況についてはいずれまた別の機会に稿を改めて書くことにする．

引用文献

1) Weber EH：Der Tastsinn. [Touch]. In：H. E. Ross, and D. J. Murray(eds), E. H. Weber, The sense of touch, Academic, New York, 1978, pp. 139-264.
2) Bershansky I：Thunberg's illusion. American Journal of Psychology 11：405-425, 1923.
3) Sullivan AH：The perceptions of liquidity, semi-liquidity and solidity. American Journal of Psychology 34：531-541, 1923.
4) Meenes M, and Zigler MJ：An experimental study of the perception of roughness and smoothness. American Journal of Psychology 34：542-549, 1923.
5) Zigler MJ：An experimental study of the perception of clamminess. American Journal of Psychology 34：550-561, 1923.
6) Head H：Studies in neurology. London, Oxford Medical Publications, 1920.
7) Nafe JP：A quantitative theory of feeling. Journal of General Psychology 2：199-211, 1929.
8) Nafe JP：Toward the quantification of psychology. Psychological Review 49：1-18, 1942.
9) Bishop GH：Neural mechanisms of cutaneous sense. Physiological Review 26：77-102,

1946.

10) Melzack R, and Wall PD : On the nature of cutaneous sensory mechanisms. Brain 85 : 331-356, 1962.

11) Weddell G : Somesthesis and the chemical senses. Annual Review of Psychology 6 : 119-136, 1955.

12) Stevens JC : Thermal intensification of touch sensation ; Further extensions of the Weber phenomenon. Sensory Processes 3 : 240-248, 1979.

13) Weinstein S : Intensive and extensive aspects of tactile sensitivity as a function of body part, sex and laterality. In : D. R. Kenshalo(ed), The skin senses, Charles C. Thomas, Springfield IL, 1968, pp. 195-222.

14) Stevens JC : Perceived roughness as a function of body locus. Perception & Psychophysics 47 : 298-304, 1990.

15) Vierck CJ, and Jones MB : Size discrimination on the skin. Science 163 : 488-489, 1969.

16) Jones MB, and Vierck CJ : Length discrimination on the skin. American Journal of Psychology 86 : 49-60, 1973.

17) Loomis JM, and Collins CC : Sensitivity to shifts of a point stimulus; An instance of tactile hyperacuity. Perception & Psychophysics 24 : 487 L 492, 1978.

18) Friedline CL : Discrimination of cutaneous patterns below the two-point limen. American Journal of Psychology 29 : 400-419, 1918.

19) Johnson KO, and Phillips JR : Tactile spatial resolution, I, Two-point discrimination, gap detection, grating resolution, and letter recognition. Journal of Neurophysiology 46 : 1177-1191, 1981.

20) Geldard FA : The perception of mechanical vibration, I, History of a controversy. Journal of General Psychology 22 : 243-269, 1940.

21) Gordon I : The sensation of vibration, with special reference to its clinical significance. Journal of Neurology and Psychopathology 17 : 107-134, 1936.

22) Geldard FA : The perception of mechanical vibration, II, The response of pressure receptors. Journal of General Psychology 22 : 271-280, 1940.

23) Geldard FA : The perception of mechanical vibration, III, The frequency function. Journal of General Psychology 22 : 281-308, 1940.

24) Gilmer B von H : The measurement of the sensitivity of the skin to mechanical vibration. Journal of General Psychology 13 : 42-61, 1935.

25) Knudsen VO : Hearing with the sense of touch. Journal of General Psychology 1 : 320-352, 1928.

26) Sherrick CE : Variables affecting sensitivity of the human skin to mechanical vibration. Journal of Experimental Psychology 45 : 273-282, 1953.

27) Verrillo RT : Investigation of some parameters of the cutaneous threshold for vibration. Journal of the Acoustical Society of America 34 : 1768-1773, 1962.

28) Verrillo RT : A duplex mechanism of mechanoreception. In : D. R. Kenshalo(ed), The skin senses, Charles C. Thomas, Springfield IL, 1968, pp. 139-159.

29) Mountcastle VB, Talbot WH, Darian-Smith I, and Kornhuber HH : Neural basis of the

sense of flutter-vibration. Science 155 : 597-600, 1967.
30) Talbot WH, Darian-Smith I, Kornhuber HH, and Mountcastle VB : The sense of flutter-vibration ; Comparison of the human capacity with response patterns of mechanoreceptive afferents from the monkey hand. Journal of Neurophysiology 31 : 301-334, 1968.
31) Harrington T, and Merzenich MM : Neural coding in the sense of touch. Experimental Brain Research 10 : 251-254, 1970.
32) Johansson RS, and Vallbo AB : Tactile sensibility in the human hand; Relative and absolute densities of four types of mechanoreceptive units in glabrous skin. Journal of Physiology (London) 286 : 283-300, 1979.
33) Bolanowski SJ, Gescheider GA, Verrillo RT, and Checkosky CM : Four channels mediate the mechanical aspects of touch. J Acoustic Society of America 84 : 1680-1694, 1988.
34) Iggo A : Electrophysiological and histological studies of cutaneous mechanoreceptors. In : D. R. Kenshalo (ed), The skin senses, Charles C. Thomas, Springfield IL, 1968, pp. 84-111.
35) Hayes MHS : A study of cutaneous after-sensations. Psychological Monographs 14 : 1-66, 1912.
36) Zigler MJ : Pressure adaptation-time; A function of intensity and extensity. American Journal of Psychology 44 : 709-720, 1932.
37) Nafe JP, and Wagoner KS : The nature of pressure adaptation, Journal of General Physiology 25 : 323-351, 1941.
38) 菊池 正：触覚の時間・空間特性．新版感覚知覚心理学ハンドブック，大山 正，他・編，誠心書房，東京，1994, pp. 1238-1248.
39) Griffing H : On sensations from pressure and impact. Psychological Review (Monograph Supplement No. 1) : 1-88, 1895.
40) Gibson JJ : Observations on active touch. Psychological Review 69 : 477-490, 1962.
41) Katz D : Der Aufbau der Tastwelt. Leipzig, Barth, 1925. [For an English translation, In : L. E. Krueger (ed), The world of touch, Lawrence Erlbaum Associates, Hillsdale NJ, 1989.]
42) Zigler MJ : Review of "Der Aufbau der Tastwelt" by D. Katz. Psychological Bulletin 23 : 326-336, 1926.
43) Krueger LE : Tactual perception in historical perspective; David Katz's world of touch. In : W. Schiff, and E. Foulke (eds), Tactual perception ; a sourcebook, Cambridge University Press, Cambridge, 1982, pp. 1-54.
44) Gibson JJ : The senses considered as perceptual systems. Houghton Mifflin, Boston, 1966.
45) Lederman SJ, and Klatzky RL : Hand movements ; A window into haptic object recognition. Cognitive Psychology 19 : 342-368, 1987.
46) Klatzky RL, and Lederman SJ : Stages of manual exploration in haptic object identification. Perception & Psychophysics 52 : 661-670, 1992.
47) 岩村吉晃：触る—アクティブタッチの神経機構—．伊藤正男・編，脳と認識，平凡社，東京，1982, pp. 145-166.
48) Stevens JC, and Green BG : History of research on touch. In : L. Kruger (ed), Pain and Touch, Academic Press, San Diego, 1996, pp. 1-23.

49) McHenry LC Jr：Garrison's History of Neurlogy. Charles C. Thomas, Springfield IL, 1969（豊倉康夫, 萬年　徹, 井上聖啓・訳：神経学の歴史, 医学書院, 東京, 1977）.
50) Sinclair D：Cutaneous sensation. Oxford University Press, London, 1967（市岡正道・訳：皮膚感覚, 医歯薬出版, 東京, 1969）.

体性感覚の情報処理

岩村　吉晃

体性感覚系の基礎知識

1. 体性感覚とは

　体性感覚は，身体を構成する組織，すなわち皮膚，粘膜，筋，腱，骨膜，関節嚢，靱帯などにある受容器の興奮が中枢に達して生じる．刺激を単純化して調べると，皮膚感覚は，触圧覚，温覚，冷覚，痛覚の要素的感覚からなり，それぞれに特有の受容器が存在する．くすぐったさには触覚受容器が関係するが，刺激の解釈によってくすぐったいと感じるかどうかが決まると推定される．痒みは痛みに近い受容機構によると思われるが，痛みとは独立した感覚の可能性が大きい．運動感覚とは，関節の動きや位置の感覚，筋の努力感，重さの感覚などをいい，これらは主として深部感覚受容器，一部は皮膚受容器からの情報により成立する複合的な感覚である．手に持った物の重さは，中枢からの運動指令の量と，筋紡錘からのインパルスのかねあいで決まると考えられる．また，我々が手にした対象や道具の形状，材質などを知覚するとき，皮膚，深部受容器がともに関与する．このときには，手そのものは意識されない．これら体性感覚の複雑な諸側面を説明するためには，末梢だけではなく大脳皮質での情報処理機構が理解されねばならない．

2. 末梢受容器の分類

　体性感覚受容器は適刺激の種類により，三つに分けられる[1]．(a)機械受容器：外部の物体との接触による，あるいは自分の運動や姿勢の変化に伴って起こる，圧迫，伸展などの組織の機械的変形を検出する．(b)温度受容器：組織局所の温度とその変化をとらえる．温，冷受容器があり，最適温度が異なる．(c)侵害受容器：組織の損傷をもたらす機械的，化学的，熱などの刺激により興奮する．機械的刺激にのみ応答するもの(機械侵害受容器)と，すべての侵害刺激に応答するもの(ポリモーダル受容器)とがある．

同じ刺激が続いていると，受容器からの神経応答が減ってくる．これを順応という．皮膚触覚受容器は機械刺激に対する神経応答の順応の速さにより，非常に速い，速い，遅いの3型に分類される．これらはまた皮膚変位の加速度検出型，速度検出型，変位の大きさ検出型などと呼ぶことがある．侵害受容器は順応しない．

　体性感覚受容器はその存在する部位により，①皮膚，粘膜などにある表在性受容器，②筋，関節などにある深部受容器に分けられる．

　表在性受容器はその構造から2種類に大別できる．すなわち，(a)触圧覚，振動覚にかかわるマイスナー小体，メルケル盤，パチニ小体，ルフィニ小体など，カプセルあるいは受容細胞構造の明確なものと，(b)主として温度覚や痛覚を伝え，受容器としての特別な構造をもたない自由神経終末，とがある．体毛は自由終末に似た神経が毛に絡らみついた触受容器である．動物のヒゲや，肢に生えたひときわ長い毛は洞毛とよばれ，自由神経終末，メルケル盤など複数の受容器をもつ．

　深部受容器には，①構造がユニークな筋紡錘，腱器官と，②靭帯や関節嚢などにある，構造は皮膚受容器と大差ない，ルフィニ，ゴルジ，パチニなどの機械受容器，とがある．

　筋紡錘，腱紡錘は筋あるいは腱が伸張されると興奮する．筋紡錘は筋の伸展の度合いを伝え筋張力調節に役立ち，また，関節の位置の感覚や動きの感覚に貢献する．筋の血管の周囲や，関節嚢には数多くの無髄線維の終末がある．これらの線維は約半数が交感神経で，残りは痛みに関係する．関節の無髄線維の中には，正常では機械刺激にはなんら応答しないのに，関節が炎症を起こすと痛覚線維となるものが多く存在する．

3．受容器の興奮を伝える末梢神経

　これらの受容器からの興奮を伝える末梢神経は，後根神経節に細胞体のある偽単極型神経細胞の軸索である．有髄と無髄とがあり，前者では太い神経ほど伝導速度が速い．動物で測定した触覚，振動覚，深部覚の各受容器からの神経は太い有髄線維（Aα，Aβ線維，直径10〜20ミクロン，伝導速度60〜120 m/sec），温度覚，痛覚受容器からの神経は細い有髄線維（Aδ線維，直径5ミクロン以下，伝導速度30 m/sec以下），または無髄線維，C線維（直径1.5ミクロン以下，伝導速度2 m/sec以下）である．ヒトで表面電極を用いて測定した伝導速度は動物より遅く，正中神経で40〜70 m/secである．年齢により異なり，測定時，神経近傍組織の温度の影響を受ける[2]．

　ヒト末梢神経に微少電極を刺入して，皮膚の触刺激に応答する単一神経活動（microneurogram）を記録すると，適刺激により四つのタイプがある．すなわち，順応の速いタイプ，

遅いタイプそれぞれ二つあり，RAⅠ，RAⅡ，SAⅠ，SAⅡ型に分類される．神経の伝導速度からはいずれもAβ線維であり，動物実験の結果との対応から，それぞれ，マイスナー小体，パチニ小体，メルケル盤，ルフィニ小体の興奮を伝導しているものと考えられる．

4. 伝導路

末梢神経は後根となって脊髄に入り，大脳皮質へ向って上行する(図1)．

後索：触圧覚，振動覚，深部感覚を伝える．脊髄に入った後，同側の後索を上行し，延髄

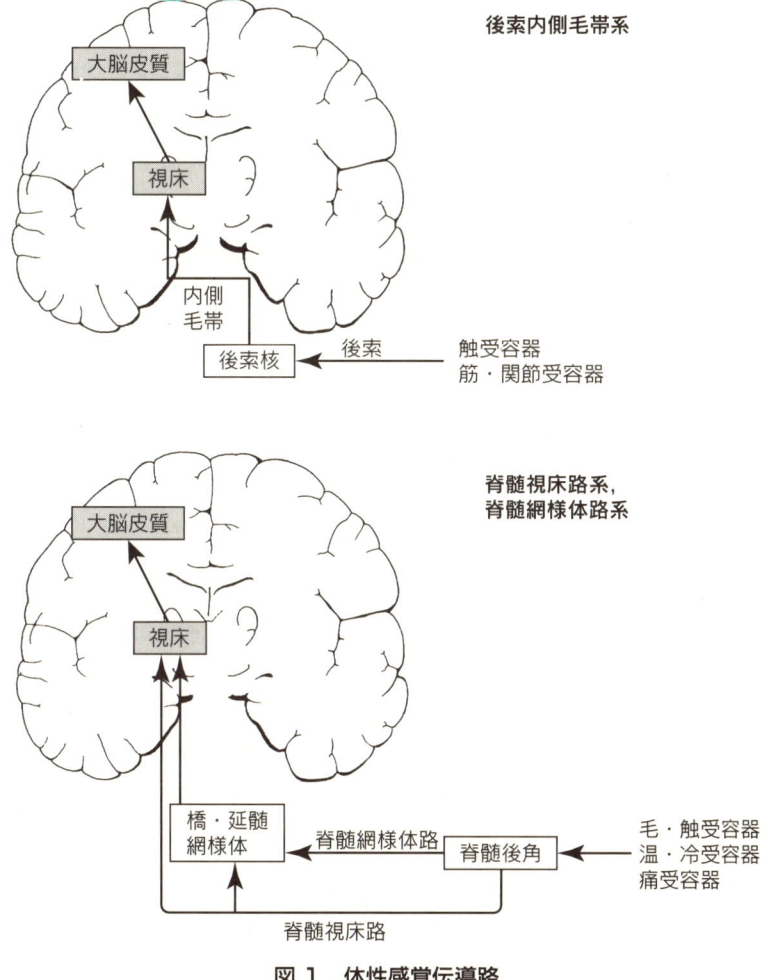

図1　体性感覚伝導路

の後索核にてニューロンを変え,交差して内側毛帯となり,視床腹側後外側核に終わる.そして再びニューロンを変え,大脳皮質体性感覚野に投射する.

脊髄視床路:温度覚,痛覚,一部の触覚を伝える.脊髄に入った後,後角にてニューロンを変え,その後交差して反対側の前側索を上行し,①視床後腹外側核,②後核群,③髄板内核群などに終わる.視床からの投射先は,①は体性感覚野,②は体性感覚野と頭頂連合野の一部,③は体性感覚野,運動野,前帯状回,他の視床核などである.

三叉神経伝導路:顔面,口腔,舌の感覚は三叉神経により伝えられる.三叉神経核は主知覚核と脊髄路核に分かれる.前者は後索核に相当し,視床腹側基底核群の後内腹側核に投射する.脊髄路核は脊髄後角に相当し,後腹内側核や髄板内核群などに投射する.

その他の伝導路:体性感覚情報は大脳皮質以外にも脳のいろいろな部位に投射する.脊髄小脳路は深部感覚を脊髄から直接小脳に伝え,姿勢や運動の調節に役立つ.脊髄網様体路は,触覚,痛覚,温度覚などを脳幹網様体に送り,睡眠,覚醒など意識水準の維持,調節,姿勢の維持や歩行など自動運動の調節にかかわる.痛覚は脳幹から視床下部へ,あるいは視床を経て辺縁皮質に到達する.これらの部位は意識や情動に深くかかわっていて,怒り,恐れなど情動行動の引き金となり,自律系の活動に大きな影響を及ぼす.

伝導路の途中の中継核でニューロンが交代するたびに神経要素の数が増える.また中継核では,入力同士の干渉,あるいは皮質からの下降性干渉による信号の修飾や選択が行われる.

内側毛帯系の傷害で起こる主要症状は,探索識別,物品の操作など,能動的な手の使用の障害であることから,後索内側毛帯系は能動的触知覚のために発達した系である[3].これに対し脊髄視床路の選択的障害は受身の感覚障害であり,この系は受動的感覚体験にかかわるということができる.

5. 脊髄後角における痛覚情報の修飾

脊髄灰白質は脊髄の横断面でH形をなし,後方から,後角,中間質,前角に分けられる.層構造があり,Ⅰ〜Ⅵ層が後角にあり,Ⅶ層が中間質に,Ⅷ,Ⅸ層は前角にある.後角には一次求心線維が終止し,上行伝導路の起始細胞がある.脊髄視床路の起始細胞には侵害刺激にのみ応答するもの(PS:pain specific type)と,閾値が低く,非侵害刺激にも応じるが,侵害刺激でより強い反応を見せるもの(WDR:wide dynamic range type)とがある.後者は,非侵害性,侵害性の両神経入力を受けている.

組織の一部が熱などにより損傷されると,痛覚の閾値の低下すなわち痛覚過敏が起こることがある.これには2種類あって,閾値の低下が傷害部位に起こる場合(一次痛覚過敏)と,

その周囲の正常な部分に起こるもの(二次痛覚過敏)とがある．前者は末梢で起こり，後者は脊髄後角で起こる．痛覚を抑制する薬物として知られるモルヒネあるいは生体内に存在するモルヒネ様物質(内因性オピオイドと総称する)の作用の中心は，脊髄後角への抑制である．特にI，V層のニューロンの活動を抑制する．

大脳皮質体性感覚野における情報処理のしくみ

1．体性感覚中枢

大脳皮質の体性感覚中枢は，そこが活動すると身体感覚体験の生じる部位である．体性感覚野は二つあり，第一，第二体性感覚野(SI，SII)という(図2)．

第一体性感覚野(SI)は頭頂葉の最前部，中心後回にあり，SIの前方には運動野(4野)，後方には頭頂連合野(5,7野)がある．SIはBrodmannの細胞構築的区分の3(3a, 3b)，1，2野からなる．3野は顆粒細胞の多い典型的な感覚皮質であるが，1,2野と後方に行くにつれ，構造的に頭頂連合野に近くなる．

第二体性感覚野(SII)は頭頂弁蓋(シルビウス裂のふち)の上内壁にあり，2野，7b野と隣り合っている．外側溝(シルビウス裂)の中に隠れていて脳の外表面からは見えない．図2では頭頂弁蓋を一部切り取ってSIIの位置を示してある．

2．体性感覚野における体部位局在的再現

1) SIにおける体部位再現地図

体性感覚では体部位に関する情報が重要である．SIには体表の順序だった投射があることが知られている．これはヒトでは大脳皮質表面を直接電気刺激して，動物では末梢刺激による誘発電位を記録して決められた．SIへの投射は交差性である．大脳と反対側の体表が，外側から内側に向かって，顔面，手，腕，胴，脚，足，の順に再現されている．これを体部位局在的再現という．顔面や手足の部位が広い(図2)．

2) SIIにおける体部位再現地図

SIIの体部位再現地図では上肢，下肢の占める範囲が広く，かつ，これを囲むように他の体部位が配置されていて，SIとはかなり違う配列になっている．またSIIでは両側からの投射を受けるニューロンの割合が50％以上と非常に高い[4]．こうしてSIIでは手，足，顔面など互いに離れた体部位からの情報が統合され，また両側の統合も進む．

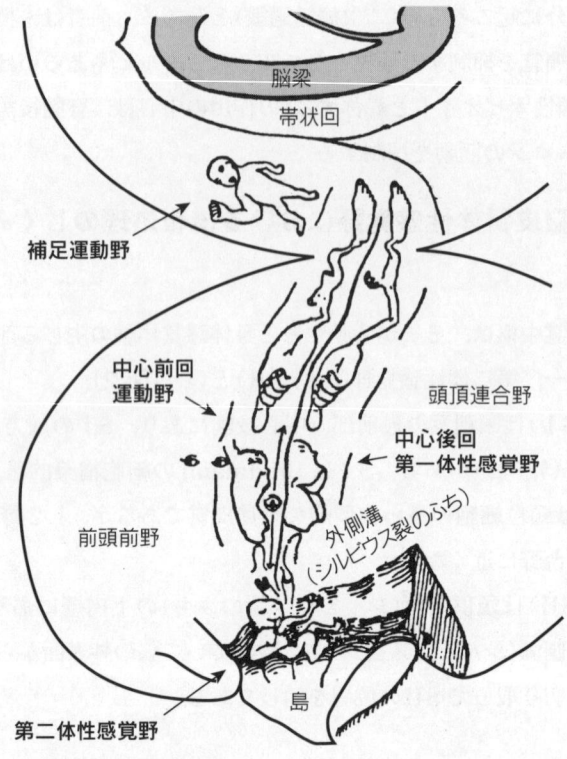

図2 ヒト体性感覚野と運動野
それぞれ皮質表面を電気刺激して起こる感覚または運動の部位を地図化したもの．
(Penfield, and Jasper : Epilepsy and functional anatomy of the human brain. Little Brown, 1954. より)

3. 触覚認識と体性感覚野
1) 体性感覚野が処理する触覚情報

手で物に触れたり，持ったりするとき対象の形や材質の知覚が生じる．一方，対象を操作する手指運動のコントロールのために感覚情報が必要である．どちらの場合も多数の皮膚や深部の受容器が同時に刺激され大脳皮質に送られるが，そこでは，情報はどのように処理されるのだろうか．無麻酔サルの手指領域での単一ニューロン活動を記録し，受容野の形を調べた我々の実験により，SI領域における体性感覚情報の統合の様子が明らかになった[5〜12]．

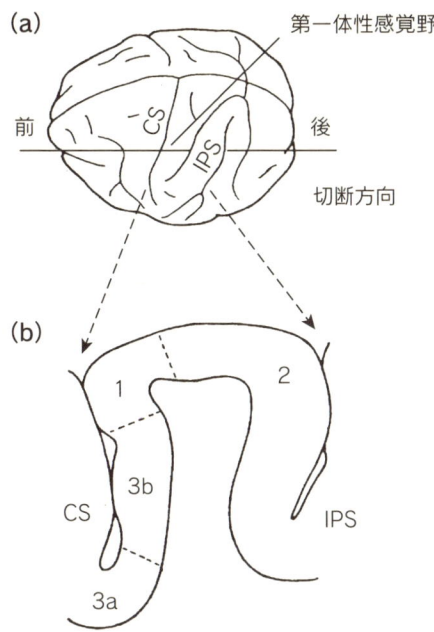

図3 サルの大脳皮質背側面と第一体性感覚野
CS：中心溝，IPS：頭頂間溝．bは矢状断面．数字は細胞構築学的区分．
(Iwamura et al 1983[10])

2) 指節の再現

　中心後回は前方が3a, 3b野で，後方が1, 2野である(**図3**)．3a野へは関節や筋など深部受容器からの投射が主である．3b野は皮膚ニューロンが62.7%と多い．ここでは一般にニューロンの受容野が小さい．体性感覚では受容野の部位と形が重要な意味をもつ．対象の形や性質により，接触部位，仕方が変わるからである．小さい受容野は，指の一部が細かいものと接触し，これを操作するために必要な情報であると考える．3b野は典型的な顆粒皮質であり，ここでは皮質下あるいは皮質レベルで積極的な抑制プロセスが働いて，受容野が特に細かくなっていると考えられる．3b野には体部位局在的再現がある．指領域での体部位局在的再現地図には，手と指の使い方に対応するいくつかの機能的区分がある．すなわち**図4**に示すように，指の末節，基節の腹側と背側ごとに区分があり，各区分ごとに指の順序だった再現がある．つまりここには指節の再現がある．

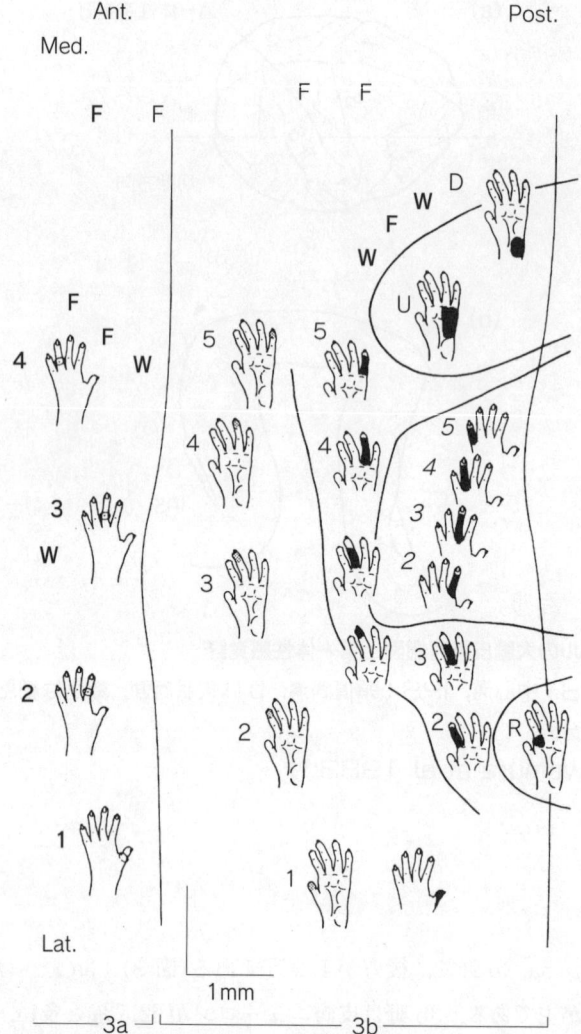

図4 サル第一体性感覚野，3野における手指再現
数字は指を表す．R：橈側，U：尺側の手掌，D：手背，F：前腕，W：手首関節．細字は皮膚，太字は深部刺激に応じたことを示す．
(Iwamura et al 1983[10])

3) 指，多指の再現

1，2野では，手指領域に話を限れば皮膚関連のニューロンがそれぞれ，59.5％，39.6％である．1，2野には，ニューロンの受容野に複数の指節にまたがるものや多指複合型が見られる．2本以上の指や，手全体をおおう大きな受容野の数も増える．これにはいろいろな形のものがある．また一個のニューロンが複数の受容器タイプの入力を受けている可能性もある．たとえば軽い接触刺激で興奮，圧迫で抑制されるものがある[12]．これは速順応型(興奮)と遅順応型(抑制)の受容器の情報を受けていると考えられる．また皮膚と深部の両方の刺激に応答するニューロンも存在する．これらの傾向は1野より2野において著しい．

4) 機能面

ヒトの手が対象を操作するときの様々な接触面が，Bunnell[13]や鎌倉[14]によって示されている．これらとの類似から1，2野で見られる多指型などの大きい受容野は，皮膚と物体が接触する場を表現していると推測できる(図5)．体性感覚野ニューロンが物体と皮膚との接

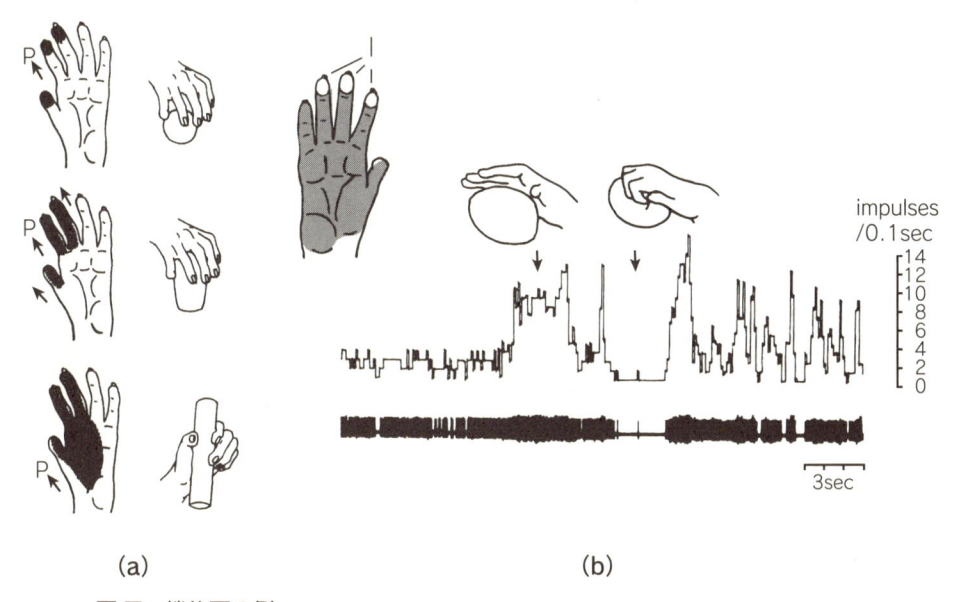

図5 機能面の例

a：3種類の受容野の例とそれらに適合する把持物体．いずれのニューロンも矢印(P)の方向に皮膚面がこすられたとき最も強い興奮が見られた．b：手掌全面が興奮性，4本の指先が抑制性の複合受容野をもつニューロン．「手掌全面」，「指先の組み合わせ」のそれぞれが機能面である．グラフはサルの手の動きに対応して変化するニューロン活動を示している．

(Iwamura et al 1985[11]より改変)

触の仕方をこのような形でとらえ，これをもとに物体の形が認識され，手の運動がコントロールされると考えられる．そこで我々はこれらの受容野を機能面(functional surface)と呼ぶことにした．

5)対象の形態，材質などに選択性をもつニューロン

2野やその後方の5野には，体部位への単純な接触刺激よりは，触刺激の動きの有無，その方向，あるいは接触した物体の静的な性質(たとえば角の存在)，により良く応答するニューロン，サルが自ら手で握った物体の形(四角，球)の識別に関係するニューロンなどがある[15]．これらはいわゆる特徴抽出ニューロンである．

手指領域の後部にはさらに，垂直面に指を触れたときに発火するニューロンがあった．また，対象の材質，すなわちふわふわしているか，しまっているか(堅いか)のどちらかに選択性があるニューロンもあった．この中には良く似た毛皮片や，ヒトの髭には応答するニューロンも含まれていた．さらに，重いテーブルなど固定された物と可動のもののどちらかに選択性のあるニューロンもあった[16]．これらのニューロンは手が自己の体の一部に触れさせられても発火しなかった．このようなニューロンの存在は，対象の認識には自己と他の区別の過程が含まれることを示唆した．

6)自発的把持運動時に興奮するニューロン

サルの手の使い方は，にぎり，引っ掻き，撫でなどが一般的であるが，示指と拇指によるつまみ上げも可能である．体性感覚野に，手指の運動の情報，いわゆるつまみ，にぎり，かきとり，さわりのどれかに選択的なニューロンがあった．つまみに関係するニューロンは，手指領域の外側部にあり，他のニューロンは内側部に混在していた．この他，腕を対象に向かって伸ばす到達運動(reaching)で発火するニューロンもあった[8,9]．これらのニューロンは手指の運動の遂行に重要な感覚情報を具体的な運動のために役立つよう統合する過程に関係していると考えられる．

4．手指運動の熟練と体性感覚野

1)感覚と運動

一般に随意運動のコントロールには感覚情報が不可欠であり，たとえば上肢末梢神経あるいは後根が切断されると，あらゆる上肢の運動が円滑にできなくなる．末梢神経や内側毛帯系の傷害で起こる客観的症状の一つは，探索識別，物品の操作など，能動的な手の使用の障害である．そこで後索内側毛帯系は能動的触知覚のために発達した系であるということができる[3]．

2) 肢節運動失行

我々の手による道具や物品の操作は，ほとんど無意識のうちに進行するが，実はこれは長い間の繰り返し練習によって身についた習熟行為であり，手にした道具，物品の認識があってはじめて成り立っていると考えられる．中心後回の傷害の場合には，物品操作や道具使用の熟練した指使いがぎこちなくなる．これは拙劣症あるいは肢節運動失行(Limb-kinetic apraxia)などと呼ばれ，再訓練によってもほとんど回復しない．指の熟練運動の習得と維持に中心後回が必要であることが示唆される[17,18]．

5. 注意により興奮性が変わるニューロン

サルがさわる対象に注意を向けたとき，特によく発火する体性感覚野ニューロンがある．サルを訓練して，適切なタイミングでボタンを押すとエサが貰えることを覚えさせると，サルはテスト時にボタンにかざした指の接触のタイミングをとるために指先に注意を集中するようになる．この条件下で多くのニューロンが，サルが注意を集中したときにのみ，与えられた触覚刺激に反応したりあるいは抑制されることがわかった．すなわち，体性感覚野ニューロンの末梢刺激に対する反応性は，なんらかの意志的，選択的コントロールを受けていることが推察された[19,20]．

6. 体性感覚と視覚の統合

中心後回の後方の部分，すなわち頭頂間溝の前壁(2, 5野)には，体性感覚ばかりでなく視覚刺激にも応じるニューロンがある[7,21]．ここで体性感覚と視覚との統合が行われ，自己とその周りの空間の認識が行われている証拠と考えられる．

7. 道具に手の意識が移る

入来らは最近，手にした道具と手の一体感の成立を思わせる現象を報告した[21]．たとえば手の触刺激に応答し，さらに手に向かって動く視覚刺激に応答するニューロンがある．長さ約30 cmの棒の先に直交する7 cmの板片のついた熊手状の道具で，手が到達しない距離にあるエサを引き寄せて取るようサルを訓練してから，ニューロン活動を記録したところ，手に向かう視覚刺激に加えて，棒に向かう刺激にも応答することが見出された．つまり視覚受容野の拡大が起こったのである．棒の使用を止めて数分後にはもとに戻る．この現象は道具使用時に，道具の先端に手の意識が拡大することに対応すると考えられる．

8. 感覚情報処理のハイアラーキー構造

以上3〜7に述べた事柄は，体性感覚野手指領域における感覚情報処理が階層性原理に基づいていることを物語っている．すなわち視床から皮質に投射した皮膚あるいは深部組織からの体性感覚情報は3b野で細かく区分けされる．次にこれが1，2野で統合され，次第に大きな受容野をもつニューロンが生じてくる．さらに特殊な刺激の時空間的特徴をとらえるニューロン，身体の両側の情報を統合するニューロン，体性感覚と視覚を統合するニューロンも現れ，情報処理の内容がより複雑になる．

体部位再現地図をめぐる2〜3の話題

1．身体両側の投射

SIへの投射は交差性である．しかしこれまでに口腔領域，顔面領域の一部，体幹の正中部では両側の刺激に応答するニューロンがあることが知られていた．我々は最近サルの研究で，手指領域や，肩，上腕領域，それに下肢領域でも両側あるいは同側の投射を受けるニューロンが存在することを明らかにした[22〜24]．左右それぞれの半球で，対側からの情報処理が終わった後，つまりSIの後ろ部分である2野や，頭頂連合野の一部である5野で脳梁を介して両側半球間の情報交換と統合が行われる．両側が同時に使用される口の中，両手，あるいはアクションにまきこまれる肩の領域で両側性受容野をもつニューロンがあるのは機能的にうなずける．脳磁図記録により，ヒトの頭頂連合野に両手の再現がある可能性が示唆されている[25]．両側からの情報を受けるニューロンは，SIIではもっと多く見られる．

2．幻肢と体部位再現地図

四肢切断後，いわゆる幻肢(phantom limb)，ないはずの肢が意識されること，が起こることは古くから知られている．幻肢は痛みを伴うことが多く大変苦痛である．自発的に起こるものと，切断端の皮膚などの刺激で起こるものとがあるが，その成立機転には末梢説と中枢説があり，後者がより本質的と考えられる．すなわち，感覚中枢の一部が，末梢からの正当な入力なしに，あるいは異常な入力によって興奮するためである．たとえば顔面を刺激すると手指の幻肢が生じる．このことが最近実験的に確認された[26]．手指からの入力が断たれた第一体性感覚野の手指領域に，隣接する顔面領域から神経情報が到達し，ここを興奮させ，手指の知覚を生起すると考えられる．このような干渉は皮質下(たとえば視床)でも起こり得る．

上肢を失ったヒトの体性感覚野では，体部位再現地図に変化が起こっていることが，脳磁

図の測定により示された[27]．すなわち，上肢を失った場合，隣接する顔面領域ならびに下肢領域がもとの手指領域の方に移動してくる．指を一本失ったヒトでの地図の変化も報告されている[28]．このような変化はすでにサルで報告されていた[29]．上肢を支配する後根の切断後10年経って調べたところ，上肢が投射していた脳部位のニューロンは，隣接する体部位(顔面)の刺激に応答するようになった．類似の変化は神経切断直後にも起こり得ることがわかっている．体性感覚野では，隣り合う領域では互いに神経支配が入り組んでいるが，抑制機構により，体部位局在が維持されていると考えられる．神経切断により，この抑制が働かなくなって隣からの神経支配の影響が顕在化するのであろう．

　幻肢体験を起こす脳部位は頭頂連合野であろう．頭頂連合野の傷害で幻肢が消失する．またさまざまな身体イメージの障害が起こることが知られている[18]．

3．手指の使用と体部位再現地図

　手は使えば使うほど器用になり，手の器用さには個人差が大きい．これに対応して手を支配する脳の地図にも個人差があることが最近報告された．

1) 弦楽器演奏による指領域の拡大

　ヴァイオリン，チェロ，ギター奏者は左手の4本の指(示指から小指)で弦を押さえる．演奏は熟練を要し，多年にわたる練習の過程で莫大な量の刺激が指に加わる．拇指は楽器の頸部を押さえ，手の位置の移動にかかわる．弓をひく右手は左手に比べ，細かい指の運動には関与しない．左手の投射する右体性感覚野の指領域が拡大していることが最近報告された[30]．すなわち親指あるいは小指の圧刺激で誘発される活動部位(脳磁図のdipoleの位置)間距離が対照者に比べ拡大していた．被験者9人は平均24歳で，彼らは4歳から19歳の間に楽器を始めたが，練習開始が早いほど刺激により誘発された活動(dipoleの強さ)が大であった．

2) 点字読みの指領域の変化

　点字を読むとき，示指から薬指までの3本の指を使う人がいる．長くこの読み方をしている人では，体性感覚野の指領域に変化があることが最近脳磁図の記録でわかった[31]．すなわち，指領域の拡大があり，指再現の配列の順序が乱れていた．また触覚の閾値を計るとき，3本の指を使う人はしばしば，さわられたことはわかるが，どの指にさわられたかがわからなかった．いいかえれば，3本の指が1本ずつ刺激されるのと，3本同時に刺激されるのとが区別できなかった．これは3本の指を同時に使うことへの適応であると考えられる．つまりどの指が刺激されたかでなく，どんな点字のパタンに触れたかが直ちにわかるのである．

痛覚の中枢

　SⅠに投射するのは主として触覚，運動感覚である．サルのSⅠで，1野を中心に痛覚刺激に応答するニューロンが記録されている[32]．痛覚刺激のみに応答するタイプ(pain specific：PS)と，触，圧刺激にも応答し，痛み刺激に最も良く応答するタイプ(wide dynamic range：WDR)とがあり，後者の方が多い．繰り返し刺激すると，感受性が上がる，順応しないなど，痛覚受容器の性質を備えている．PSとWDRとは混じりあっている．また，これらは非侵害性刺激に応答するニューロンとも混じっている．刺激への応答様式から見て，WDRは痛覚の識別的側面に関与し，PSは刺激部位の判定に関与すると考えられる．これらの事実は，SⅠが痛みの認識と識別の両面にかかわっていることを示唆する．

　痛覚刺激に応答するニューロンは，SⅡや頭頂連合野でも記録されている[33,34]．最近，ヒトの脳磁図記録により，SⅡが痛覚刺激に両側性に応じることが確認された[35]．

　SⅡを含む頭頂連合野の損傷で痛み感受性が低下した症例が報告されている．また痛覚を含め要素的感覚障害なしに痛み刺激に対する恐れなど情動反応が消失する痛覚失認あるいは失象徴(Asymbolia for pain)が起こることも報告されており[36]，この領域が痛みの情動的側面にかかわっていることが示唆される．

　痛覚に関与する大脳皮質部位はこの他にもある．最近ヒトで，SⅠ，SⅡ，島前部，帯状回前部，補足運動野，前頭前野など多数の部位で，痛覚刺激により脳血流が増加することが報告された[37,38]．帯状回前部と補足運動野は，痛覚受容に伴う情動行動の抑制あるいは開始にかかわると解釈される[39]．ヒスタミン注射による痒み体験時に活動する大脳部位はさらに広く，運動関連領域，前頭前野が含まれる．搔きたいという運動の意志が関係するためと解釈されている．

引用文献

1) 岩村吉晃：体性感覚．本郷利憲，他・編，標準生理学，第4版，医学書院，東京，1996．
2) 柳沢信夫，柴崎　浩：神経生理を学ぶ人のために．第2版，医学書院，東京，1997．
3) 岩村吉晃：体性感覚と行動．久保田競，小野武年・編，新生理学体系，第11巻，行動の生理学，第4章Ⅲ，医学書院，東京，1989，pp. 430．
4) Taoka M, Toda T, Tanaka M, Iriki A, and Iwamura Y：Receptive field properties of the neurons in the second somatosensory cortex of the awake monkey. Neuroscience Research (suppl 20)：216, 1996.
5) 岩村吉晃：体性感覚野の生理学．神経研究の進歩 35：974-982，1991．
6) 岩村吉晃：手の機能—体性感覚野と連合野の役割—．脳と神経 43：603-611，1991．

7) Iwamura Y, Tanaka M, Sakamoto M, and Hikosaka O : Rostrocaudal gradients in neuronal receptive field complexity in the finger region of alert monkey's postcentral gyrus. Experimental Brain Research 92 : 360-368, 1993.
8) Iwamura Y, and Tanaka M : Representation of reaching and grasping in the monkey postcentral gyrus. Neuroscience Letters 214 : 147-150, 1996.
9) 岩村吉晃:手の運動の触覚的制御.神経研究の進歩 42:78-85, 1998.
10) Iwamura Y, Tanaka M, Sakamoto M, and Hikosaka O : Functional subdivisions representing different finger regions in area 3 of the first somatosensory cortex of the conscious monkey. Experimental Brain Research 51 : 315-326, 1983.
11) Iwamura Y, Tanaka M, Sakamoto M, and Hikosaka O : Functional surface integration, submodality convergence, and tactile feature detection in area 2 of the monkey somatosensory cortex. Experimental Brain Research (suppl 10) : 44-58, 1985.
12) Iwamura Y, Tanaka M, Sakamoto M, and Hikosaka O : Converging patterns of finger representation and complex response properties of neurons in area 1 of the first somatosensory cortex of the conscious monkey. Experimental Brain Research 51 : 327-337, 1983.
13) Bunnell S : Surgery of the hand, revised by Boyes JH. Fifth edition, Lippincott, Philadelphia, 1970, pp. 727.
14) 鎌倉矩子:手のかたち手のうごき.医歯薬出版,東京,1989.
15) Iwamura Y, and Tanaka M : Postcentral neurons in hand region of area 2 ; their possible role in the form discrimination of tactile objects. Brain Research 150 : 662-666, 1978.
16) Iwamura Y, Tanaka M, Hikosaka O, and Sakamoto M : Postcentral neurons of alert monkeys activated by the contact of the hand with objects other than the monkey's own body. Neuroscience Letters 186 : 127-130, 1995.
17) 岩村吉晃:頭頂葉性行為障害の生理学的背景—肢節運動失行の本態をさぐる—.神経研究の進歩 38:650-655, 1994.
18) 山鳥 重:神経心理学入門.医学書院,東京,1985.
19) 入来篤史,田中美智雄,岩村吉晃:注意による大脳皮質体性感覚野ニューロン活動の変化.日本生理学雑誌 57(増刊号):175-181, 1995.
20) Iriki A, Tanaka M, and Iwamura Y : Attention-induced neuronal activity in the monkey somatosensory cortex revealed by pupillometrics. Neuroscience Research 25 : 173-181, 1996.
21) Iriki A, Tanaka M, and Iwamura Y : Coding of modified body schema during tool use by macaque postcentral neurons. Neuroreport 7 : 2325-2330, 1996.
22) Iwamura Y, Iriki A, and Tanaka M : Bilateral hand representation in the postcentral somatosensory cortex. Nature 369 : 554, 1994.
23) Taoka M, Toda T, and Iwamura Y : Representation of the midline trunk, bilateral arms, and shoulders in the monkey postcentral somatosensory cortex. Experimental Brain Research 123 : 315-322, 1998.
24) Iwamura Y, Iriki A, Tanaka M, Taoka M, and Toda T : Bilateral receptive field neurons in the postcentral gyrus ; two hands meet at the midline. In : Perception, Memory, and Emotion ; Frontier in Neuroscience, Ono et al (eds), Oxford University Press, 1996, pp. 33

-44.
25) Shimojo M, Kakigi R, Hoshiyama M, Koyama S, Kitamura Y, and Watanabe S : Intracerebral interactions caused by bilateral medial nerve stimulation in man; a magnetoencephalographic study. Neuroscience Research 24 : 175-181, 1996.
26) Halligan PW, Marshall JC, and Wade DT : Sensory disorganization and perceptual plasticity after limb amputation ; a follow-up study. Neuroreport 5 : 1341-1345, 1994.
27) Birbaumer N, Lutzenberger W, Montoya P, Larbig W, Unerti K, Topfner S, Grodd W, Taub E, and Flor H : Effects of regional anesthesia on phantom limb pain are mirrored in changes in cortical reorganization. Journal of Neuroscience 17 : 5503-5508, 1997.
28) Weiss T, Miltner WHR, Dillmann J, Meissner W, Huonker R, and Nowak H : Reorganization of the somatosensory cortex after amputation of the index finger. Neuroreport 9 : 213-216, 1998.
29) Pons TP, Garraghty PE, Ommaya AK, Kaas JH, Taub E, and Mishikin M : Massive cortical reorganization after sensory deafferentation in adult macaques. Science 252 : 1857-1860, 1991.
30) Elbert T, Pantev C, Wienbruch C, Rockstroh B, and Taub E : Increased cortical representation of the fingers of the left hand in string players. Science 270 : 305-307, 1995.
31) Sterr A, Muller MM, Elbert T, Rockstroh B, Pantev C, and Taub E : Changed perceptions in Braille readers. Nature 391 : 134-135, 1998.
32) Kenshalo Jr DR, and Willis Jr WD : The role of the cerebral cortex in pain sensation. In : Jones EG, Peters A (eds), Cerebral cortex, volume 9, Plenum, New York and London, 1991, p. 153.
33) Robinson CJ, and Burton H : Somatotopographic organization in the second somatosensory area of M. fascicularis. Journal of Comparative Neurology 192 : 43-67, 1980.
34) Dong WK, Salonen LD, Kawakami Y, Shiwaku T, Kaukoranta EM, and Martin RF : Nociceptive responses of trigeminal neurons in SII-7 b cortex of awake monkeys. Brain Research 484 : 314, 1989.
35) Kitamura Y, Kakigi R, Hoshiyama M, Koyama S, Shimojo M, and Watanabe S : Pain-related somatoseosory evoked magnetic fields. Electroencephalography and clinical Neurophysiology 95 : 463-474, 1996.
36) Berthier M, Starkstein S, and Leiguarda R : Asymbolia for pain; a sensory-limbic disconnection syndrome. Annals of Neurology 24 : 41, 1988.
37) Jones AKP, Brown WD, Friston KJ, Qi LY, and Frackowiak RSJ : Cortical and subcortical localization of response to pain in man using positron emission tomography. Proceedings of Royal Society of London B 244 : 39-44, 1991.
38) Talbot JD, Marrett S, Evans AC, Meyers E, Bushnell MC, and Duncan GH : Multiple representations of pain in human cerebral cortex. Science 251 : 1355-1358, 1991.
39) Sergent J : Brain-imaging studies of cognitive functions. Trends in Neuroscience 17 : 221, 1994.

3 体性感覚障害の電気生理学的検査

中島八十一

はじめに

　臨床の現場で体性感覚を評価しようとするとき，触覚とか温度覚といった体性感覚のsubmodality（種類の細分）として分類される感覚について，受容体の特性に適した刺激方法を用いる．触覚や痛覚の検査には筆やピンを用い，振動覚であれば音叉を用い，温度覚については温水や冷水を用いて調べる．このとき感覚鈍麻の生じている部位と健常部とで比較して，患者の主観的な表現で半定量的に評価するのが一般的である．これらの検査法は臨床神経学の長い歴史に裏付けられた方法であり，よく確立されたものである．この方法により体性感覚の障害の原因の局在診断がかなり正確になされることはもとより，どの程度の鈍麻であるのかを評価することができる．また触覚刺激を痛みとして感じたり，あるいは「変な感じ」として表現されるような質的変化を伴った感覚の病的な状態もこのような方法によって明らかにされる．その一方で主観的であることの欠点が生じるのも事実である．患者や障害者の表現による評価であるために他の患者と比較することが困難であることは言うまでもなく，同一患者についても検査日が異なれば比較困難なことがある．言語表現の未熟な小児にあってはなおさらである．

　一方，体性感覚を電気生理学的に検討する場合，最も大きなメリットはその客観性にあるといってよい．きちんとした方法で測定されたデータは異なる患者との比較という横断的な検討を可能にし，治療効果のような経時的変化を縦断的に検討することも可能にする．しかし先に述べた神経症候学に基づいて感覚障害を検査することが不要になるわけではない．一つには電気生理学的検査の可能な身体部位が限られていることが挙げられる．患者の訴えは全身の各所に及ぶが，検査が容易にできる部位は多くはない．また最も基本的な感覚の強弱

でさえこれを電気生理学的に評価することはとても難しいと言わざるを得ない．さらに「しびれ」のように訴えとして日常頻繁に聞く症状を電気生理学的に表現する検査法はない．微妙な訴えについては古典的ともいえる方法で，患者の表現を借りながら診断を進めるしかないことは誰しもが経験するところである．

　このように体性感覚の電気生理学的な検討は必ずしも神経症候学を客観的かつ定量的に取り扱う利点ばかりではなく，種々の制約をも伴っている．もとより高次脳機能障害としての複雑な体性感覚障害は今日なお電気生理学的検査で十分な評価を行えるとは思っていない．この事実を正確に理解してこそ臨床検査としての電気生理学的検査は利益の大きな検査法になると考えられる．したがって本稿はセラピストにとって体性感覚障害の評価に電気生理学的検査がどのように役に立ち，どのように利用されるべきかという視点を中心にして書かれるので，具体的な検査手順についてはそのためのテキストを参照されたい．一般に利用される体性感覚の電気生理学的検査は現時点ではほとんど誘発電位のみである．他にMicroneurogramがあり末梢神経の活動をニューロン単位で刺激したり，活動電位を記録したりすることが可能であるが，まだ実験的なものである．脳磁図（MEG：Magnetoencephalogram）は誘発脳波に相当する現象を誘発磁場として記録する方法であり後述する．

体性感覚誘発電位

　誘発電位には末梢感覚神経の誘発電位と脳と脊髄の中枢神経系の誘発電位がある．脳については感覚認知機能の影響を受けない感覚神経誘発電位と，感覚認知機能を強く反映する事象関連電位がある．刺激方法として最も一般的に使用されている電気刺激による誘発電位について述べる．

1．電気刺激と閾値の測定

　誘発電位の測定のためには電気刺激を用いるのが最も一般的である．体性感覚のsub-modalityに準じて機械的刺激を用いたり，痛覚だけを選択的に刺激することも可能ではあるが実験的であり，実施できる施設は限定されている．電気刺激には医療用の電気パルス発生装置を用いる．これは出力の調節が可能であることから，感覚閾値（刺激を感じる最小の強度）の決定に便利である．誘発電位を皮膚上の電気刺激を用いて誘発測定するときには閾値の測定が絶対に必要であり，通常は刺激を徐々に上げていき感覚が得られる点を決定し，次いで刺激を徐々に下げていき感覚が消失する点を決定することにより閾値は決められる．閾値の決定は誘発電位の測定が困難な身体部位であっても皮膚上であればどこでも実施可能

である．ただし，患者には正確に答えてもらう必要がある．閾値を測定することにより，とりあえずその皮膚上に感覚の障害があるかどうか，あればどの程度であるか示すことができる．現実の医療の現場では老年者などには中枢神経系と末梢神経系の両方に損傷のある複合的な感覚障害に出会うことはまれではない．閾値の測定はそれらの感覚障害の総和の評価につながる．

2．末梢神経伝導速度

電気刺激を用いた末梢神経の感覚神経伝導速度の測定は臨床検査としてさかんに利用されている．できるだけ非侵襲的に刺激と記録を実施しようとすると，検査可能な神経は四肢の代表的な末梢神経に限られ，その他の身体部位では困難なことが多い．

伝導速度測定の原理は皮膚を電気刺激して支配神経の走行部位に沿ったある点から活動電位を記録し，刺激点と記録点の間の距離と活動電位の潜時（電位活動が始まるまでの時間）から求められる（図1）．神経伝導の両方向性を利用して運動神経と同様に末梢神経を電気刺激して皮膚上から活動電位を記録する方法もある．電位は小さなものであり，数十回から数百回を加算して記録することが普通である．

電気刺激を手指上の皮膚に与えれば比較的自然な触圧覚の場合と近似できる感覚神経の活動が記録される．一方，手首のレベルで正中神経を刺激するように，神経幹を直接電気刺激

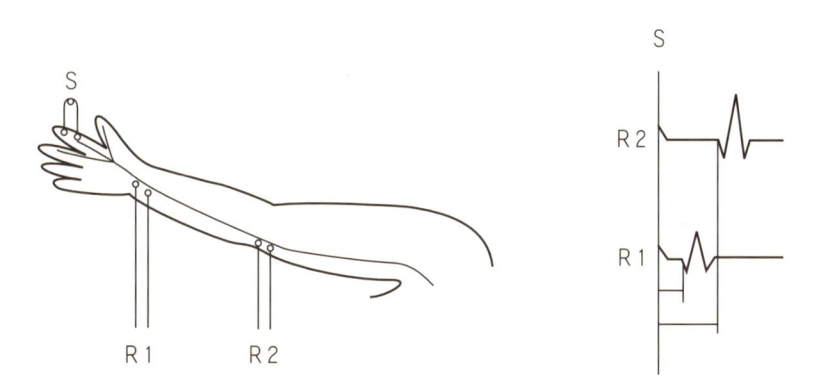

図1　感覚神経伝導速度の測定法
　　　示指をリング電極で電気刺激し，正中神経の走行に沿って手首と肘のレベルで測定した感覚神経誘発電位を右に示す．距離を潜時で除することにより伝導速度を求める．

するような方法では筋紡錘由来の求心性線維など，意識にのぼる感覚とは関連のうすい神経の活動まで記録される．末梢神経は太さの異なる神経線維群から構成されていて，太い線維ほど閾値は低く，伝導速度も速い[1]．十分な刺激強度で伝導速度を測定したときの結果はこの中で最も太い線維群の測定値であることが多い．すなわち皮膚の表在感覚に寄与する求心性線維群と筋紡錘由来の求心性線維であると考えられている．したがって皮膚を電気刺激した方が感覚障害に近い検査結果を得られるものの，記録手法自体はやや煩雑になる．

　得られた結果については，伝導速度の低下が認められれば，その末梢神経に障害があることと，記録部位の工夫によりどの部位で障害が生じているかを明らかにすることができる．これがこの検査法の最も大きな利点である．疾患によっては解離性感覚障害や感覚の sub-modality ごとに障害の程度が異なるものがあるが，それぞれについて伝導速度を求めることは困難である．一つには直径の細い神経線維群の伝導速度を求めることが難しいことが挙げられる．また，いわゆる深部感覚とか表在感覚と呼ばれる感覚を担う神経線維群を末梢神経レベルで特定することが困難であるのも事実である．

　得られた伝導速度は教科書に採用されている平均値またはその施設で作成された平均値と比較して正常か異常かを判定する．もう一つの便宜的方法としては，健常側の伝導速度を測定してこれと比較する方法がある．健常人では大きな左右差はないことが経験的に知られている．

　末梢感覚神経の伝導速度の低下が感覚障害の程度と相関をもつことは言うまでもない．一方，活動電位の振幅についても同様である．しかし潜時がどれだけ遅延したら，また振幅がどれだけ減少したら感覚障害の程度がどのようになるかまではわからない．そればかりか末梢神経に障害があれば各神経線維ごとの伝導の非同期性が高まり，一つの波形として活動電位を記録することが困難になることがある．そこでわずかながら感覚は残っているような場合でも電位測定不能ということも多い．電位記録が得られないということは感覚脱失を必ずしも意味しないことは，臨床神経学的検討を加えながら検査を進めれば自ずと明らかとなる．

　なお検査手技として必要なことは該当する神経の走行部位に沿って腕や脚を温めておくことである．神経伝導速度は温度によって明らかに変化するので[2]，冬に外来患者を検査するときには必ず皮膚温を確認する必要がある．これは体性感覚の電気生理学的検査全般について共通した重要事項であり，皮膚温の低下による神経伝導速度の低下を異常と誤ってはならない．

3. 短潜時体性感覚誘発電位(Short latency somatosensory evoked potentials：SSEP)と脊髄誘発電位(Spinal evoked response)

　上肢を刺激するときには刺激からおよそ 20 ms(ミリ秒)ぐらいまでを，下肢を刺激するときには刺激からおよそ 40 ms ぐらいまでに誘発される電位を記録するものを短潜時体性感覚誘発電位と呼ぶ．体幹に近い末梢神経から脊髄を経て大脳の一次感覚野に至るまでの組織を電源とする成分が観察される[3~5](図2)．この中で脊髄由来の誘発電位に注目したものが脊髄誘発電位である．

　刺激は感覚神経伝導速度を測定するときと同様である．記録は背面の脊椎上の皮膚と頭皮上に置かれた電極から様々なモンタージュを用いて行われる．この検査法では安定したデータをとるために高いレベルの機器の使用とかなりの熟練が必要である．脊髄や脳幹の中継路や中継核に起源をもつと考えられる多くの成分を記録可能であるが，今日なおそれぞれの起源を同定するために研究中であるものが多い[5]．

　臨床応用が十分になされていない検査法であるが，外科的に刺激・記録した電位の消長から術中の脊髄機能モニタリングとして利用するには便利である．また脊髄や脳幹部の障害の高位診断や脊髄内の上行路の伝導時間の測定が期待されるものの，なおルーチンの検査法としては安定性に欠ける．したがって感覚障害の評価に利用することは実際的ではない．

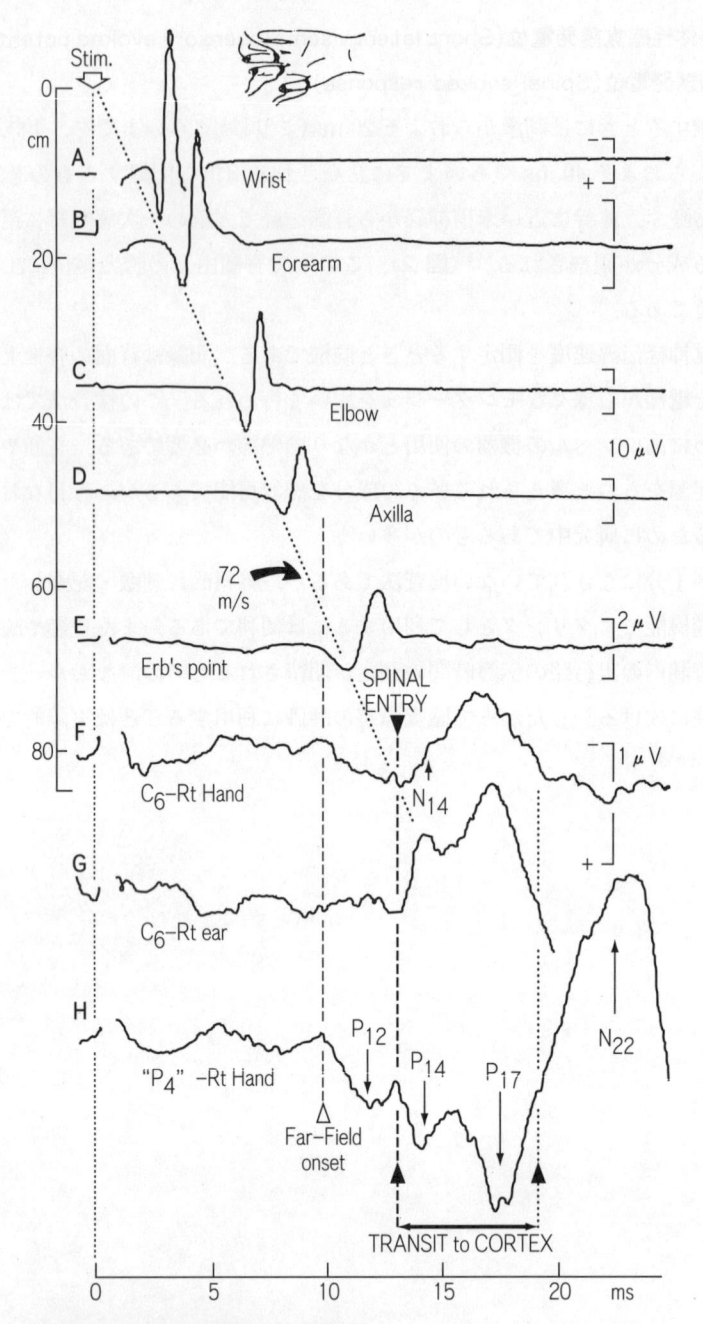

図2 短潜時体性感覚誘発電位（SSEP）

手の第1指から第3指までを電気刺激したときに得られた感覚神経誘発電位．AからEまでは上肢の感覚神経誘発電位を手首からエルブ点までの場所で記録したもの．FとGは脊椎上の皮膚から，Hは頭皮上から記録したSSEP．N_{22}はN_{20}と同じ大脳成分である．
(Desmedt and Cheron 1980[4])

4. 体性感覚大脳誘発電位(Somatosensory evoked potentials : SEP)

前述の短潜時体性感覚誘発電位と同じ刺激方法による頭皮上の電位記録であり，上肢刺激の場合には潜時 10 ms から 50 ms ぐらいまでの電位を観察し，下肢刺激であれば潜時 30 ms から 100 ms までの電位を観察する[2,3,5~7]．これにより脳幹部から大脳皮質の感覚野にかけての感覚経路の検査を目的とする．記録は一般に頭皮上に置かれた電極から行われるが，上肢と下肢では Somatotopy(体部位にしたがった配列)にしたがって電源がまったく異なる位置にあり，潜時のみならず異なる電位分布が生じることに十分な注意が必要である．顔面の三叉神経領域の電気刺激により誘発電位を記録することも可能であり，これも異なる電位分布を示す．

脳幹部を上行する活動電位と大脳皮質に起源をもつ複数の電位が記録され，その中でも大脳皮質一次感覚野を起源とする電位が最も良い観察対象となる．本邦で標準的に実施される記録方法[8]を用いて記録される電位として，上肢の正中神経刺激では N20[3] がこれに相当し，脛骨神経刺激の場合は P35[6] である(図 3，図 4)．これらの成分の潜時は刺激部位を変えたり，また患者の体格により容易に変わる．この二つの成分は一次感覚野を起源とすることで見解は一致している．しかし N20 は異なる起源をもつ成分からなる複合成分を観察している可能性が指摘され，それぞれ単純ではない[9]．

この誘発電位によって知られることは脳幹から大脳皮質にかけての体性感覚路の局在診断であり，どこに障害が存在するか推定するのに役に立つ．脳血管障害で感覚路が遮断されれば，当然遮断部位より中枢寄りに起源をもつ成分は誘発されなくなる．また多発性硬化症に代表されるように各成分の潜時の遅延から非常に微細な感覚経路の障害を推定することもある[10]．大脳誘発電位は慎重に検査されれば，末梢感覚神経の障害により末梢神経からの誘発電位が記録されないような症例でも記録可能なことがあり，立ち上がり潜時を健常側と比較できる．しかしながら，刺激点を変えてもこの方法で伝導速度を求めることは可能ではなく，健常側と比較して障害の有無を確認するにとどまる．潜時については体格を勘案すれば標準的な平均値があり，これと比較することができる．ただし，健常側の電位を記録して比較することは心掛けるべきである．振幅については体性感覚路が途中で障害されれば減少するのは当然である．臨床的にミオクローヌスを呈する疾患の中には N20 は正常であるものの，P27 成分の振幅の著しい増大を認めるものがある[11]．頭皮上からの測定という制約のために，得られた電位の振幅を平均値と比較することは明らかな異常がない限り容易でなく，健常側との比較が大事である．その場合頭皮上に置かれた電極のインピーダンスに大きな違いがあると比較困難になることに注意すべきである．また末梢神経障害があり，刺激による入力が

減少すれば振幅の低下をまねくので，これを中枢性の障害と混同しないように事前に確認する必要がある．

　体性感覚の感覚障害の程度の評価法として利用するとすれば，大脳誘発電位の中では起源がはっきりしている点で N20 が最も適している．N20 は振幅が刺激強度に比例して増減し，末梢神経での振幅の増減と類似している[12]．すなわち，この成分では振幅は末梢神経の活動をそのまま反映している可能性が高い．少なくとも患者や被験者での主観的な感覚の大きさを反映しているわけではない．ヒトの大脳への感覚入力量を客観的に記録する方法として理解すべきである．

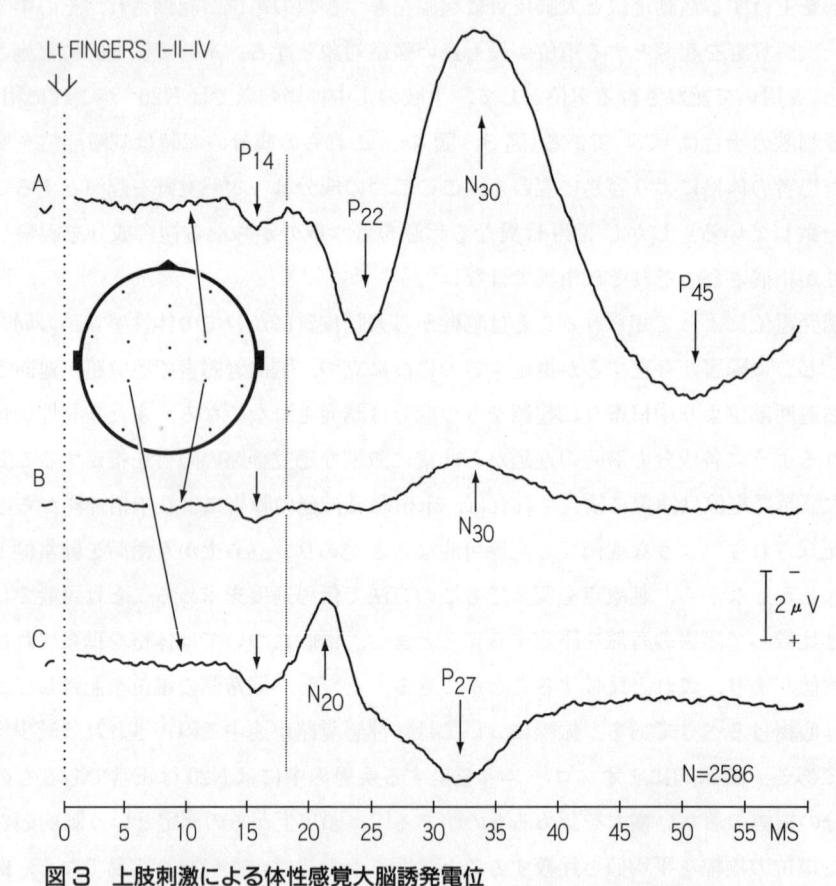

図3　上肢刺激による体性感覚大脳誘発電位
　　　頭皮上の異なる点から記録した電位を示す．右耳に基準電極を置いた．
　　　(Desmedt and Bourguet 1985[3])

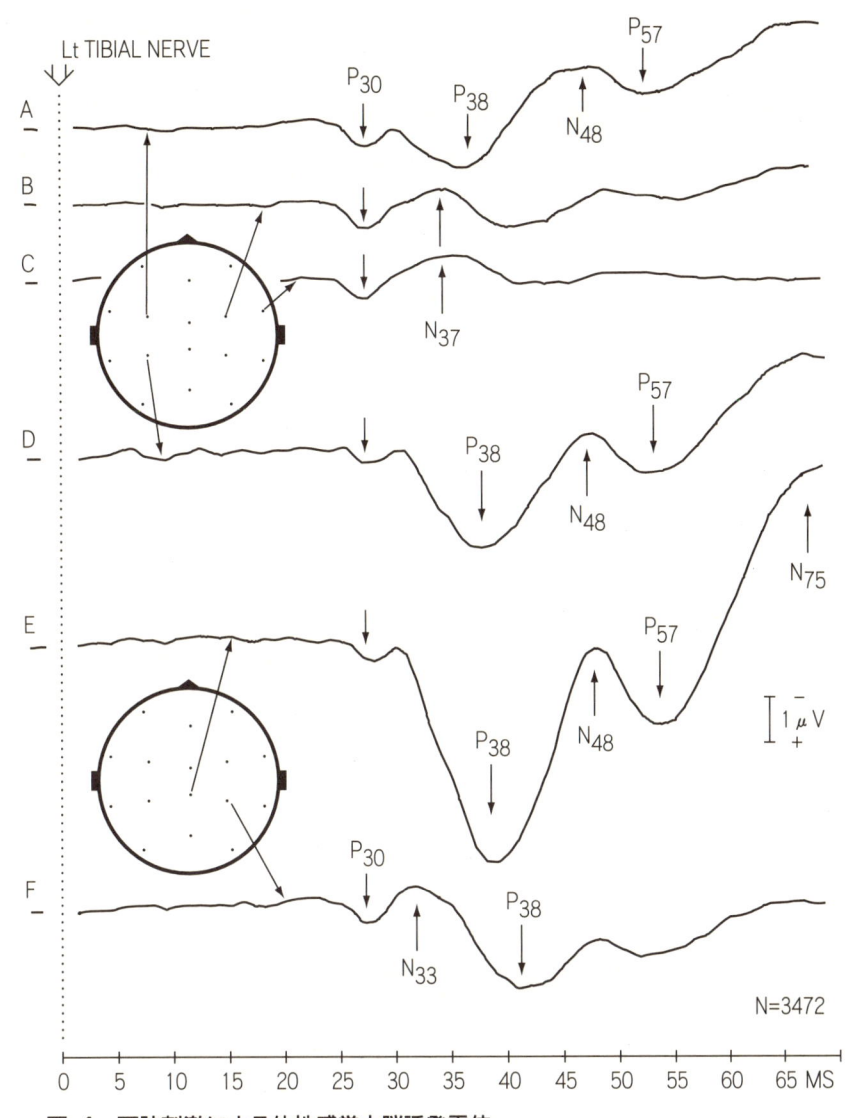

図4 下肢刺激による体性感覚大脳誘発電位
頭皮上の異なる点から記録した電位を示す．右耳に基準電極を置いた．
P38はP35と同じ大脳成分である．
(Desmedt and Bourguet 1985[3])

正しく検査条件が設定されて初めてSEPの成分の測定により感覚入力が正しく大脳まで到達しているかどうか，中断しているならばどの部位においてであるか，入力が減少しているならばどの程度であるかを知ることができる．

5. 事象関連電位(Event related evoked potentials：ERP)

狭義の事象関連電位とは感覚神経を刺激し，それを認知することを課題としたときに誘発される脳電位である．体性感覚刺激を用いた場合には手指に電気刺激を与え，これをカウントするような課題を与えたときに出現する電位である．大脳誘発電位が被験者の意識とは無関係に出現するのに対して，この電位は感覚の認知活動にかかわる心理学的現象と関連をもつ電位と理解されている[2,5,13]．そこで心理学の分野であったヒトの感覚認知の研究に活発に応用され，臨床医学の分野でも痴呆や注意力障害のある場合の指標の一つに利用されている．事象関連電位は感覚器を含む末梢の感覚系が正常であることを前提にして，一定の感覚刺激に対する脳の認知活動の違いを電位の変化としてとらえることを目的にしてきた．そのようにして誘発された成分は内因性成分と呼ばれ，刺激の物理学的性質(刺激強度など)とは関連をもたない成分と考えられた．一方，先に述べた体性感覚誘発電位の成分のように，成分の振幅や潜時が刺激の物理学的性質(刺激強度など)に規定され，心理学的要因によっては左右されない成分は外因性成分と呼ばれる．ところがERPの多くの成分はその両方の性質をもつものである．

刺激は体性感覚でも聴覚，視覚，嗅覚，味覚いずれを用いることもでき，またそれぞれのsubmodalityの感覚刺激を用いることも可能である．体性感覚であれば触覚や痛覚などである．体性感覚については多くの場合において，簡便に誘発するために電気刺激が利用され，皮膚を刺激することにより触覚に近似させる方法が用いられる[14]．刺激の提示の仕方として一般的に実施される誘発方法はodd-ball paradigmと呼ばれるもので，2種類の刺激をランダムな順序で被験者に提示して，そのうちの1種類の刺激回数を暗算で数えたり，ボタン押しで反応したりすることを遂行課題(task)とするものである．このとき課題遂行の対象とする刺激を標的刺激(target)と呼び，無視する刺激を非標的刺激(non-target)と呼ぶ．また標的刺激は全体の刺激回数の10%から20%に設定されるためrareまたはinfrequentと呼ばれ，非標的刺激にはfrequentの表現が用いられる．体性感覚刺激による事象関連電位では2種類の刺激を左右の手指に割り当てたり，同一の手指に2種類の異なる強度の刺激を与えたりするように設定の仕方には幾通りもの方法がある．事象関連電位はどの成分においても刺激頻度，標的刺激の確率，刺激強度を変えることにより出現動態が変わるので，これら

を揃えた上で結果を比較する必要がある[15,16]．

記録は頭皮上から行なわれ，電極の設置部位は記録したい成分の種類により異なる．また左右差を見たいときや複数の成分について同時検討を加えたいときには目的に応じて部位を選択する．

手指に対する体性感覚刺激を用いた事象関連電位には**図5**のような成分を見ることができる．潜時の順にP30, P40, P100, N140, P300といった成分があり[14]，P(positive)は陽性電位であることを示し，N(negative)は陰性電位であることを示し，数字はms(ミリ秒)で表されるおおよその潜時を示す．

P30とP40は潜時30 msと40 msで出現する手指刺激で得られる事象関連電位の最早期

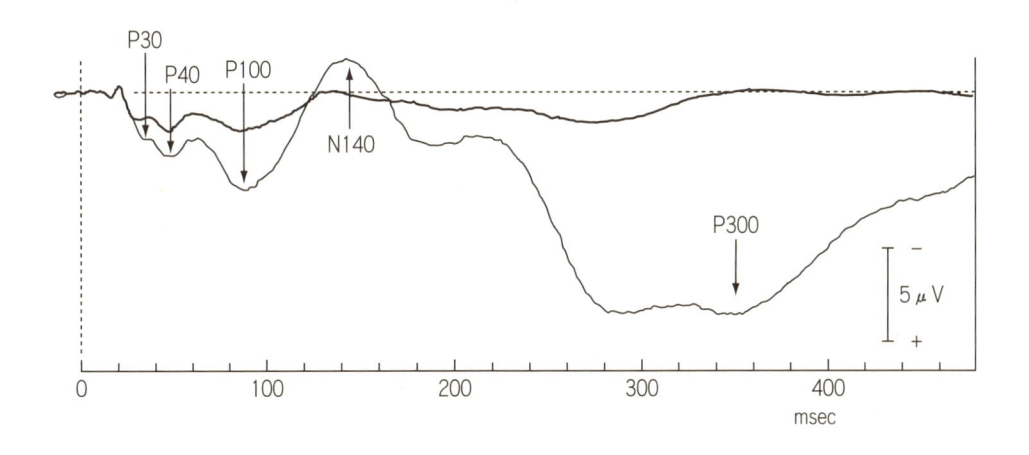

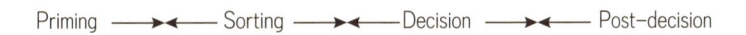

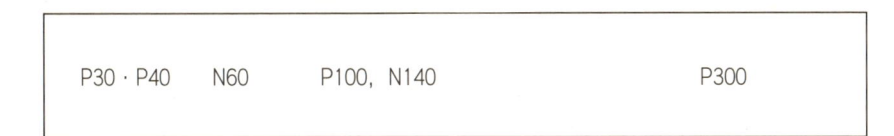

図5 体性感覚事象関連電位
上図の太線は認知タスクを課さないときの記録電位．細線は認知タスクを課したときの記録電位であり，明確なN140とP300の出現を認める．下図は各認知成分と対応する心理学的意義の時系列配置の仮説．
(Desmedt and Bourguet 1985[3]より，著者改変)

成分である．体性感覚誘発電位にも見られる P27 と P45 が認知タスクを課すことによって振幅を増した可能性が指摘されている．したがって外因性成分と内因性成分の両方の性質をもっている．電位の分布は刺激反対側の一次感覚野(中心後回)の周辺である．続いて頭部の正中線上に出現する P100 までは体性感覚に特有の事象関連電位成分と考えられる．

N140 は聴覚や視覚を刺激に用いたときに出現する N1 に機能的に相同とされる成分で両側の前頭部から中心部にかけて分布する．選択的注意や刺激に対する準備などの注意 (Attention) に関連した心理学的現象と関連づけられている成分である[13,17]．すなわち刺激に対してより高い注意が働けば振幅は増し，刺激強度が増すことによっても振幅が増し，潜時が早くなることから，内因性のみならず外因性成分としての性質ももつ[16](図6)．誘発が容易であり，対象者の心理状態に鋭敏に反応することから臨床検査の対象として十分に利用できる．

P300 は最も有名な内因性成分であり，頭皮上の頭頂部を中心にして広く分布する[13]．一般的に正中部で最大振幅を示すが，左右の電位の重合の結果であり，患者によっては左右差を呈するものがあるので[18]，左右にも電極を置くことが望ましい．誘発が容易であり，振幅も大きいことから体性感覚認知の速度とその度合をそれぞれ潜時と振幅から推測する指標として有用である．P300 の機能的意義は多くの研究により実に多様な指摘がなされている．P300 の立ち上がり潜時と反応時間の関係から P300 の出現は反応時間の運動開始よりも遅れると理解され，時系列的に判断決定後の機能にかかわっていると考えられる[19]．したがって臨床上は P300 の測定により，特定の脳の機能を評価するのではなく，この知見を念頭に置いて P300 が出現するまでの感覚情報処理過程を包括的に評価するという了解のもとに利用すれば有用である．一方，課題が遂行困難なものであれば潜時が遅れ，振幅が小さくなることが知られているので[2]，課題の困難さを認知機能の低下と誤ってはならない．このような代表的な内因性成分とされる P300 もまた刺激強度が増すことにより振幅が増し，潜時が早くなることが確認されている[16,20](図6)．比較検討の場合は，刺激強度を感覚閾値に対して一定にする必要があることと末梢神経障害の有無をあらかじめ十分確認しておくことが大事である．一定の刺激強度の刺激を用いても末梢神経障害があれば P300 の誘発自体が困難になることは，難聴者で音刺激を用いて ERP を誘発することの困難さを想像すれば当然である．

それではセラピストにとって最も関心の深い感覚障害の程度や感覚の変容といった事項は，事象関連電位でどのように表現できるであろうか．今日これに答えられる研究成果はない．感覚認知の大きさを直接示す指標は，他の電気生理学的臨床検査と同様に事象関連電位にお

いてもない．一つには通常実施される検査法は電場電位の測定であり，神経線維のパルス頻度を数えているのではないことが一因である．それでも脳の感覚認知活動の一端を観察できるようになったことの意義は大きく，これまでの多年にわたる研究の集積は臨床検査としての有用性への道筋をつけた．検査の条件を綿密に設定することは高価な機器の導入を上回る結果を生む．

6. その他の刺激方法

痛覚は臨床的にも研究面でも非常に重要な体性感覚の一部であり，これを特異的に刺激することが CO_2 レーザーの使用により可能になった．その結果痛覚誘発電位と呼ばれる大脳誘発電位の記録が可能になった[21]．これを用いて臨床的に痛覚障害を呈する疾患の障害部位の推定や痛覚が影響を受ける要因の検討などに成果を上げた．しかしこれを用いて主観的な痛みの程度を表せるわけではない．

機械的刺激による誘発電位は air-puff による触覚誘発電位[22]と被動的関節運動に伴う誘発電位[23]がある．前者は脳磁図用に開発され，触覚に特異的な脳活動を観察するのに適している．後者は主として筋紡錘由来などの運動に関与する求心路の観察に用いられ，意識に上る体性感覚の評価には関係がない．

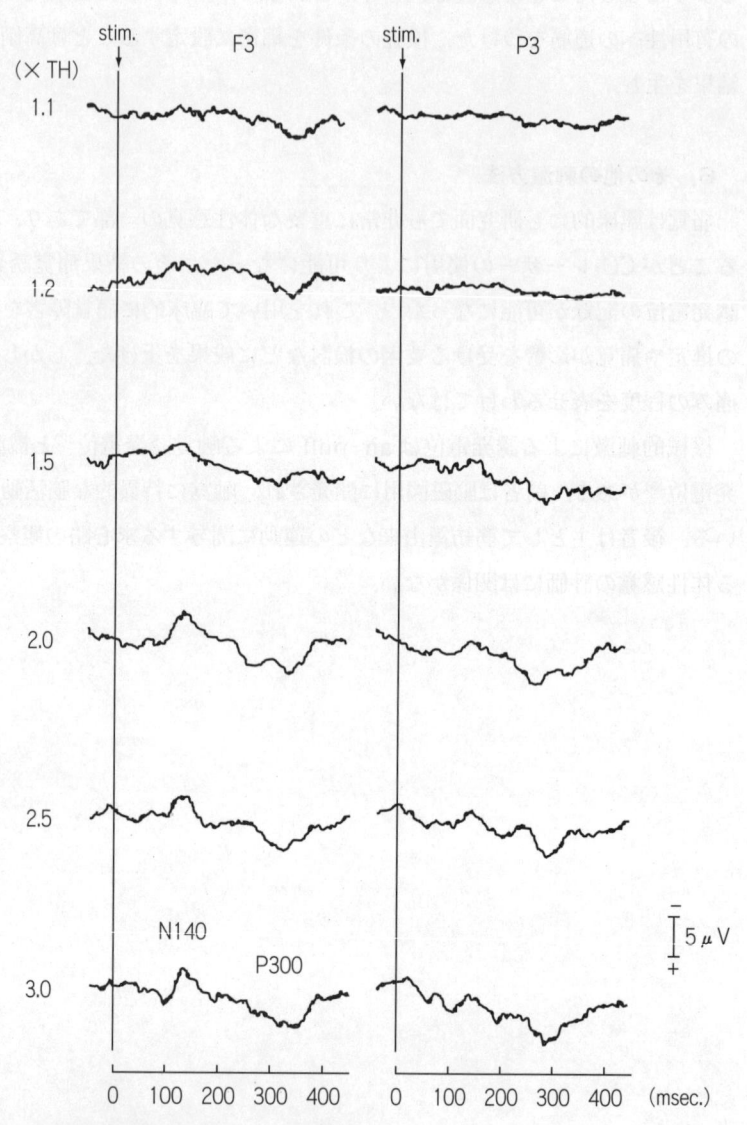

図6 体性感覚事象関連電位と刺激強度
刺激強度(閾値の倍数:×TH)にしたがったN140とP300の振幅の変化.Passiveは刺激を無視したときの記録であり,Activeは認知タスクを遂行したときの記録.

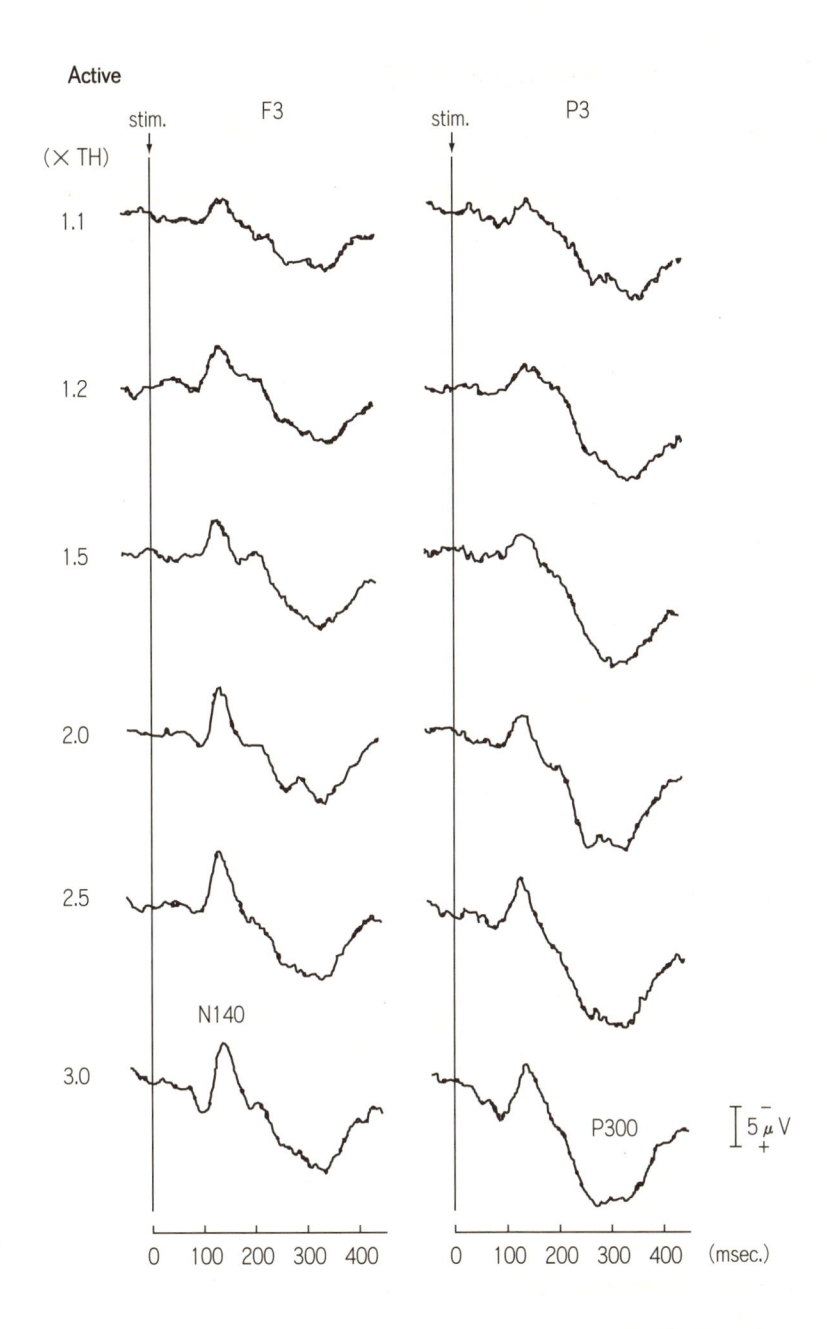

第3章 体性感覚障害の電気生理学的検査

体性感覚刺激誘発脳磁図
(somatosensory evoked-magnetic field：SEF)

　超伝導量子干渉素子(SQUID)を用いた脳磁界測定装置により記録された脳の活動に伴う磁場を脳磁図(Magnetoencephalogram：MEG)と呼ぶ[24]．電場における現象を記録する脳波と異なる現象を観察するものではない．しかし脳磁図では，磁場の透過性が頭部組織の影響を極めて受けにくいことと，100チャンネルを越える多チャンネル同時記録が可能である

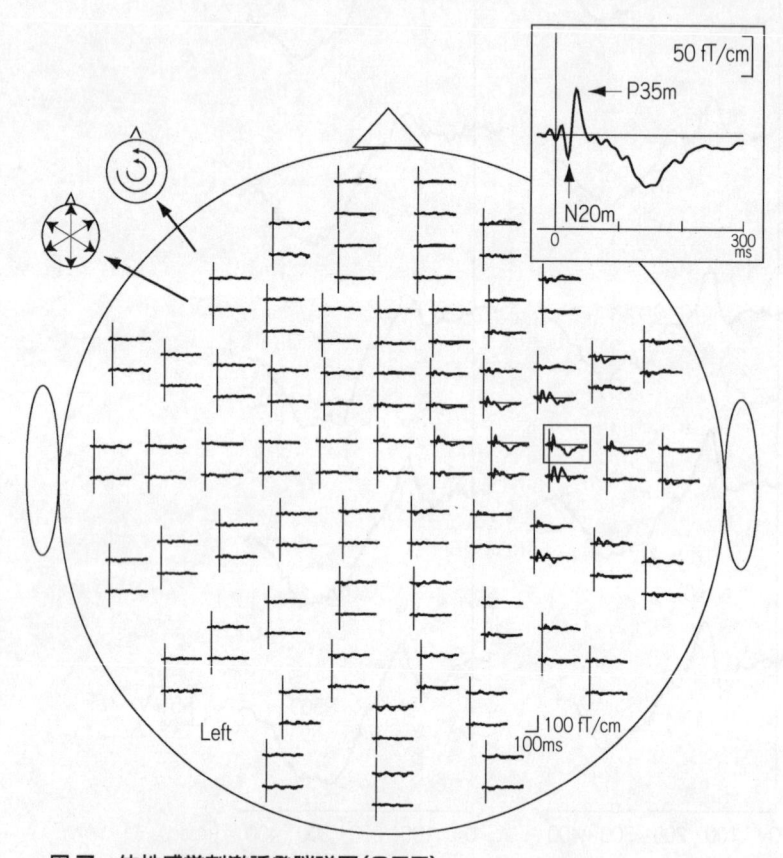

図7　体性感覚刺激誘発脳磁図(SEF)
　　左正中神経を電気刺激したときのSEFの記録点による違い．
　　(西谷信之博士による)

ことから信号源推定がかなり正確に行えるという大きな利点をもつ[5,23]．したがって感覚認知に関する情報処理過程が時系列のみならず，空間配置まで解析できるようになったことの意義は大きい．

体性感覚大脳誘発電位とまったく同じ手技を用いて記録したMEGの実例(図7〜図9)により以上のことが容易に理解される．多チャンネル記録のSEFからN20m成分(SEPのN20に相当)の頭皮上の局在がわかりやすい．また磁場の等磁界線を作成し，求めた等価電流双極子を脳MRI画像に投影することにより信号源が求められる．

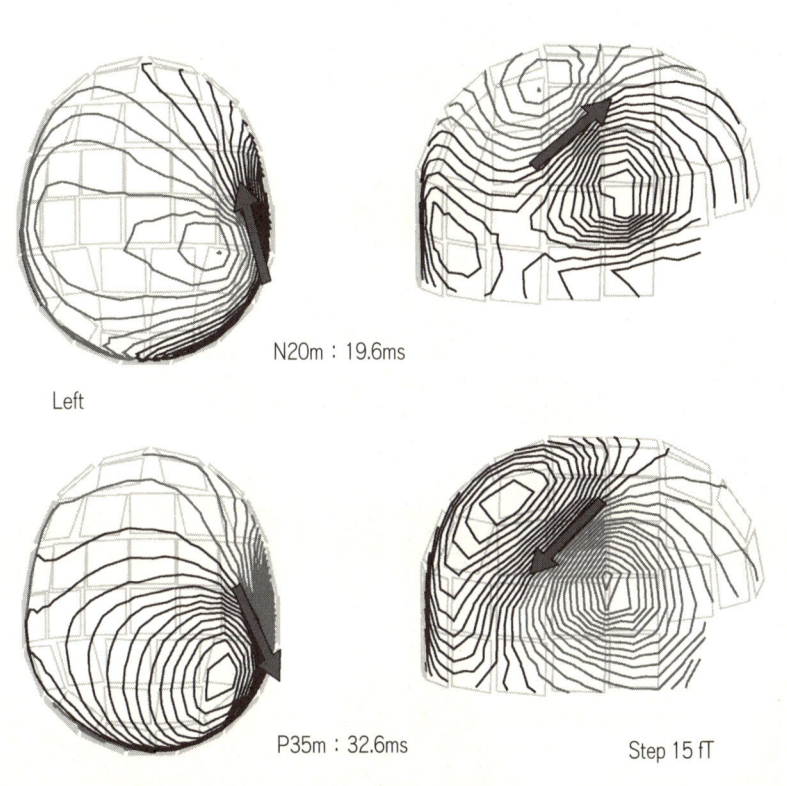

N20m：19.6ms
Left

P35m：32.6ms
Step 15 fT

図8 図6の記録から作成したN20mとP35mの磁場の分布様式と等価電流双極子(矢印)．

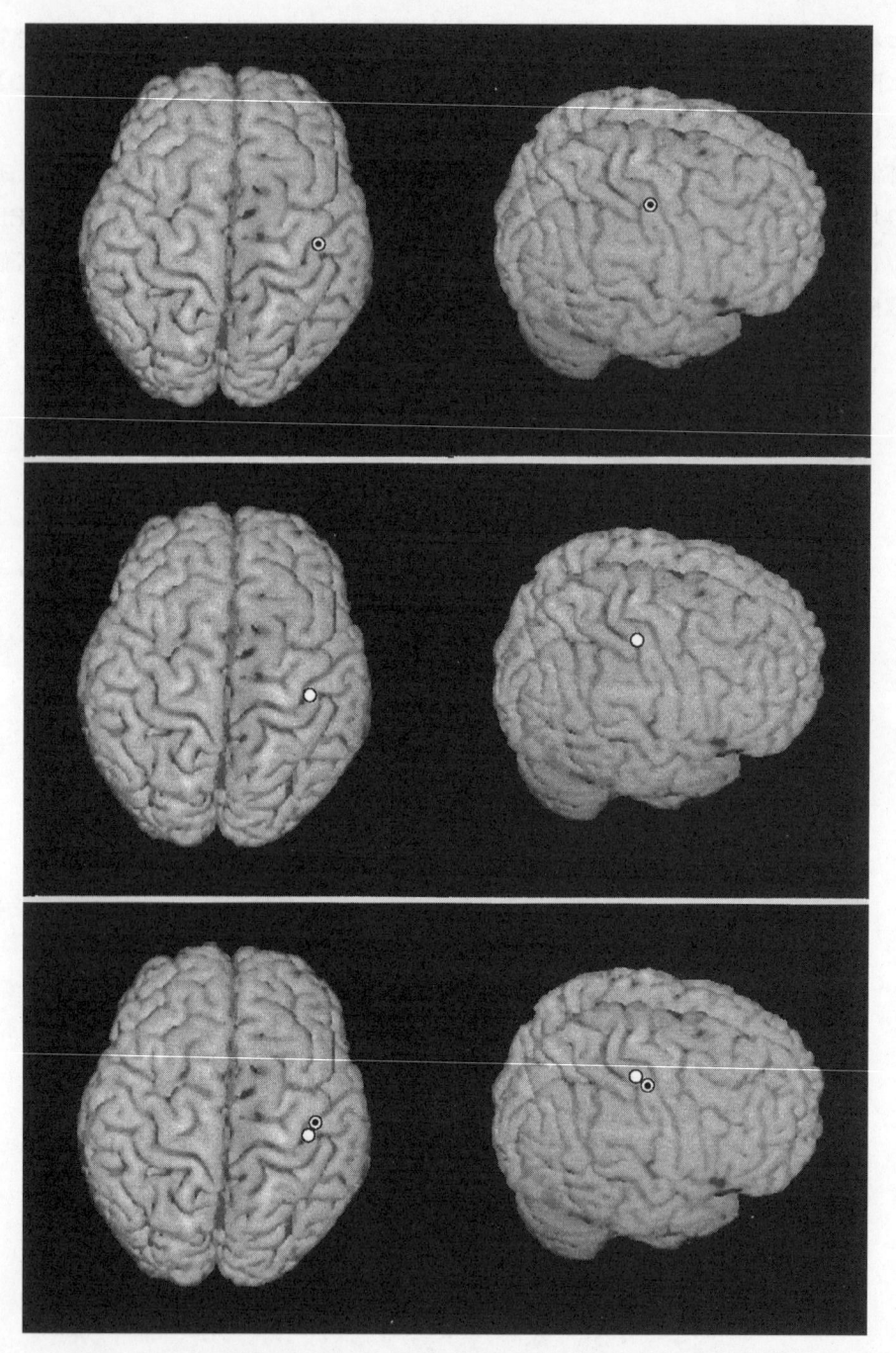

図9 図6の記録から求めたN20m(上)とP35m(中)の推定信号源.下図は両方を示した.

引用文献

1) 本郷利憲,廣重　力,豊田順一,熊田　衛・編:標準生理学.第4版,医学書院,東京,1996.
2) 柳澤信夫,柴崎　浩:神経生理を学ぶ人のために.医学書院,東京,1990.
3) Desmedt JE, and Bourguet M：Color imaging of parietal and frontal somatosensory potential fields evoked by stimulation of median nerve or posterior tibial nerve in man. Electroenceph Clin Neurophysiol 62：1-17, 1985.
4) Desmedt JE, and Cheron G：Central somatosensory conduction in man；Neural generators and interpeak latencies of the far-field components recorded from neck and right or left scalp and earlobes. Electroenceph Clin Neurophysiol 50：382-403, 1980.
5) 黒沢義之,園生雅弘・編:臨床誘発電位ハンドブック.中外医学社,東京,1998.
6) 柿木隆介:下肢末梢刺激による脊髄・大脳誘発電位.神経研究の進歩 32：110-122, 1988.
7) Sonoo M, Kobayashi M, et al：Detailed analysis of the latencies of median nerve SEP components；1；selection of the best standard parameters and the establishment of the normal values. Electroenceph Clin Neurophysiol 100：319-331, 1996.
8) 下河内稔,他:誘発電位検査法委員会報告―誘発電位測定指針―.脳波と筋電図 13：97-104, 1985.
9) Sonoo M, Genba-Shimizu K, et al：Detailed analysis of the latencies of median nerve SEP components；2；Analysis of subcomponents of the P13/14 and N20 potentials. Electroenceph Clin Neurophysiol 104：296-311, 1997.
10) Shibasaki H, Kakigi R, et al：Spinal and cortical somatosensory evoked potentials in Japanese patients with multiple sclerosis. J Neurol Sci 57：441-453, 1982.
11) Kakigi R, and Shibasaki H：Generator mechanisms of giant somatosensory evoked potentials in cortical reflex myoclonus. Brain 110：1359-1373, 1987.
12) Lesser RP, and Koehle R：Effects of stimulus intensity on short latency somatosensory evoked potentials. Electroenceph Clin Neurophysiol 47：377-382, 1979.
13) 中島八十一:体性感覚刺激による事象関連電位.加我君孝,他・編,事象関連電位マニュアル―P300を中心に―.篠原出版,東京,1995.
14) Desmedt JE, Nguyen TH, et al：The cognitive P40, N60 and P100 components of somatosensory evoked potentials and the earliest electrical signs of sensory process in man. Electroenceph Clin Neurophysiol 56：272-282, 1983.
15) Imamura N, and Nakajima Y：The N140 and the P300 components of somatosensory ERPs；I；Effects of stimulus probability and interstimulus interval. Electroenceph Clin Neurophysiol (in submission).
16) Nakajima Y, and Imamura N：The N140 and the P300 components of somatosensory ERPs；II；Effects of stimulus intensity. Electroenceph Clin Neurophysiol (in submission).
17) Desmedt JE, and Robertson D：Differential enhancement of early and late components of the cerebral somatosensory evoked potentials during forced-paced cognitive tasks in man. J Physiol (Lond) 271：761-782, 1977.
18) Yamaguchi S, and Knight R：Anterior and posterior association cortex contributions to

the somatosensory P300. J Neurosci 11 : 2039-2054, 1991.
19) Desmedt JE : P300 in serial tasks ; an essential post-decision closure mechanism. In : Kornhuber HH, and Deeke L(eds), Motivation, Motor and Sensory Processes of the brain, Prog Brain Res 54 : 682-686, 1980.
20) Barrett G, Halliday AM, et al : The later components of the somatosensory evoked potential and the P300 in a threshold detection Task. In : Desmedt JE(ed), Cognitive components cerebral event-related potentials and selective attention, Prog Clin Neurophysiol Vol. 6, S. Karger, Basel, 1979, pp. 140-150.
21) Kakigi R, Koyama S, Hoshiyama M, et al : Pain-related magnetic fields following painful CO2 laser stimulation in man. Neurosci Lett 192 : 45-48, 1995.
22) Hashimoto I : Somatosensory evoked potentials elicited by air-puff stimuli generated by a high-speed air control system. Electroenceph Clin Neurophysiol 67 : 231-237, 1987.
23) Desmedt JE, and Ozaki I : SEPs to finger joint input lack the N20-P20 response that is evoked by tactile inputs ; contrast between cortical generators in area 3b and 2 in humans. Electroenceph Clin Neurophysiol 80 : 513-521, 1991.
24) 原　宏，栗城真也・編：脳磁気科学―SQUID計測と医学応用―．オーム社，東京，1997．

4 手指随意運動の感覚性制御

当間 忍

はじめに

　手は運動する器官であると同時に，感覚する器官でもある．ヒトは手を自由に思うがままに扱うことができる．我々の手には次の二つの基本的な働きがある．一つは自己の周りにある物を巧みに操ることができる機能，言い換えれば周りの物を道具として使用する働きと，もう一つは手に触れた物の性質を弁別する働きである．これらの機能はお互いに強く結び付いている．前者は運動するために感覚器の助けを必要とし，後者はよりよく感覚するために微妙に手と指を操っている．

　ヒトの手掌部や特に指の末節の指腹部のような無毛部皮膚には多数の感覚受容器が密集している．それぞれの受容器の受容野は互いに重なっている．これらの受容器を通じて，手に触れた物の性質が感知される．各受容器はそれぞれ特定の受容器特性をもっており，受容器特性に応じた刺激に対してのみ鋭敏に反応する．手に握った物がどのように感受されるかということでその握る力や各指の動きも決まってくる．

　これまで触覚の神経機構については動物の研究が主流であった．1926年にAdrianとZotterman[1]がカエルの皮膚機械受容器からの活動電位を記録して以来，動物の触覚に関する神経活動の研究が，精力的になされてきた．一方，ヒトの触感覚能についての精神物理学は，すでに19世紀にWeberやFechnerによって始められていた．精神物理学とは刺激の強さと主観的な感覚の大きさの量的関係を求めて客観的に評価するものである．

　ヒトを対象としてヒトの感覚受容器に与えられた刺激の強さとその刺激による行動学的な反応を評価して感覚(perception)の量的変化を調べることができる．1960年代に入って神経活動より見た触覚の神経機構と精神物理学的手法を用いた感覚評価が取り入れられて，サルを用いた手の触覚機能が調べられた．特にMountcastleらの研究が知られている[2,3]．サルの神経活動と刺激の大きさとの関係にヒトの精神物理学的感覚評価の結果をあてはめてヒ

トにおける神経活動を類推した[4,5]. 1967年にスウェーデンのHagbarthとVallbo[6,7]がヒトの末梢神経に金属微小電極を無麻酔経皮的に刺入し単一神経活動を記録する微小神経電図法を開発して以来, ヒトにおいての触覚機能と神経活動の研究が直接できるようになった. その後, ヒトの触覚機能と随意運動の研究は飛躍的に発展した.

ここではヒトにおける末梢皮膚受容器での感覚受容のあり方と, 物を握ったり, 手に触れた物を認知するときの手指の姿勢や運動の様式について, 特に末梢の求心性神経活動に注目して, これまでの研究を概説する.

末梢受容器における触覚受容機構

1. 手掌部皮膚での触覚受容

ヒトの手掌部のような無毛部皮膚においては低閾値機械的刺激に応答性を示す4種の機械受容器が知られている. 皮膚の浅層部にあるマイスナー小体とメルケル細胞, 深層部にあるパチニー小体とルフィニー小体である. 末梢受容器とそれに接続する一次ニューロンをまとめて感覚単位という. ヒトの手掌部には約17,000個の感覚単位があるといわれている[8]. 一個の感覚単位には数個の受容器が接続している. 皮膚に物が接触したり, 手で物を触ったりして皮膚に変形が起こるとこれらの受容器が活動する. 各受容器はそれぞれ特定の刺激に対して鋭敏に反応し, 各感覚単位は適当刺激に応じて活動している.

2. 末梢受容器とその生理学的特性(図1)

皮膚を持続的に圧して凹み刺激を与えたときに, 圧刺激が変化しているときのみ応答する感覚単位が速順応性ユニット(Fast Adapting(FA)unit)[注]で, 一定の圧刺激が皮膚に持続して加えられているときに応答するものが遅順応性ユニット(Slowly Adapting(SA)unit)である[9~11]. これらはさらに, 刺激受容野が小さくてその境界がはっきりしているものをI型, 受容野が大きくてその境界が曖昧ではっきりしないものをII型に分ける. I型ユニットには速順応性I型(FAI)と遅順応性I型(SAI)があり, II型ユニットには速順応性II型(FAII)と遅順応性II型(SAII)が区別されている[12~15]. 微小神経電図法によるヒトの単一感覚単位の分析では, 動物の皮膚感覚単位の分析結果と同様の応答性を示すことが明らかにされ, その末梢受容器が動物のそれと同一のものと推定されている. FAIはマイスナー小体, SAIはメルケル細胞, FAIIはパチニー小体, SAIIはルフィニー小体と考えられている.

注) 以前はrapidly adapting(RA)unitと呼ばれていた. さらに速順応性I型ユニットをRA, II型ユニットをPCユニットと呼んでいた.

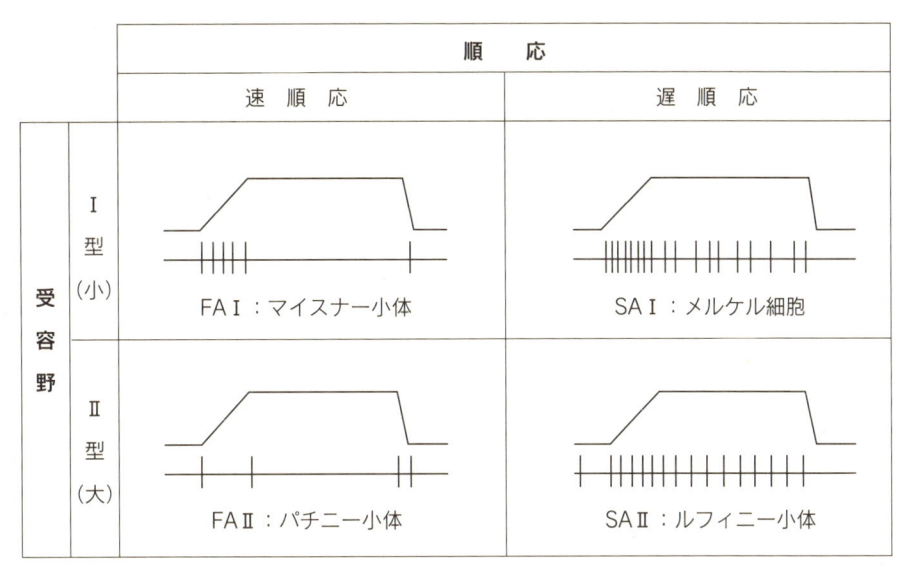

		順　応	
		速順応	遅順応
受容野	Ⅰ型(小)	FAⅠ：マイスナー小体	SAⅠ：メルケル細胞
	Ⅱ型(大)	FAⅡ：パチニー小体	SAⅡ：ルフィニー小体

図1　無毛部皮膚の低閾値機械的刺激受容感覚単位の特性
（Johansson and Vallbo 1983[15]より，一部改変）

3．触感覚能と機械的刺激受容感覚単位の分布

ヒトの正中神経から微小電極で記録した感覚単位のデータと太径有髄神経線維の数から手掌部皮膚に分布する機械的刺激受容器の密度が計算された[8]．指先で最も密度が高く（約240単位/cm^2），指先以外の指（90単位/cm^2）や手掌部（60単位/cm^2）では低かった．FAⅠやSAⅠのⅠ型感覚単位は指先に多く分布し，FAⅡやSAⅡのⅡ型感覚単位は広く均等に分布していた[14]．おそらく指先で触感覚が鋭敏なのはFAⅠやSAⅠユニットが指先に高密度に分布し，それぞれの受容野の狭さが関与しているものと思われる．

4．感覚の種類（modality）と感覚単位との関係

単一感覚神経を微小電極で刺激して，単一ユニットの感覚を誘発して各感覚単位が生じる要素的感覚を調べた[16〜18]．FAⅠユニットはトントンと低頻度で叩かれるような触感覚を生じた．一方，FAⅡユニットは振動感覚を生じた．さらに皮膚表面に垂直に正弦波状機械刺激を与えてその感覚応答性を調べた結果[19]，FAⅠユニットでは8〜64Hzに最もよく反応した．FAⅡユニットでは64Hz以上の周波数に敏感であった．Talbotら[3]はヒトの手において，振動周波数と振動感覚閾振幅との関係を求めた．60Hz以下の周波数の刺激では局在

のはっきりしたふるえ(flutter)であるのに対して，60 Hz 以上の周波数の刺激ではより深い部分に瀰漫性に広がるふるえ(vibration)を感じた．コカインで皮膚表面を麻酔すると 60 Hz 以下の周波数の振動刺激では感覚閾値が 10 倍も高くなった．皮膚の浅い部分に存在するマイスナー小体が低い周波数の振動を感受しており，より深部の皮下組織にあるパチニー小体が高頻度振動を受容しているものと思われた．Talbot ら[3]はアカゲザルの正中神経から各正弦波ごとに 1 個のスパイク応答を記録し，正弦波刺激の閾振幅とその周波数の関係を同調曲線として両対数グラフ上に示した．マイスナー小体からのユニットは 30 Hz に最低閾値をもち，パチニー小体では約 200 Hz に最低閾値があった．このサルの手の結果はヒトにおいてもほぼ同様と思われた[19,20]．同じ速順応性ユニットであってもマイスナー小体は皮膚の表面の限局した場所の低頻度振動を感受し，パチニー小体はかなり離れた部分の高頻度振動をも受け取ることができる．

微小神経刺激によって SAI ユニットには圧感覚が誘発される[10,21]．SAII ユニットには意識に上るような感覚は生じない[16,18]．遅順応性(SA)ユニットに対する正弦波振動刺激の応答は SAI, SAII ユニットともに低頻度刺激で閾値が最も低かった[19,20]．言い換えれば低い頻度での動き刺激に感受性が高いことを示している．定常圧刺激では皮膚の凹みの程度に比例して発射頻度が増す[10,21]．SAI ユニットにおいて，その受容野内で皮膚の凹みが段階的に増加することによって物の縁を認識することができる[22]．SAII ユニットは皮膚が一定の方向に伸展するようなときに発射頻度が増しており，指の関節の動きなどを受容していると考えられている[10,11,23]．

5. 主観的感覚閾値と神経発射

指先での感覚が最も鋭敏である．指先での速順応性(FA)ユニットの発射閾値は精神測定函数で求めた感覚閾値にほぼ一致する[24,25]．しかし，遅順応性(SA)ユニットの発射閾値は感覚閾値よりも高いところにあることが多い[24,25]．指先端にある FAI ユニットは単一の刺激でも感覚されている可能性があるが，SAI や FAII ユニットは意識に上るまでには数回の刺激による多数の発射の加重がなければならない[16,17]．このことから，指先の感覚閾値は最も敏感な感覚ユニットに合わせて設定されていると考えられる．手掌部ではこのようなことは見られず，中枢性に閾値が設定されているようである[26]．手掌部と指先では機械的刺激感覚受容器の活動閾値は同じでも精神物理学的感覚閾値は手掌部の方が高い[24]．この指先端部の感覚閾値が低いことと，機械受容感覚単位が高密度にあることが手や指での知覚弁別が優れていることに繋がっているといえる[26]．

随意運動と感覚

物を操るときの感覚の働きについては，特に手で物を摘むときのJohansson一派の一連の研究に尽きるのでここではその研究の一端を紹介する．

1．小物体を持ち上げる運動課題（Johansson's lifting task）（図2）

JohanssonとWestling[28〜33]は，拇指と示指で物を摘んで持ち上げ一定の高さ（約2 cm）で一定時間（約10秒）保持して元に戻すという一連の運動を行うときに，指で物を摘んで持ち上げる垂直方向の力と物体を挟む水平方向の力を測定した．挟む力と持ち上げる力の比が小さくなると滑り落ちそうになる．この一連の動作には運動の開始と終了がはっきりしているという特徴がある．すなわち，物に指が接触したときが開始であり，物を持ち上げてまた台の上に置き，指を放したときが運動の終了である．一連の動作は一定の筋活動様式と運動

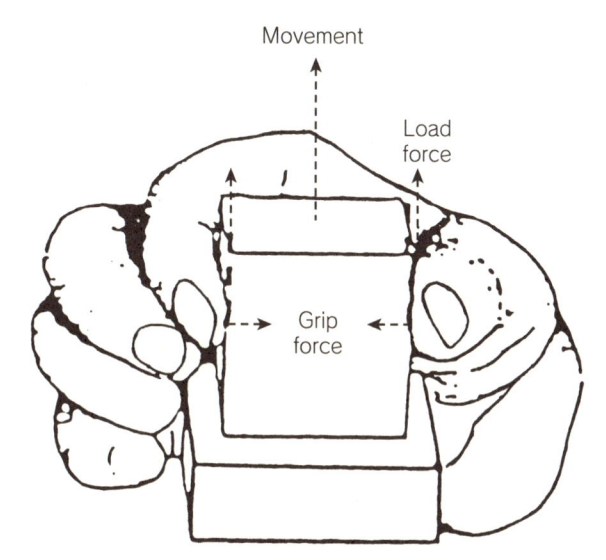

図2　小物体の摘み持ち上げ運動課題（Johansson's lifting task）
拇指と示指で摘み垂直に約2 cm台から持ち上げ，約10秒間空中に保持して台の上に戻す．同時に垂直方向の力（load force）と水平方向の挟む力（grip force），垂直方向の運動（台上の物の位置）を測る．
（Johansson 1996[27]より）

パターンをとって移行しており，区切りのはっきりした運動相を示している(図3)．この区切りのある一連の動作を手指の形，筋活動や力の変化，皮膚感覚情報などから詳しく分析することによって，決まりきった一定の巧妙な指の運動パターンのあり方を調べることができる．

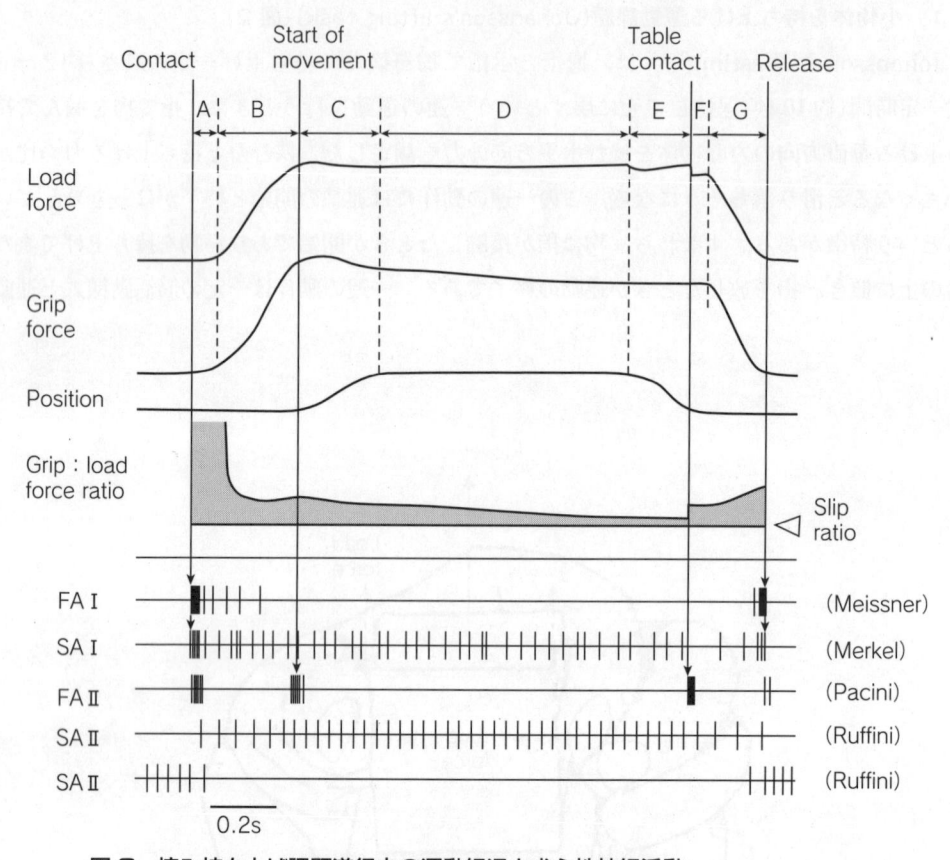

図3 摘み持ち上げ課題遂行中の運動経過と求心性神経活動

A：指が物に接触し，摘んだときでFAI, SAI, FAIIの発射がある．B：grip forceとload forceが平行して増加している相．C：実際に物が持ち上がり一定の位置に到達するまでの相．物が持ち上がると同時にFAIIが発射しgrip forceもload forceも増加が抑えられる．D：物が空中に保持されている相．E：物が再び元の台に接触するまでの相で接触時にFAIIの群発発射が見られる．F：grip forceは変化しないがload forceがわずかに減少する．G：grip forceとload forceが平行して減少し，指が物から離れるまでの相で，指が離れた時点でFAI, SAI, FAIIの発射がある．
(Johansson 1996[27])より，一部改変)

2. 小物体持ち上げ課題遂行時の運動パターン

　物を指で摘んで持ち上げるときには，水平方向の摘む力（grip force）は垂直方向の持ち上げる力（load force）と平行して増加していく．このときの grip force と load force の比はほとんど一定の値を示しており，grip force は物が滑らず，物を壊さない程度に設定され，重力に打ち勝って物を持ち上げるのに充分で最低限の load force を示している[28]．このときの拇指と示指の運動は等尺性になされており，両指で物を挟む力は自動的に微調整されている．この自動調整される随意的な力は物の表面と指の皮膚表面との間に生じる摩擦力によって決定されている．それは物の材質の物理的特性に依存しており，滑らかな表面の物は滑りやすいので摩擦力は小さく，指の力は増える．逆に，ザラザラした物は滑りにくいので摘む力は小さくてよい[28]．しかし，この場合の摘む力は各個人によって異なっており，自動調整の仕方にも個人差がある[32]．つまり，各個人のストラテジーができ上がっている．

　対象となる物の重量が変わっても摘み持ち上げる力は変わってくる[28,30]．物を見たときには同じ重さの物と判断し持ち上げるが，重さが自己が判断した力とは異なっている場合には持ち上げるときに自動的に修正される．最終的にはその重さに適した力に落ちついており一連の運動のプログラムには変化がない．つまり，運動自体は中枢性にあらかじめ設定されており，物に接触して運動を開始してすぐに表面の状態や重さなどを感知して運動は修正される．運動は筋肉の収縮によって実行されるわけだが，この微妙な修正は手指のみでなく上肢全体の筋活動によってなされている[30]．小さな物を指で摘んで持ち上げるだけでも，腕全体の多数の関節にわたって姿勢を安定させることが行われている[34,35]．前記したように指で物を摘み，持ち上げるには，物と指の皮膚との間に生じる摩擦力に依存することになる．物の表面の材質や皮膚の弾力性や湿り具合など種々の条件で変わってくる．grip force は実際に表面の材質を滑らかな絹布のような物にしたときには大きく，粗い紙やすりのように摩擦力の大きいときには小さな力で持ち上げる運動を行っている[28]．grip force と load force の比は物を持ち上げる際の滑り度を示し，絶えず自動的に修正されている．滑り変化に対しては grip force が臨機応変に変化し，load force は影響を受けていない．

3. 持ち上げ運動課題遂行時の皮膚求心性神経活動

　滑り度の調整には皮膚感覚情報が不可欠である[29]．つまり，物と接触する皮膚を麻酔して感覚情報を遮断すると grip force の調整が失われ，load force を一定に保つことができない．予期せずして皮膚と物の表面との接触条件が変わって摩擦度が変わったときには皮膚感覚情報のみがこの変化を察知し得る．

微小神経電図法を用いてタングステン微小電極を正中神経に刺入して，物と接触している皮膚に受容野を有する感覚ユニット活動を記録して物の摘み上げ動作中の皮膚求心性神経活動を分析した．図3のload forceが増え，持ち上げ動作に入る前の最初の部分(A)にはっきり示されているように，指が物に接触したときにFAIとSAIユニットの強い発射活動が見られ，FAIIユニットの発射も見られる[33]．この最初の部分のFAIユニット活動は表面材質の滑らかさの大きい物ほど，つまり滑りやすい物ほど，より強く反応している．持ち上げるloading phase(B)ではFAIユニットの活動が物が滑るときに反応して出現し，grip forceを上げ，load forceをできるだけ一定に保つような方向で調節されている．加速度計の変化を示さないようなわずかな皮膚の上のみの滑りでもFAIユニットは反応しgrip forceは上がる．実際に加速度計などで物体がわずかに滑るのが感知されても意識に上ることはきわめて稀で，自動的に運動は調整されている．持ち上げ運動中の滑りに反応してFAI，FAII，SAIユニットの活動が観察された．grip forceの自動調節を行うために，中枢には過去の経験から表面の滑りやすさに対してのよりよいgrip forceの運動出力が記憶されている．このような求心性活動を通じて，中枢に記憶されている表面の滑りやすさと運動出力の適合状態の設定値は絶えず修正されている[28]．空中に持ち上げたまま静止しているとき(D)ではload forceは常に一定である．しかし，grip forceが減少して物が重力に従って落下する際に滑り反応が起こることがある．FAIとSAIユニットが反応しているが実際に物の位置が変わったときにはFAIIユニットも反応している．このような求心性活動に続いてgrip forceが上がり，物は一定位置に保持される．

　摩擦度の変化に伴う滑り度の調整は過去の体験に基づいて自己の内部に構成されている記憶上の適正運動に従っている．おそらく感覚情報量に従った運動出力が設定されていると思われる．その記憶パターンに感覚情報を絶えず照合しながら運動出力を調整していると考えられる．最初に物に接触したときは完全に記憶パターンに基づいた力で摘むのである．指の先端を麻酔して求心性活動を遮断したときには指で物を摘み持ち上げることはできるが滑り反応が消失しており，滑りやすい物はすぐ滑るし，滑りにくい物でも必要以上の力で物を挟むということが観察されている[28]．さらに物を摘むときにまず麻酔をしてない正常の指で摘んでから，麻酔された指で再度同じ物を摘むと，滑り反応が消失しているにもかかわらず，その摘む力はまったく正常の指のそれに依存していた[36]．自己の内部に記憶された滑りに対する運動設定は，その物体の物理的特性に依存しており，指自体の性状の変化にはないことがわかった．

　Macefieldら[37]は外部より強制的にload forceを変化させるような力を加えてgrip force

を観察した結果，FAIユニットの活動が grip force の自動調整に貢献していることを示した．FAIIユニットは load force の変化には対応せず，段階的変化でのみ応答を示すものがあった．動作の移行部において活動しているのはFAIIユニットである．一方，指の関節や筋からの求心性活動は load force の変化に対する grip force の自動再調整にはほとんど関与していない[38]．

すでによく知っている物を摘み上げるときには，その物の重さを推量して，運動を実行している．重さがわかっている場合には運動は一定している．load force はそれぞれの重さに見合う一定の値をとり同じ重さでは試行ごとの差異はない．重い物では load force は大きく，軽い物では小さい．物を摘み持ち上げて空中に保持するまでの一連の動作の移行はすべて予測運動制御によってなされている．したがって自己の予想に反して，より軽い物を持ち上げたときには物に対しては摘む力も持ち上げる力も大きくて，一気に重力に打ち勝って過剰な反応をしてしまう．筋活動も突然に中断する[30]．逆に，予想より重い物を摘み上げたときは予測された load force の大きさに達しても物は持ち上がらず load force も grip force もゆっくりと不安定に増加し，物が動き始めて摘み持ち上げる力の増加は止まる．つまり運動開始の情報が入ってはじめて摘み持ち上げる力が増えていくのが抑えられる．物の重さを誤って入力されたプログラムに則ったいわゆる誤動作では求心性感覚情報が運動の切替えを決め，同時に物の重量に関して新規に記憶を修正している[39,40]．FAIIユニットは運動の切替え時点に反応して活動していた．

4．手動操作運動における予測制御について

手を器用に扱う運動は記憶に基づく予測制御運動である．ここに示したJohanssonらの小物体持ち上げ課題は予測制御された運動の一つである．小さな物を指で摘んで持ち上げ空中で保持し元に戻すという一連の動作は，物を目で見てその大きさや形，表面の性状，重さなどを予測する．すでにその物を扱ったことがあればどの程度の力で摘み持ち上げればよいかを即座に判断できる．この運動の記憶は予測運動を実行し，予測運動プログラムに誤りがあれば求心性感覚情報に基づいて自動的に運動が修正される．この修正は同時に摘み上げ動作の記憶にも及びすぐに新しい記憶が確立する．

物の物理的特性が一定している物を摘む場合と変化している物を摘む場合には把握動作も異なってくる[41]．動いている物を摘む場合と静止して動かない物を摘む場合とでその把握運動を調べてみると，前者では動作を予測できず持ち上げる力が大きく変化するのに対して，後者では運動を予測することができるため動作は安定しており，過去の経験と記憶から運動

を設定し，実行していることが示された．

手における物の性状の感覚認知

1. 物体の性状に対する探索動作(exploratory procedure)

　手は感覚する器官でもある．ヒトは物の形，堅さ，重さ，表面の性状などを，手に持ち，触って把握し，はじめて物の全体像を認識することができる．Lederman と Klatzky[42,43]はヒトが物を手に持ってその物の表面の材質，堅さ，温度，重さ，形や大きさ，正確な形態と辺縁の状態などを認識する際にどのような手や指の動きをするかを詳しく調べた．それぞれの性状を認知するときの手や指の動きは各性状できわめて系統だっている(図4)．表面の材質を知ろうとするときには指で物の表面を擦る．指は表面を水平方向に往復運動を繰り返す(lateral motion)．物の堅さや弾力性の判定には指で表面を垂直方向に圧す．物体の温度を計るときは手の皮膚面を物の表面に接触させたままでいる(static contact)．重さを知ろうとするときには支えなしで手に乗せて持ち上げる(unsupported holding)．物の立体的な大きさと全体の形を知ろうとするときには指と手で物の周りを包んで型をとる(enclosure)．物の縁の細かいところまで形を知ろうとするときは指で物の縁をぐるりと触る(contour following)．このような決まりきった手や指の動きをすることによって特定の性状のみを特異的に抽出して感覚することができる．その性状を手や指の感覚を使って選択的に抽出するには手や指の決まりきった常同的な運動を伴っているのである．つまりここで行われる手指の随意運動の目標は物質の性状のある一面のみを抽出し，感覚体験として認知することである．正しく認知されたときに目標は達成され運動は終了する．このような常同的な一連の手指運動を Lederman は探索手法(exploratory procedure)と呼んでそれぞれの特徴を分析した[42]．

　物体のある種の特性のみを抽出しようとするときの探索手法は必ずしも手や指の触覚のみが用いられているのではない．物の大きさや形に関する認知には視覚の方が優れているし，重さなどの認知には関節や筋や腱などの受容器からの求心性活動の果たす役割が大きい．しかし，その他の性状を認知するときの探索手指動作はそれぞれ特定の皮膚感覚受容器からの情報を特異的に利用しているものと思われる．

第4章 手指随意運動の感覚性制御

LATERAL MOTION
TEXTURE

PRESSURE
HARDNESS

STATIC CONTACT
TEMPERATURE

UNSUPPORTED HOLDING
WEIGHT

ENCLOSURE
GLOBAL SHAPE
VOLUME

CONTOUR FOLLOWING
GLOBAL SHAPE
EXACT SHAPE

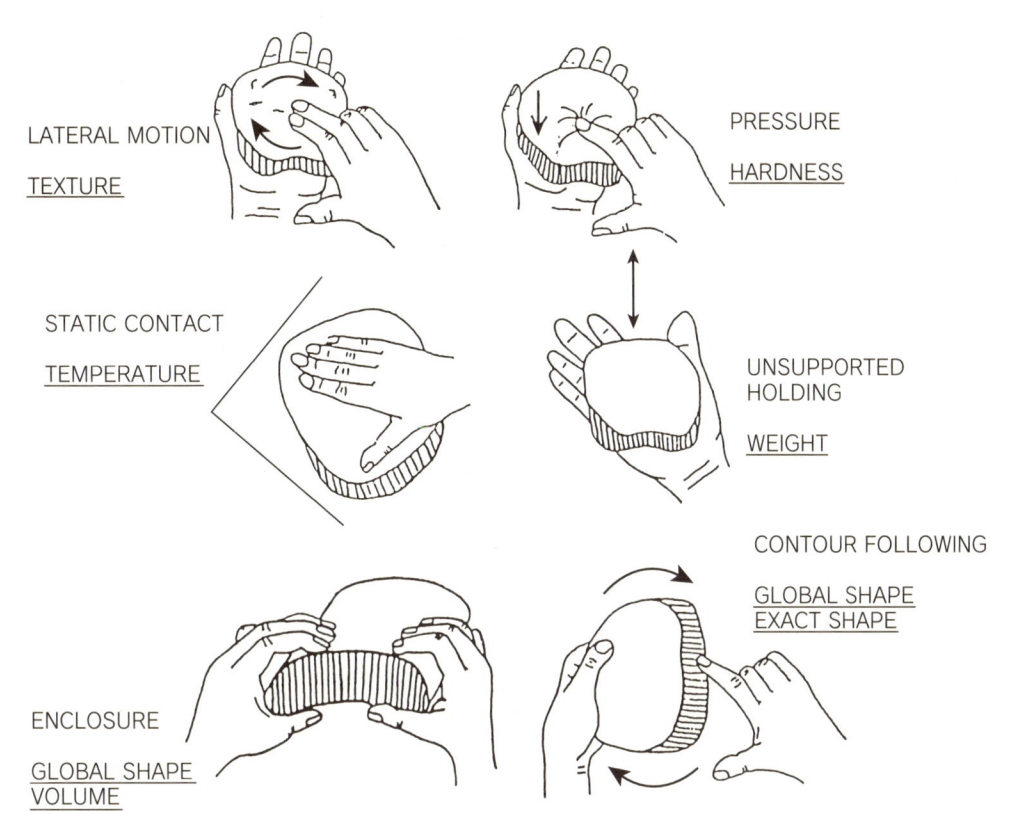

図4 物の特定の性状を認知するときの手や指の運動パターン
(Lederman and Kratzky 1987[41], Lederman and Kratzky 1996[42]より, 一部改変)

2. 表面材質弁別時の指運動と皮膚求心性神経活動

表面の性状がザラザラとした粗面なのか，どれほど滑らかなのかを弁別するときには指はいつも一定速度で物の表面を擦る，いわゆる Lederman[42] が分けた exploratory procedure のうちの lateral motion を行う．しばしば数回の往復運動で完了する．紙やすりの粗さを弁別するときの指運動と求心性神経活動を記録した[44,45]．lateral motion 中，指と物の表面との摩擦によって生じる微振動を加速度計で記録すると，その振幅と頻度は物の表面の粗さ加減に従って増加していた．この微振動に同期してマイスナー小体からの FA I ユニットの発射が観察された．表面材質の粗面度の情報は FA I ユニットの発射頻度に変換されていると考えられた．さらに指の側方走査運動時の接触圧は微妙な増減を繰り返していた．粗面度の高い物では軽い接触圧を保ち，滑らかな物では高い接触圧が維持されていた．一方，メルケル細胞からの SA I ユニットは粗さの差異にかかわらず比較的規則的に低頻度発射を示しており，20 Hz 前後の周波数にあるときに接触圧も安定する傾向が見られている．いずれのユニットも物に接触している皮膚面に受容野をもつものである．マイスナー小体は粗振動感受性をもっていることが知られている[3,19,20]．さらに，速順応性(FA)ユニット[9]であるので静止していると順応が起きて感受性を失うために絶えず指を動かして刺激を得る必要がある．指の lateral motion はマイスナー小体の受容器特性に応じてその感受性の最も上がるような状況を作り出すように働いていると考えられる．そのような指運動を行うためには，つまり，一定速度での側方走査運動を可能にするためには材質の粗面度に応じて，指と物の表面との摩擦力の調節が不可欠である．メルケル細胞からの SA I ユニットは 10 Hz 以下の低頻度振動刺激にきわめて高い感受性をもっている[19,20]．一定の接触圧を保つためにメルケル細胞のこの動的な受容器特性が働いていると思われる．20 Hz 前後の SA I ユニットの規則的な発射で一定の接触圧が維持され，わずかの圧の低下でも SA I ユニットは高頻度発射を行い，圧調整の feedback 制御にかかわっているものと考えられる．

結局，物の材質の認知における指の lateral motion はマイスナー小体の感受性に依存してその感受性を高めるように側方走査運動をし，その運動もメルケル細胞の活動で制御されているのであろう．他の exploratory procedure の特有な運動形態はそれぞれの材質のみを特異的に抽出して感覚するために，特定の受容器の感受性に合わせてその受容器の特性を最大限に引き出すように手指を動かしているものと思われる．

おわりに

我々の脳は我々の手のどこにどのような受容器がありそれぞれがどのような特性をもって

いるかを熟知している．特定の感覚を抽出するにはどのように手指を動かせばそれに特異的な受容器の感受性を高めることができるかを知っているわけで，この手指の運動パターンはそれまでの経験で獲得してきたものである．物を上手に扱うには十分な感覚情報が必要であるし，手に持った物の性質を認知するには適切な手指の運動が不可欠である．物を認知するときの常同的な手指動作は日常生活での手の運動パターンの形成に関与しているものと考えられる．脳における運動パターンの記憶は体験ごとに絶えず修正されている．

Ehrssonら[46]は握力運動時と正確に物を摑む運動時の大脳皮質の活動を機能的磁気共鳴画像(fMRI)を用いて調べた．正確摑み運動時には第一次運動野(primary motor cortex)のみでなく，運動前野(premotor cortex)や頭頂葉(parietal areas)も活動し，右手での正確摑み運動では右半球も強く働いていることが示された．ヒトにおけるこれらの中枢の神経機構については今後の課題である．

引用文献

1) Adrian ED, and Zotterman Y : The impulses produced by sensory nerve endings. Part 3, Impulses set up by touch and pressure. J Physiol(Lond) 61 : 465-483, 1926.
2) Werner G, and Mountcastle VB : Neural activity in mechanoreceptive cutaneous afferents ; stimulus-response relations, Weber functions and information transmission. J Neurophysiol 28 : 359-397, 1965.
3) Talbot WH, Darian-Smith I, Kornhuber HH, and Mountcastle VB : The sense of flutter-vibration ; comparison of the human capacity with response patterns of mechanoreceptive afferents from the monkey hand. J Neurophysiol 31 : 301-334, 1968.
4) Mountcastle VB, LaMotte RH, and Carli G : Detection thresholds for stimuli in humans and monkeys ; comparison with thresholds events in mechanoreceptive afferent nerve fibers innervating in the monkey hand. J Neurophysiol 35 : 122-136, 1972.
5) LaMotte RH, and Mountcastle VB : Capacities of humans and monkeys to discriminate between vibratory stimuli of different frequency and amplitude ; a correlation between neural events and psychophysical measurements. J Neurophysiol 38 : 539-559, 1975.
6) Hagbarth K-E, and Vallbo ÅB : Mechanoreceptor activity recorded percutaneously with semimicro-electrodes in human peripheral nerves. Acta Physiol Scand 69 : 121-122, 1967.
7) Vallbo ÅB, and Hagbarth K-E : Activity from skin mechanoreceptors recorded percutaneously in awake human subjects. Exp Neurol 21 : 270-289, 1968.
8) Johansson RS, and Vallbo ÅB : Tactile sensibility in the human hand ; relative and absolute densities of four types of mechanoreceptive units in glabrous skin. J Physiol (Lond) 286 : 283-300, 1979.
9) Knibestöl M : Stimulus-response functions of rapidly adapting mechanoreceptors in the human glabrous skin area. J Physiol(Lond) 232 : 427-452, 1973.

10) Knibestöl M : Stimulus-response functions of slowly adapting mechanoreceptors in the human glabrous skin area. J Physiol (Lond) 245 : 63-80, 1975.
11) Knibestöl M, and Vallbo ÅB : Single unit analysis of mechanoreceptor activity from the human glabrous skin. Acta Physiol Scand 80 : 178-195, 1970.
12) Johansson RS : Receptive field sensitivity profile of mechanosensitive units innervating the glabrous skin of the human hand. Brain Res 104 : 330-334, 1976.
13) Johansson RS : Tactile sensibility in the human hand ; receptive field characteristics of mechanoreceptive units in the glabrous skin area. J Physiol (Lond) 281 : 101-123, 1978.
14) Johansson RS, and Vallbo ÅB : Spatial properties of the population of mechanoreceptive units in the glabrous skin of the human hand. Brain Res 184 : 353-366, 1980.
15) Johansson RS, and Vallbo ÅB : Tactile sensory coding in the glabrous skin of the human hand. Trends Neurosci 6 : 27-32, 1983.
16) Ochoa J, and Torebjörk HE : Sensations evoked by intraneural microstimulation of single mechanoreceptor units innervating the human hand. J Physiol (Lond) 342 : 633-654, 1983.
17) Vallbo ÅB, Olsson KA, Westberg KG, and Clark F : Microstimulation of single tactile afferents from the human hand ; Sensory attributes related to unit type and properties of receptive fields. Brain 107 : 727-749, 1984.
18) Torebjörk HE, and Ochoa JL : Specific sensations evoked by activity in single identified sensory units in man. Acta Physiol Scand 110 : 445-447, 1980.
19) Johansson RS, Landström U, and Lundström R : Responses of mechanoreceptive afferent units in the glabrous skin of the human hand to sinusoidal skin displacements. Brain Res 244 : 17-25, 1982.
20) Toma S, and Nakajima Y : Response characteristics of cutaneous mechanoreceptors to vibratory stimuli in human glabrous skin. Neurosci Lett 195 : 61-63, 1995.
21) Knibestöl M, and Vallbo ÅB : Intensity of sensation related to activity of slowly adapting mechanoreceptive units in the human hand. J Physiol (Lond) 300 : 251-267, 1980.
22) Johansson RS, Landström U, and Lundström R : Sensitivity to edges of mechanoreceptive afferent units innervating the glabrous skin of the human hand. Brain Res 244 : 27-35, 1982.
23) Edin BB, and Abbs JH : Finger movement responses of cutaneous mechanoreceptors in the dorsal skin of the human hand. J Neurophysiol 65 : 657-670, 1991.
24) Johansson RS, and Vallbo ÅB : Detection of tactile stimuli. Thresholds of afferent units related to psychophysical thresholds in the human hand. J Physiol (Lond) 297 : 405-422, 1979.
25) Johansson RS, Vallbo ÅB, and Westling G : Thresholds of mechanosensitive afferents in the human hand as measured with von Frey hairs. Brain Res 184 : 343-351, 1980.
26) Hagbarth K-E, Torebjörk HE, and Wallin BG : Microelectrode explorations of human peripheral nerves. In : PJ Dick, PK Thomas, EH Lambert, R Bunge (eds), Peripheral neuropathy, vol. 1, WB Saunders, Philadelphia, 1984, pp. 658-671.
27) Johansson RS : Sensory control of dexterous manipulation in humans. In : AM Wing, P Haggard, JR Flanagan (eds), Hand and Brain ; The Neurophysiology and Psychology of Hand Movements, Academic Press, San Diego, 1996, pp. 381-414.

28) Johansson RS, and Westling G : Roles of glabrous skin receptors and sensorimotor memory in automatic control of precision grip when lifting rougher or more slippery objects. Exp Brain Res 56 : 550-564, 1984.
29) Johansson RS, and Westling G : Signals in tactile afferents from the fingers eliciting adaptive motor responses during precision grip. Exp Brain Res 66 : 141-154, 1987.
30) Johansson RS, Westling G : Coordinated isometric muscle commands adequately and erroneously programmed for the weight during lifting tasks with precision grip. Exp Brain Res 71 : 59-71, 1988.
31) Johansson RS, and Westling G : Programmed and triggered actions to rapid load changes during precision grip. Exp Brain Res 71 : 72-86, 1988.
32) Westling G, and Johansson RS : Factors influencing the force control during precision grip. Exp Brain Res 53 : 277-284, 1984.
33) Westling G, and Johansson RS : Responses in glabrous skin mechanoreceptors during precision grip in humans. Exp Brain Res 66 : 128-140, 1987.
34) Smith AM : The coactivation of antagonist muscles. Can J Physiol Pharmacol 59 : 733-747, 1981.
35) Humphrey DR, and Reed DJ : Separate cortical systems for the control of joint movement and joint stiffness ; reciprocal activation and coactivation of antagonist muscles. In : J Desmedt(ed), Motor Control Mechanisms in Health and Disease, Raven Press, New York, 1983, pp. 347-372.
36) Edin BB, Westling G, and Johansson RS : Independent control of human finger-tip forces at individual digits during precision lifting. J Physiol(Lond) 450 : 547-564, 1992.
37) Macefield VG, Häger-Ross C, and Johansson RS : Control of grip force during restraint of an object held between finger and thumb ; responses of cutaneous afferents from the digits. Exp Brain Res 108 : 155-171, 1996a.
38) Macefield VG, and Johansson RS : Control of grip force during restraint of an object held between finger and thumb ; responses of muscle and joint afferents from the digits. Exp Brain Res 108 : 172-184, 1996b.
39) Johansson RS, and Cole KJ : Sensory-motor coordination during grasping and manipulative actions. Current Opinion in Neurobiol 2 : 815-823, 1992.
40) Gordon AM, Westling G, Cole KJ, and Johansson RS : Memory representations underlying motor commands used during manipulation of common and novel objects. J Neurophysiol 69 : 1789-1796, 1993.
41) Johansson RS, and Cole KJ : Grasp stability during manipulative actions. Can J Physiol Pharmacol 72 : 511-524, 1994.
42) Lederman SJ, and Kratzky RL : Hand movements ; A window into haptic object recognition. Cognitive Psychol 19 : 342-368, 1987.
43) Lederman SJ, and Klatzky RL : Action for perception ; Manual exploratory movements for haptically processing objects and their features. In : AM Wing, P Haggard, JR Flanagan(eds), Hand and Brain, The neurophysiology and psychology of hand movements, Academic Press, San Diego, 1996, pp. 431-446.

44) 当間　忍, 中島祥夫：表面材質弁別時の皮膚求心性神経活動. 臨床脳波 34：77-80, 1992.
45) 当間　忍, 中島祥夫：随意運動の感覚性制御—マイクロニューログラムによる検討—. 臨床脳波 36：657-662, 1994.
46) Ehrsson HH, Fagergren E, Jonsson T, Westling G, Johansson RS, and Forssberg H：Cortical activity in precision- versus power-grip tasks ; An fMRI study. J Neurophysiol 83：528-536, 2000.

参 考 文 献

Hagbarth K-E, Torebjörk HE, and Wallin BG：Microelectrode explorations of human peripheral nerves. In：PJ Dick, PK Thomas, EH Lambert, R Bunge(eds), Peripheral neuropathy, vol. 1, WB Saunders, Philadelphia, 1984, pp. 658-671.

Humphrey DR, and Freund H-J(eds)：Motor Control ; Concepts and Issues, John Wiley & Sons, Chichester, 1991.

Wing AM, Haggard P, and Flanagan JR(eds)：Hand and Brain, The Neurophysiology and Psychology of Hand Movements, Academic Press, San Diego, 1996.

5

知覚と運動
—なめらかな動きの演出—

青木 藩

はじめに

　ヒトの行う運動・動作は立つ，歩く，走る，摑む，投げる，食べる，喋るなど多種多様であるが，基本的には反射運動，自動運動，随意運動の三つの様式から成り立っている．運動制御の観点からは，これらの運動をなめらかに，かつ正確に行うために，運動に際し発生する運動感覚(kinesthesia)が重要な役割を果たすと考えられる．運動感覚は四肢の関節角度，筋収縮による動きおよび張力などが複合された感覚であって，Sherrington[1]による固有受容性感覚(proprioception)および筋知覚(muscle sense)とほぼ同義である．Roland[2]は筋の能動的収縮による感覚をkinesthesia，他動的な四肢の動きによる感覚をsensation of passive movementとして区別しているが，それらは運動感覚の二つの異なる様相とみなされる．運動感覚は体肢の相対的位置や運動および筋に発生する力を知る感覚(力感覚，sense of force)であるともいえる．力感覚はさらに抵抗感覚(sense of resistance)と重量感覚(sense of weight)とから成る．また，動きの要素の少ない空間における四肢の関節位置の感覚(sense of joint position)と運動感覚(動き感覚，sense of movement)はしばしば同義語として用いられることがある．運動感覚は運動に伴い筋・腱・関節・皮膚などに存在する各種の感覚受容器からの求心性のフィードバック情報(peripheral feedback information)が大脳皮質感覚中枢へ投射することによって形成されると考えられる．また，この運動感覚の形成には随意運動を起こす中枢からの指令信号(運動指令，motor command)の一部(随伴発射，corollary discharge)が感覚中枢へ投射することも寄与しているとみなされる．この章では，"なめらかな動きの演出"という観点から知覚と運動の関係について，運動感覚を中心として概説し，さらに"努力の知覚(sense of effort)"との関係についても触

れる.

運動感覚に寄与する深部受容器[3]

1. 深部受容器の種類

運動感覚の基礎となる感覚は深部の関節, 筋および腱に分布する末梢の感覚受容器からの情報に基づく動き感覚である. 運動感覚に関与する受容器は固有受容器(proprioceptor)ともいわれ, 関節では関節嚢のルフィニ型終末(Ruffini type ending)や関節靱帯のゴルジ型終末(Golgi type ending), 筋では筋紡錘(muscle spindle), 腱ではゴルジ腱器官(Golgi tendon organ)などが代表的な受容器である.

1)関節受容器

(1)ルフィニ型終末

関節受容器の中で最も数が多く, 関節嚢に分布する遅順応型(SA)受容器で, 直径およそ5〜10μmの線維に接続する[4]. 単一求心線維の関節位置の符号化(coding)については, 次のような特徴をもつ[5]. ①関節の屈曲に対する単一線維応答は動的応答(dynamic response)と静的応答(static response)とから構成される. ②動的応答の大きさは屈曲の速度に依存し, 速度が大きくなると応答も増加する. ③静的応答(定常発射頻度)は最終的関節位置で決定する. これらの特徴はルフィニ型終末が比例一微分特性をもち, 関節の位置および運動の速度と方向とを符号化していることを示す(図1).

(2)ゴルジ型終末

関節靱帯に見出されるゴルジ型終末はルフィニ型終末と同様SA型受容器であるが, 太い(直径10〜15μm)神経線維に接続することから神経伝導速度はルフィニ型終末線維より大きい. この受容器はルフィニ型終末と比べて動的応答が小さいために, 関節運動とその方向の検出には不適当で, その持続性発射によって関節位置を符号化していると推定される[6].

(3)その他の関節受容器

比較的数は少ないが, 関節または靱帯付着部の線維性骨周囲組織にパチニ様小体(Paciniform corpuscle)が存在する. パチニ様小体は速順応性(RA)受容器で, 圧刺激により1〜3発の発射応答を示す. したがって, 運動の開始および停止時点の符号化は可能であるが, 関節の位置, 運動の速度や方向の符号化には不適当である. また, 関節には多くの自由神経終末(free nerve ending)が存在し, 侵害刺激による痛覚およびそれ以外の運動感覚にも関与している可能性があるが, 現在のところ, それらの機能的意義についてはよくわかっていない.

第5章 知覚と運動

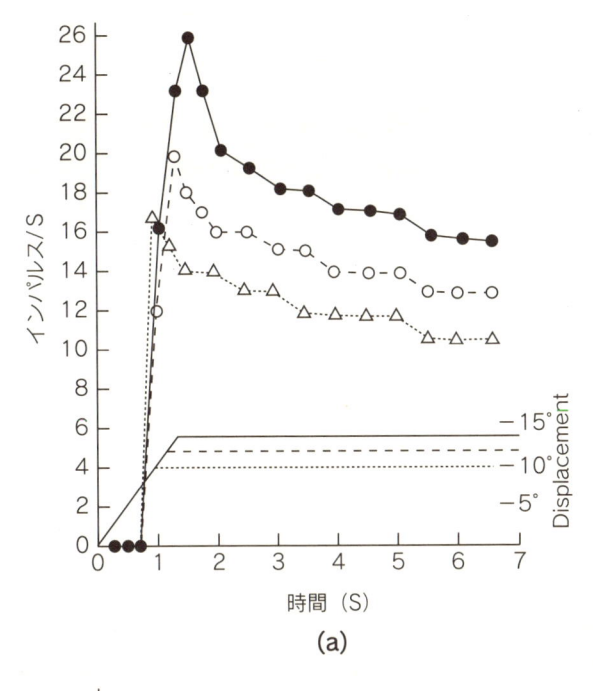

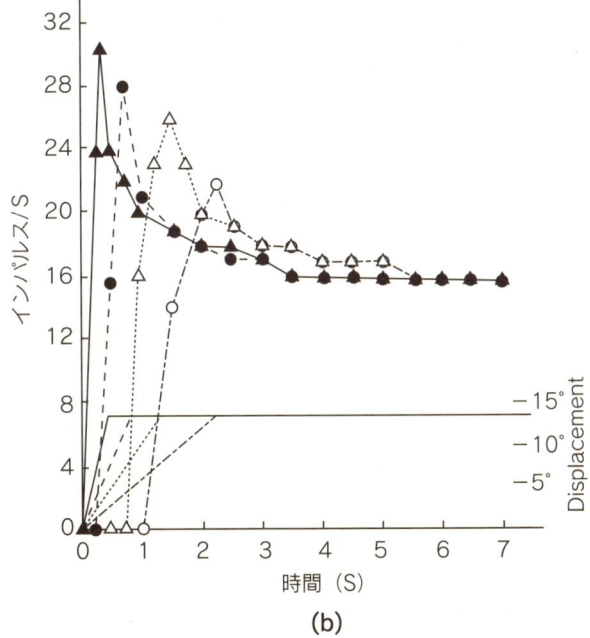

図1 ネコの膝関節SA受容器の応答様式
a:屈曲速度(10°/s)は一定とし，最終屈曲角度を変えた場合．△: 10°, ○:12°, ●:14°．b:aと同一受容器で最終屈曲角度 (14°)は一定とし，屈曲速度を変えた場合．▲:35°/s, ●:17°/s, △:10°/s, ○:6°/s．a, bは膝関節SA受容器が膝関節角度を静的応答(定常発射頻度)で，屈曲速度を動的応答で符号化していることを示す．

2)筋受容器

(1)筋紡錘(muscle spindle)

筋紡錘(長さ2～3 mm)は錘外筋線維と並列に位置し,一つの筋に数十～数百個含まれている.筋の伸張により筋紡錘の求心性線維の発射頻度は増加し,筋の短縮により減少する.筋紡錘を支配する感覚神経線維はIa群(group Ia)線維,直径(12～20 μm)とII群(group II)線維,直径(5～12 μm)である.筋紡錘一次終末(primary ending)からのIa群線維の筋伸張刺激に対する応答は筋の伸張速度に依存する動的応答と筋長で決定される静的応答から構成され,ルフィニ型終末と同様の比例─微分特性をもつ.この符号化特性は一次終末が筋長ばかりでなく,筋の伸張速度とその方向を検出していることを示している[7,8].

筋紡錘二次終末(secondary ending)は一次終末と比較するとはるかに動的応答が小さいが,二次終末からのII群線維の静的応答においては,一次終末同様その発射頻度がほぼ筋長に比例し,筋長を符号化していると考えられる.筋伸張に対する反応閾値は一次終末の方が二次終末よりはるかに低い(図2).

筋紡錘は錘外筋線維と並列に存在するので,筋収縮時には錘内筋線維は緩み,求心性線維からのインパルス発射活動は低下または停止することになる.実際には,筋紡錘にはγ-運動ニューロンによる遠心性支配があり,筋収縮時でもγ-運動線維が活動していると,求心性線維の終末部は伸展され,求心性線維にインパルスが発生する.すなわち,γ-運動線維が筋紡錘の伸展に対する感度を調節しているわけで,これをγバイアスという.随意運動の際には,上位中枢からの運動指令が錘外筋支配のα-運動ニューロンばかりでなく,γ-運動ニューロンも同時に活動させ(α-γ連関),それによって生ずる伸張反射の働きで急速かつ充分な筋収縮が可能になると考えられる.

(2)ゴルジ腱器官

ゴルジ腱器官は構造的に骨格筋線維と直列に位置しているため,腱器官は筋に発生する張力を検出できる.腱器官の求心性線維はIb群線維(12～20 μm)で,腱部の膠質線維束内で分枝した多くの軸索が絡み合うように終末を形成している.筋の受動的伸張によっては,筋の弾性のために腱部の変形は少なく,Ib群発射もそれほど増加しないが,筋の等尺性収縮時には腱部に大きな張力が発生し,Ib群発射が著しく増加する.腱器官に対する上位中枢からの遠心性支配は認められていないので,この受容器からの求心性情報はほぼ正確に筋張力を反映していると考えられる.

(3)その他の筋受容器

骨格筋内には筋紡錘や腱器官の他に腱表面に広がって終末を形成するルフィニ型終末,筋

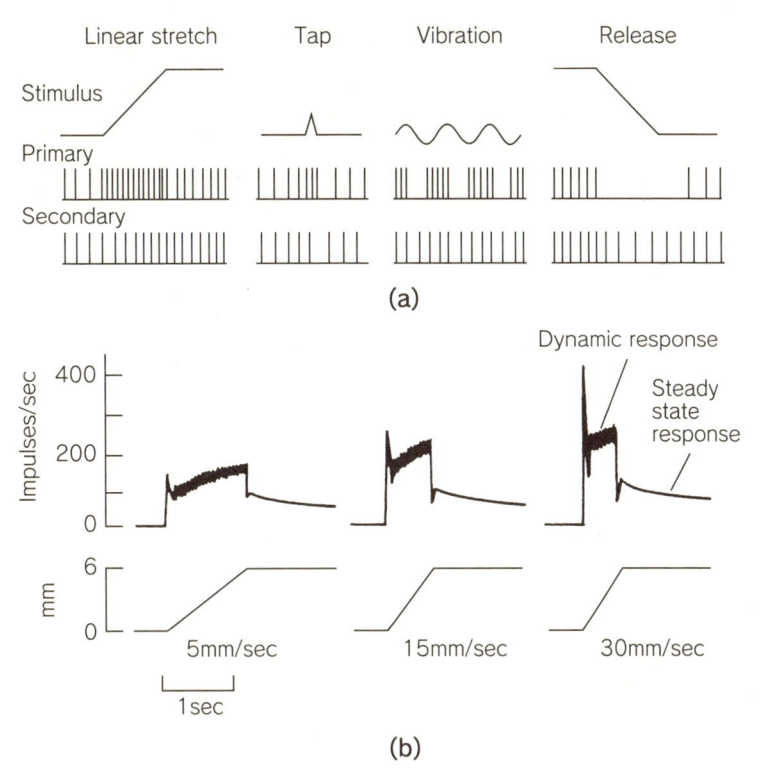

図2 ネコ筋紡錘一次および二次終末の筋伸張に対する応答様式の違い

 a：筋の伸張刺激に対し，一次および二次終末の求心性発射は定常発射頻度に達し，筋長を符号化している．さらに，一次終末は筋の伸張速度に依存する動的応答を示し，弛緩時には発射は停止する．したがって，一次終末は軽く叩いたり，振動刺激に敏感に応答する．b：筋伸張の速度を一次終末は動的応答で符号化する．一次終末は二次終末に較べ筋伸張に対する応答閾値は非常に小さい．

鞘受容器であるパチニ様小体や自由神経終末が存在する．ルフィニ型終末やパチニ様小体はそれぞれ腱および筋に加えられた圧刺激を，自由神経終末は侵害刺激を受容していると推定される．

運動感覚の求心路

末梢固有受容器から大脳皮質へ到る感覚上行系の中でも，後索－内側毛帯系は運動感覚の形成に重要な寄与をしていると推定される．ここでは，後索－内側毛帯系に関し，後索核や視床の中継核レベルおよび大脳皮質における運動感覚情報の符号化特性と投射の局在性について述べる．

1．関節受容器からの情報伝達系

1）後索核(dorsal column nuclei：DCN)における関節情報の符号化

DCN は前肢からの感覚情報を受ける楔状束核(cuneate nucleus)と後肢からの情報を受ける薄束核(gracile nucleus)とから構成される複合核である．さらに楔状束核は外側核(外側楔状束核)と主核とから成る．

DCN には主として皮膚の触圧受容器[9]からの情報を受容するニューロンが存在するが，関節，筋などの深部受容器からの入力を受けるニューロンも少数あることが知られている．ネコ DCN で記録される 10% 程度のニューロンが，関節の位置および動きに応答し，SA および RA タイプの 2 種類のニューロンのユニット活動が記録される[10]．Williams ら[11]は薄束核から記録した下肢の関節受容ニューロンのほとんどが関節の動きに特異的に応答し，加速度を符号化している type I ニューロンと速度を符号化している type II ニューロンとがあることを示した．それらのニューロンの順応特性から DCN が定常的な関節位置の情報を符号化している可能性は小さいとみなしている(図 3)．

Tracey[12] は，ネコ前肢の肘関節から楔状束核(主核)への投射様式を解析し，肘関節情報を受ける楔状束核ニューロンの多くは皮膚および筋受容器からも収束入力(convergent input)を受けていることを明らかにした．このことはある特定の関節の働きまたは位置に関する感覚情報は感覚の種類(modality)にかかわらず共通のニューロンに収束し，さらに上位中枢に伝えられるとみなされるが，その機能的意義は今後明確にされるべき問題である．また外側楔状束核ニューロンは特異的に前肢の関節および筋受容器からの入力を受け興奮することが知られているが，この核のニューロンの出力情報は大部分，小脳皮質に伝達され自動的な運動制御に役立っているとみなされる[13]．

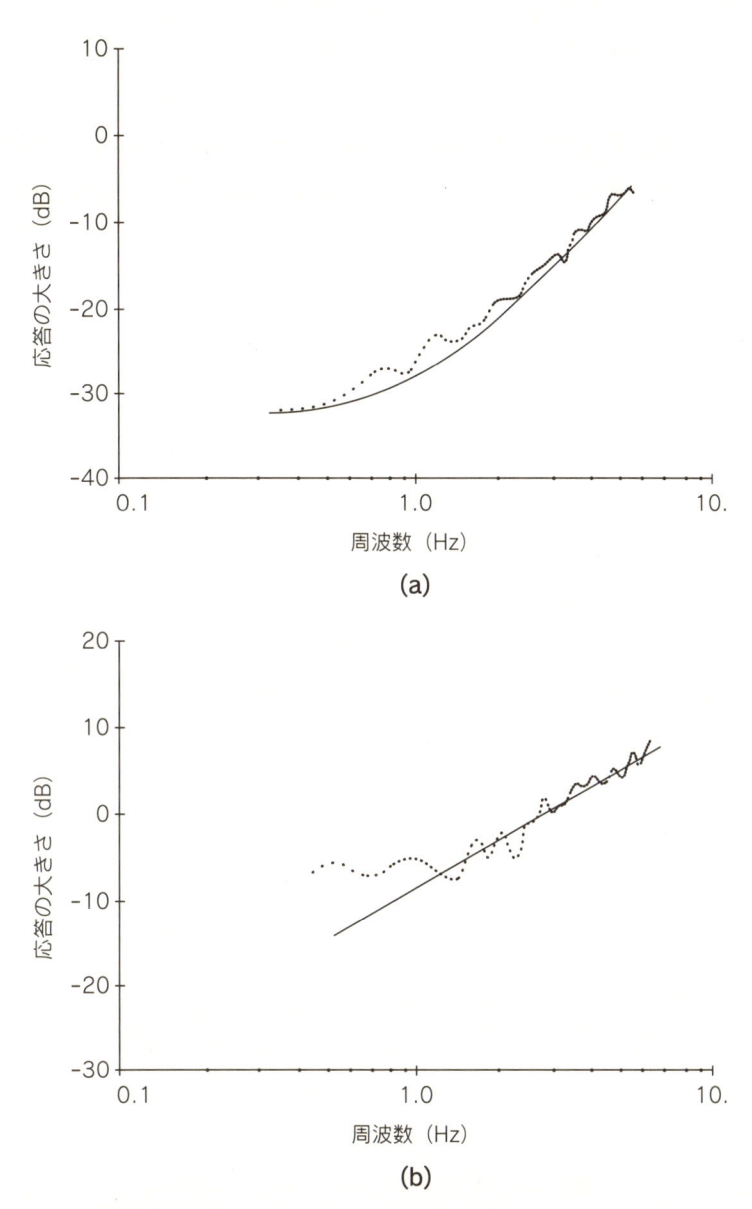

図3 薄束核関節受容ニューロン発射の周波数応答

ネコの膝関節角度を正弦波的に変化させ，薄束核ニューロンの発射頻度を解析した．aは加速度を，bは速度を符号化していると考えられるニューロンの代表的な周波数応答である．a, bともに横軸は正弦波の周波数，縦軸は応答の大きさ(dB)を示す．0 dBはaで8.5，bで1.0 pulses/s/degreeである．実線は最小自乗法により求めた理論曲線，ドットはデータ点を示す．aでは周波数応答の傾斜が1～7 Hz間で約40 dB/decadeであることから加速度を，bでは約1 Hz以上で20 dB/decadeであり速度を検出していると推定される．
(Williams et al 1973[11])

Landgren と Silfvenius[14] は下肢の関節および筋受容器，特に I 群求心線維からの入力は延髄 z 核(Brodal と Pompeiano[15] により前庭核の亜核として報告された)からの出力は，反対側の視床を経由して大脳皮質へ投射している．これらの報告から，関節の運動，位置に関する情報は後索―内側毛帯系およびそれ以外の複数の経路で上位中枢へ伝達されているとみなされる．

2) 視床中継核における関節情報の符号化

Mountcastle ら[16]は，サル視床関節受容ニューロンは SA 型で，その発射頻度が定常的関節角度に依存して変化し，それらの間の関係がべき関数で表現されると述べた(図 4)．その後，ネコの視床関節受容ニューロンには RA と SA との二つの型があることが報告されている[18]．視床の関節受容ニューロンの多くは RA で関節の動き受容に関与し，少数(17%)の SA ニューロンが Mountcastle ら[17]が同定した視床ニューロンとほぼ同じ符号化特性を示した．

視床における関節情報投射の局在性に関し，Mountcastle らは深部入力を受けるニューロンが視床の腹側基底核群(VB)の背側部で記録されると述べている．また，関節受容ニューロンが多く記録されるネコ大脳皮質体性感覚の連合野(5a 野)へ HRP を注入すると，逆行性に標識されるニューロンが VB の背側部(後核群の内側部，POm)に限局して分布していることが報告されている[19]．現在のところ視床における関節情報投射の局在性が明確にされたとはいえないが，これまでの成績[20]は，関節情報が VB の背側部に位置する深部殻(deep shell)の中でもその背側後部で中継され，大脳皮質の体性感覚の認知をする 5a 野へ投射している可能性を示唆している．

3) 大脳皮質における関節情報の表現

大脳皮質では四肢と反対側の一次体性感覚野(S I)および両側の二次体性感覚野(SII)から関節受容ニューロンが記録されている．S I の 3b, 1 野では主として皮膚受容器の刺激に応答するニューロンが多いが，1, 2 野になると関節または筋受容器からの入力を受けるニューロン数の割合が増加し，また皮膚および深部受容器からの情報の収束を受けるニューロンが増える．S I に隣接する頭頂連合野にも関節受容ニューロンが存在するが，大部分のニューロンは複数の関節の組み合わせた刺激や皮膚と関節の組み合わせた刺激に応答する．Duffy と Burchfiel[21] はサルの 5 野で記録した関節受容ニューロンの大部分が関節の動き受容に関連し，さらにその 68% のニューロンには，複数の関節からの情報が収束していることを示した．また，Sakata ら[22]はサルの 5 野ニューロンの中に関節と皮膚の両方からの入力を受けて発射活動するニューロンを記録し，ある関節の位置で皮膚入力が加わると応答す

る複雑なニューロンを見出している．その他，SIに隣接する頭頂連合野の7野およびSIIにも関節受容性ニューロンが見出されており，運動感覚ないし空間における四肢の位置感覚の形成に役割を果たしていると考えられる．さらに，Fetzら[23)]によるとサルの運動野の4野にも関節の受動的，能動的動きに応答するニューロンがあり，運動制御に役立っているとみなされる．

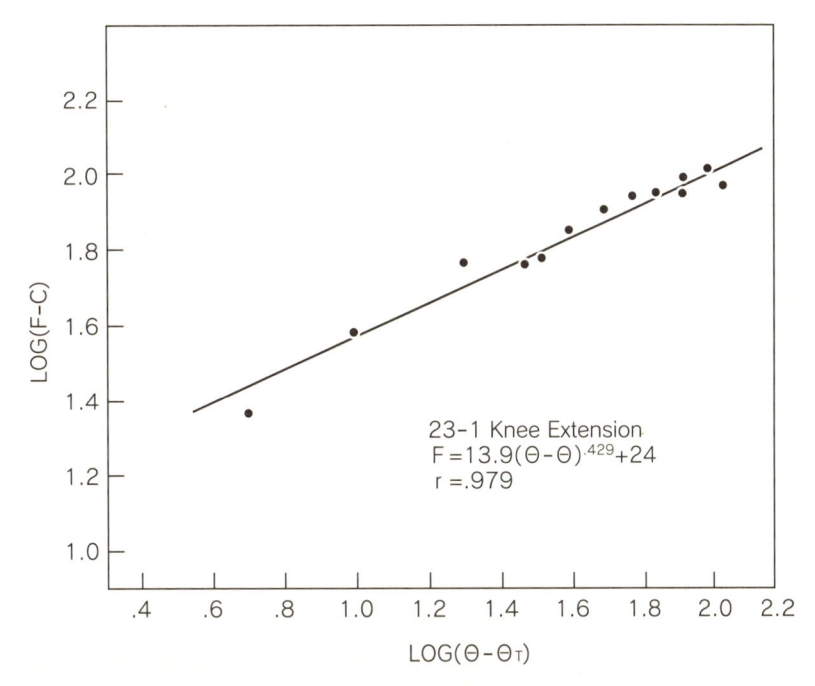

図4 サル視床関節受容ニューロンの関節角度符号化特性

視床関節受容ニューロンの定常発射頻度(縦軸)は膝関節角度(横軸)のべき関数で表現される．●がデータ点，実線は最小自乗法による回帰直線である．Θは関節角度，$Θ_T$は興奮角の閾値，Fは発射頻度，Cは自発発射頻度を示す．log-log plot上での直線の勾配がべき指数を表している．
(Mountcastle et al 1963[17)])

グラフ内: 23-1 Knee Extension
$F = 13.9(Θ-Θ)^{.429} + 24$
$r = .979$

2. 筋受容器からの情報伝達系

1) 後索核における筋感覚情報の符号化

ネコのDCNには筋および関節受容器からの感覚入力を受けるニューロンが存在するが，比較的少数である．前肢の筋受容器からの入力は主に外側楔状束核に投射すると考えられる[24]．外側楔状束核の筋受容性ニューロンはI群およびII群線維入力を受けて興奮するが，Ia群入力が最も効果的であることが筋伸張による自然刺激で示されている．Dykesら[25]は，外側楔状束核の筋受容性ニューロンの大部分がSA受容器からの入力を受けていると報告した．また，核内に明確な体部位局在(somatotopy)があり，体幹の筋群は外側楔状束核の中でも尾側で内側部に，頭部の筋群は吻側で外側部に投射していることを明らかにした．

2) 視床中継核における筋感覚情報の符号化

Mountcastleら[16]はサルの視床腹側基底核群(ventrobasal complex：VB)の中でも筋受容器から入力を受けるニューロンは皮膚入力を受けるニューロンよりも背側に分布していることを示した．これは，視床VBにおいて皮膚と深部感覚情報が選別される，いわゆる感覚種の分離(modality segregation)の存在と，従来考えられてきたような単一の体性部位局在図(somatotopic map)で体性感覚情報の空間的投影で表現できないことを示唆したものといえる．その後，Asanumaら[26]は，ネコ後外腹側核(VPL)の吻・背側部には深部組織から入力を受けるニューロンが局在することを明らかにした．さらに，Maendlyら[27]もサルVPLの吻・背側部(rostral cap of VPL)において，筋紡錘からの入力を受けるニューロン群の局在を明確に示している．これらの視床ニューロンは，筋伸張刺激に対してIa群線維とほぼ同じ応答様式を示した．JonesとFriedman[20]はサルVBの体性感覚中継様式を詳細に検討し，深部入力を受けるニューロンは皮膚入力を受けるニューロンよりも吻側で背側部に位置することを示した．彼らはVB内での位置関係から皮膚入力を受ける部位を中心皮膚核(central cutaneous core)，深部入力を受ける部位を前背側深部殻(antero-dorsal deep shell)と呼んでいる．また，deep shellの中でも各々の筋からの情報は吻一尾側方向に棒状に伸びる領域に別個に再現され，明確な筋群の空間的投影の存在を明らかにした．

3. 大脳皮質における筋感覚情報の表現

ネコ前肢，および後肢のIa群の情報が大脳皮質一次体性感覚野(SI)の中でも4野との移行部の3a野へ投射していることが明らかにされている[28](図5)．Maendlyら[27]はサルで，前肢筋の筋紡錘I群入力を受ける視床領域(rostral cap of VPL)のほとんどすべてのニューロンが大脳皮質3a野の電気刺激によって逆向性応答を示し，残り2個だけが運動野(4野)

の刺激に応答したと述べている．これらの成績は筋紡錘Ⅰa群情報のほとんどが視床の吻・背側部で中継されて，単シナプス性に大脳皮質3a野へ投射していることを示すものといえる．Hore ら[29)]はヒヒで，3a野ニューロンの筋情報符号化特性を4野ニューロンと比較して解析した．筋伸張刺激に対して，3a野ニューロンの多くはⅠa群線維と同程度の動的応答性(dynamic sensitivity)をもち，主として筋伸張の速度を符号化していると推定される．しかし，筋長に依存して定常発射頻度を変化させる3a野ニューロンもあり，筋紡錘Ⅰa群情報はその伝達過程ではほとんど修飾されずに，そのまま大脳皮質へ投射していることが推定される．

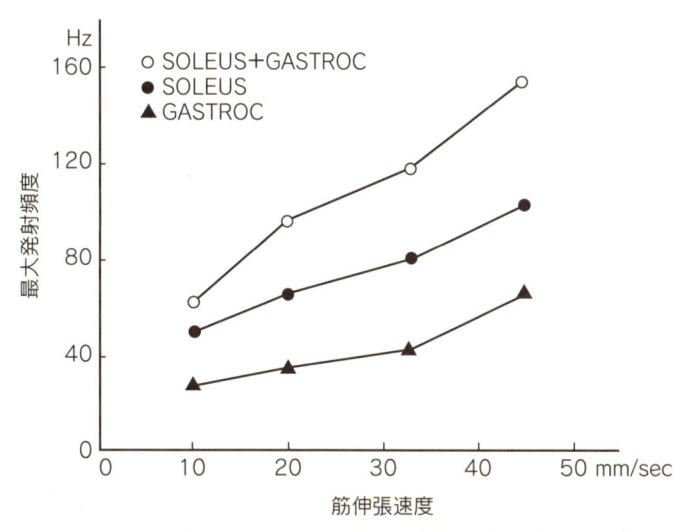

図5 ヒヒの大脳皮質3a野ニューロンの筋伸張刺激に対する応答
▲は腓腹筋(GASTROC)，●はヒラメ筋(SOLEUS)の筋伸張刺激に対する3a野ニューロンの応答，○は両筋の同時伸張に対する応答を示す．最大発射頻度は筋伸張速度にほぼ比例し，このニューロンは筋伸張速度を符号化していると考えられる．
(Hore et al 1976[29)])

運動感覚の形成

1. 各種受容器の寄与

古くは,筋受容器からの情報が知覚されることが疑問視されたこともあったが[30],現在では筋・腱・関節などの深部受容器,さらに皮膚などの各種受容器からの求心情報が共同して運動感覚を形成しているとみなされ,随意運動に伴う随伴発射も関与しているとみなされている(図6).

1)関節受容器の寄与

Grigg[31]はネコ膝関節からの単一求心性線維の発射を解析し,①多くの線維が関節の屈曲および伸展の両方向の運動に応答する,②膝関節が中間位にあるとき発射している線維(mid-range unit)がほとんどない,③多くの線維は関節を伸ばすか折り曲げるような極端な運動時に発射する,と述べている.また,McIntyreら[32,33]は,ネコ膝関節 SA ユニットの中には,①筋の伸張に応答する,②単収縮によって発射が停止する,③γ線維の電気刺激によって発射が増加することから,明らかに筋紡錘からの求心線維が含まれていることを示唆した.また,Clarkら[34]はヒトの膝関節嚢へ局所麻酔剤を注入しても,緩徐な運動課題において5°の膝関節角度変化を検出できることを報告した.さらに,ヒトで関節や関節嚢を外科的に除去して人工関節に置換しても位置と運動感覚の欠損の程度は微弱であることも示されている[35].

これらの報告はいずれも,少なくとも膝関節に関しては位置感覚に対する関節受容器の重要な寄与を否定するものと解釈できる.BurgessとWei[36]は,SA関節受容器は膝関節がその動作範囲の終端に位置するかどうかを符号化しており,現在のところあらゆる関節において関節受容器が関節位置の認知に重要であるという証拠は何もないと結論している.しかし,Ferrell[37]によるとネコ膝関節 SA 受容器は 17.8% の mid-range ユニットを含み,それらの中には生理的関節運動の全範囲にわたって発射頻度を増減させるユニットが存在することを示した[7,38].それらのユニットの関節情報の符号化特性は,BoydとRoberts[5]のユニットとほぼ同じであった.この成績は関節受容器が関節位置を符号化し,位置感覚に寄与する可能性を示唆するものである.

2)筋受容器の寄与

(1)筋紡錘の寄与

筋紡錘Ⅰa群線維の運動感覚に対する寄与を初めて明確に主張した実験的研究はGoodwinら[39]の研究である.彼らはヒト肘関節の腱部に100 Hz, 0.5 mm振幅の振動刺激

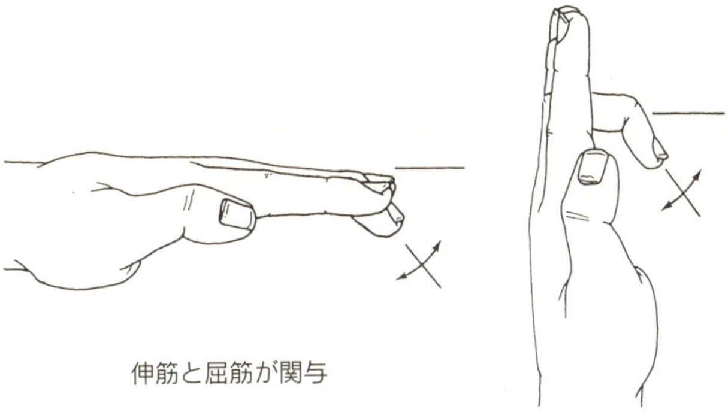
伸筋と屈筋が関与
筋が関与しない

(a)

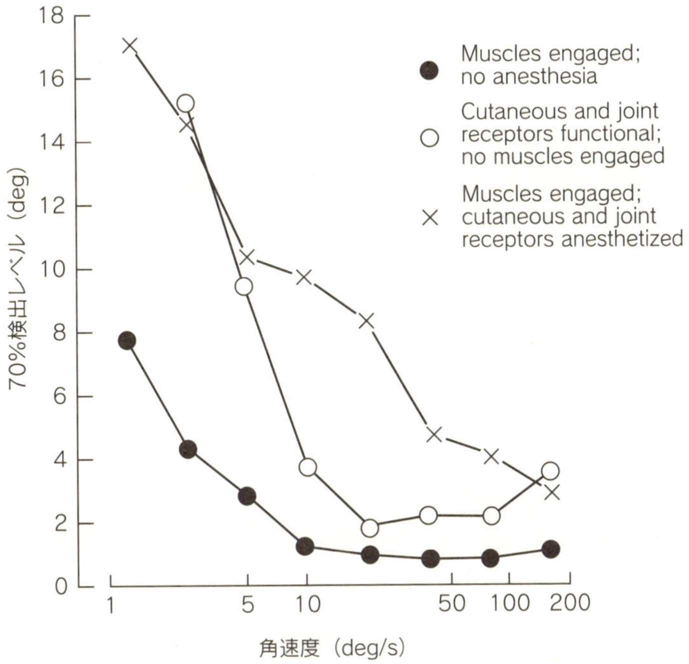
18
16
14
12
10
8
6
4
2
0
70%検出レベル（deg）
1
5
10
50
100
200
角速度（deg/s）
Muscles engaged; no anesthesia
Cutaneous and joint receptors functional; no muscles engaged
Muscles engaged; cutaneous and joint receptors anesthetized

(b)

図 6　筋・関節・皮膚受容器の 3 種類の受容器が同時に働き運動感覚や位置覚の形成に寄与していることを示す実験

中指の終末関節を a のように他動的に，種々の速度で回転させ次第に振幅を大きくした．正解率が 70% に達したとき閾値としてその角度を b 図の縦軸にとる．指の位置により筋が関与しない状態を作ることができる（a 図右）．●は健常な指での実験結果，○は皮膚と関節受容器が働いた状態，×印は筋受容器のみが働き，皮膚と関節受容器が局所麻酔された状態での結果．

を加えると,肘が静止しているにもかかわらず振動刺激を加えられた筋が伸ばされる方向に肘が動く幻覚が生ずることを示した.すなわち,上腕二頭筋の振動刺激によっては前腕の伸展,三頭筋刺激によっては屈曲の幻覚を生ずる.この現象は,振動刺激に基づく過剰なIa群インパルス発射が中枢では筋があたかも伸張されたかのごとく処理されることに起因すると解釈できる.McCloskeyら[40]は運動感覚に対する筋受容器の寄与を示す決定的な実験を試みた.実験はMcCloskey自身が被験者となり,足の拇指を局所麻酔下で手術し,長拇指伸筋の腱に糸をかけて被験者には見えない状態で腱を引き伸ばす.このとき,腱は付着部で切り離されているために実際には拇指が動かないにもかかわらず拇指が屈曲したような錯覚が生ずる.腱が付着した正常な場合には,拇指を屈曲すると長拇指伸筋が伸びるため,筋の伸張によりこの運動幻覚が生じたものと解釈できる.

(2) ゴルジ腱器官の寄与

Ib群求心性情報の運動感覚への寄与が最近Rolandら[2]により解析された.被験者は両手ともに人差し指と拇指に手指関節部とその周囲の皮膚が局所麻酔によって麻痺され,さらに片方の手は筋弛緩薬(gallamine)によって完全にではないが不動化されている.不完全不動化された方の拇指と人差し指との間にコイルスプリングをはさみ,ゆっくりとあらかじめ決められた値に力が達するまで圧迫する.次に被験者は不動化されていない他方の手にスプリングをはさみ,同一感覚レベルまで圧迫する.このとき,被験者は正常時と同じ精度で等尺性に発生する力を左右で合致させることができた.

この実験結果は次のように解釈できる.手指関節部の局所麻酔によって,この動作における力感覚に対する関節および皮膚受容器の関与を除外できる.また,筋を収縮してある力を発生させようという運動指令に対して,実際に発生する力と腱器官Ib群インパルス発射頻度との関係は不動化によって影響されないと推定できる.したがって,左右で力を合致できることは,被験者が運動指令に伴う随伴発射を頼りに力を判断していないことになる.もしそうならば,不動化した場合には力が過大評価され,左右で正しく合致できない.この場合,筋紡錘Ia群は筋張力の検出には不適当であるから,この成績は力感覚に対する腱器官Ib群情報の関与を示唆するものといえる.McIntyreら[32,33]は,ネコの下肢筋のIb群線維の選択的刺激を行い,腱器官からの情報が大脳皮質3a野まで到達していることを示した.

3) 皮膚受容器の寄与

Clarkら[34]の報告では,膝関節周囲の皮膚の局所麻酔によっても位置感覚に及ぼす影響はほとんどなかったという.しかし,Hulligerら[41]はヒトの随意的な指の運動時に,手の無毛部を支配する低閾値機械受容ユニットのほとんど(77%)が受容野に直接触刺激が加わって

いなくとも発射していることを示した．この成績は運動感覚に対する皮膚受容器の関与の可能性を示唆するものといえる．

　Moberg[42]は手指に再構築手術を受けた後の理学療法中の患者を被験者としてMcCloskeyらと同様の実験を行った．それによると，筋を伸張するだけでは運動感覚を生じないが，生理的範囲外に筋を伸ばすと筋を覆っている皮膚に変位が生じ，あたかもその筋が伸ばされたかのごとき運動感覚が生じると述べている．このことから彼は，運動感覚の形成には皮膚受容器が重要な寄与をしていることを強調している．運動に伴って関節周辺の皮膚が動き，皮膚機械受容器の一部が興奮しインパルスを発生することは当然考えられる．しかし，それら皮膚受容器からの情報を位置の検出など運動感覚に寄与する感覚情報として中枢神経系が利用しているかどうかは別の問題である．von Holst[43]やMatthews[44]が議論しているように，外界の物体が皮膚に接触した場合でも，能動的にある物体に触れた場合でも，同一皮膚受容器が興奮するが，生体はこれら二つの状況を明確に区別して認識しなければならないし，それが可能である．運動に伴う皮膚の変位に起因する皮膚受容器からの動き情報は，粗雑な動き感覚に寄与することはあっても運動感覚の識別的知覚の側面に寄与する可能性は少ないとみなされる．

2．随伴発射と運動感覚

1）運動指令と随伴発射

　随意運動においては，運動指令(motor command)によって生ずる遠心性信号の一部(コピー)が感覚中枢へも伝達されると考えられている．この感覚中枢への遠心性信号は随伴発射(corollary discharge)と呼ばれる(図7)．McCloskeyら[45]は，被験者に急速な下肢の随意運動を行わせ，この運動の種々の時期に左足首にtap感覚を誘起するように強度を調整された電気刺激を加えた．この刺激を基準刺激として，被験者に対し時間的に運動が先か，刺激が先か，および動かそうとする運動指令が先か，刺激が先かを判断させる．運動の開始は筋電図(EMG)で測定した．被験者や収縮させる筋によって異なるが，基準刺激がEMGより40〜320 ms遅れているときに運動と刺激とが同時であると被験者は判断した．また，EMGの開始時点が基準刺激よりも10〜100 ms遅れているときに運動指令と刺激とは同時であると判断した．これらの成績は，①被験者は実際の動きに関連した情報と運動指令に関連した情報(随伴発射)とを区別できること，②それらの時間的関係を認識できること，を示すものといえる．

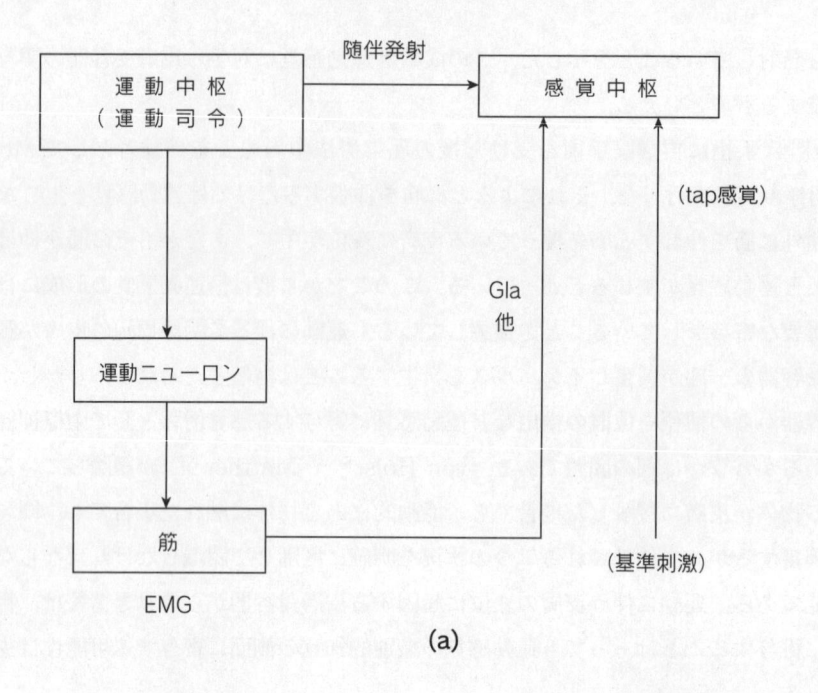

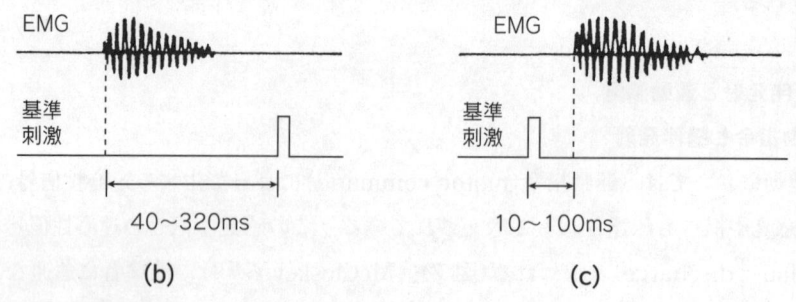

図7 随意運動における運動指令と運動感覚
a：McCloskey らの実験成績を説明するためのモデル．b と c：基準刺激と筋電図との時間関係を示す模式図である．b では運動感覚と基準刺激とが，c では運動指令と基準刺激とが同時であると感ずるときの時間関係がそれぞれ示されている．

2) 随伴発射の運動感覚形成への寄与

筋紡錘のIa群情報が運動感覚に寄与していることはほぼ間違いない．しかし，Ia群情報はγ系により中枢性に変調されるから，それによって生ずる感覚情報としての曖昧さを感覚中枢はなんらかの情報処理によって除去しなければならない．すなわち，Ia群インパルスが筋長を反映する感覚信号となるためには筋紡錘運動線維の駆動(fusimotor drive)による変調分を取り除く必要がある．McCloskey[46]は，ヒトがある重量を支えているときに主動筋の腱へ振動刺激を加えると緊張性振動反射(tonic vibration reflex：TVR)のために主観的な重さが減少すると報告している．拮抗筋に対する振動刺激では逆に重さ感覚の増強が起こる．これはある重量を支えるのに必要な筋の収縮力において，TVRによって生じた反射性成分が増加すれば運動指令により随意的に発生させる力の成分の割合が相対的に減少し，随伴発射が減少するから重さ感覚の減少が起こると解釈できる．また，ある重量の負荷を持ち上げている場合，時間の経過とともに負荷がどんどん重く感ずるようになる．McCloskeyら[47]は，疲労した筋に対して負荷に拮抗する力を発生させ続けるためには，随伴発射を伴った運動指令が時間とともに増強し，そのために同一重量の物体が重く感ずるのであろうと述べている．

3) 努力の知覚と随伴発射[48]

ある姿勢を維持したり，負荷に拮抗する筋活動を持続するには多かれ少なかれ努力(effort)，すなわち運動指令の増大が必要であり，必要な努力の大きさを正確に知覚しなければ，疲労により低下する筋力を維持することが困難となる．努力の知覚(sense of effort)は少なくとも筋およびその近くの感覚受容器からの求心性情報に基づいている．その情報は，一つは現在実行中の筋活動を調節し，もう一つは将来実行するための運動学習の記憶の一部として蓄えられる．このように，努力の知覚は運動の実行および計画立案の両方に不可欠である．

McCloskeyら[40]は自分自身の足指(拇指)を手術して長拇指伸筋の腱を切り，他動的に伸張したときにどの様な感覚が生じるか実験した．その結果，拇指の関節が屈曲したように感じたという．その関節を介して拮抗筋が短縮し，関節角度が変化すると同時にその筋が伸張されたことを意味する．これは実際に拇指を屈曲させる場合の運動指令とも関係があることを示唆している．もっと直接に，指の尺骨神経を電気刺激すると，その指が動いたように感ずる．言い換えれば，努力して指を動かそうとするときには，神経幹を電気刺激したときと同じように，遠心性と求心性信号の両方が働いている．McCloskeyは，8人の被験者について，中指の最末端の関節を他動的に何回も動かし，その速度を変えて動いたと70%以上

知覚できる閾値角度を調べた．筋感覚や皮膚・関節受容器の感覚を別々に麻酔すると，それぞれ感度がかなり低下することがわかった．したがって，動きの知覚にそれらの感覚が寄与することは明らかである．別の重量合わせの実験では運動指令(運動ニューロンの活動)によって指の動きの知覚が大きく修飾されることを示した(図8)．両手の人差指(第2指)の中ほどに刺激電極を置いて左手の指の皮膚神経を電気刺激する．その指の先端に100〜500gの

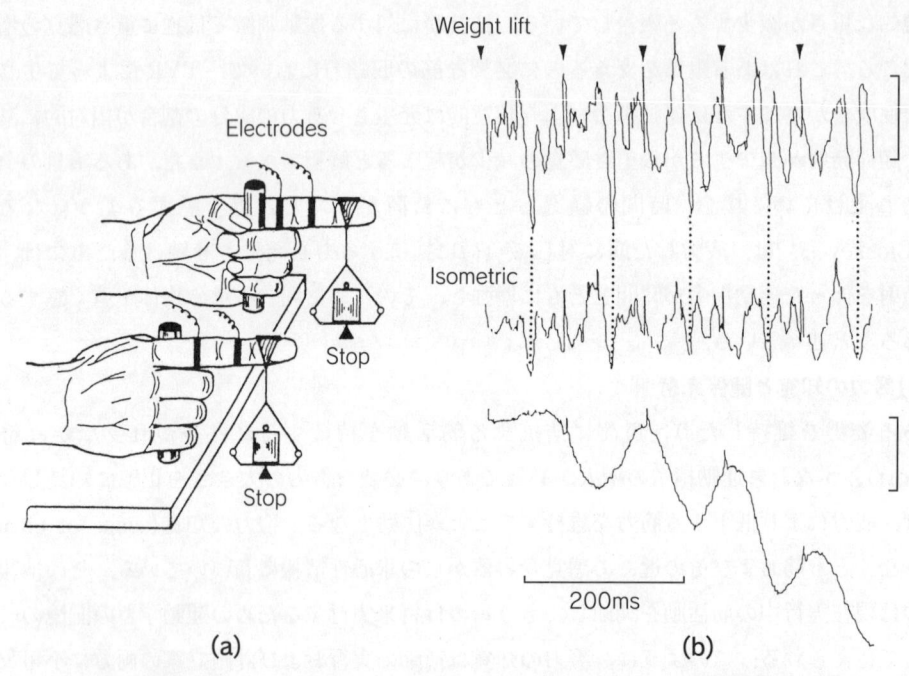

図8 重量合わせ(weight matching)の実験と刺激による重量感覚の変化

a：実験方法を示し，左手の人差指に錘(100gまたは500g)をかけ，他の指で支柱を軽く握る．指輪状電極を両指につけるが，左指の神経だけに電気刺激を加える．刺激前および刺激中の重さが同じと感じるように右人差指の錘りを調節する．b：左手人差指に100gの錘りをかけ，指の神経に10Hzの強い刺激(閾値の4倍で痛みを感じる)を加えたとき(▼印)の第1背側骨間筋のEMGの平均加算記録図(上段のトレース)．中段の記録は随意的に等尺性(isometric)に保っている間のEMGが抑制されることを点線で示している．下段の記録は別のセットの実験で指の張力が，強い刺激により次第に低下していくことを示す．

較正：背景EMGレベルの30%(上段)と背景張力レベルの7%(下段)を示す．

(McCloskey et al 1974[47])

負荷をかける．強い電気刺激(閾値の4倍)で皮膚痛覚を感じている間は，反射的にその運動ニューロンの興奮性が抑制され(第1背側手骨間筋のEMGから推察)，負荷は20～30%も重くなったと感ずる(刺激していない右手の人差指より左人差指の方が上方に持ち上がる)．弱い刺激(閾値の2倍)で低い閾値の皮膚感覚神経だけが活動中には500gの負荷を少し(5%程度)軽く感ずる．これは，低閾値の求心線維が選択的に刺激され，500gの負荷で活動中の運動ニューロンプールが促通され，さらに別の運動ニューロンが動員(recruitment)されるためであろうとみなされる．このように運動ニューロンプールの興奮の割合が変わると，負荷の感覚の大きさも変わることから，運動指令が努力の知覚にかかわっていることがわかる．おそらく感覚中枢において運動指令の随伴発射と筋・皮膚感覚信号を比較して，努力の知覚を形成していると考えられる．

引 用 文 献

1) Sherrington CS：The Integrative Action of the Nervous System. 2 nd ed, Yale University Press, 1947, pp. 132-133.
2) Roland PE, and Ladegaard-Pedersen H：A quantitative analysis of sensations of tension and of kinesthesia in man. Brain 100：671-692, 1977.
3) 河原剛一, 青木 藩：第2章 体性感覚, II 運動感覚. 田崎京二, 小川哲朗・編, 感覚の生理学(新生理科学大系9), 医学書院, 東京, 1989, pp. 366-317.
4) Skoglund S：Anatomical and physiological studies of knee joint innervation in the cat. Acta Physiol Scand 36(Suppl) 124：1-101, 1956.
5) Boyd IA, and Roberts TDM：Proprioceptive discharges from stretch-receptors in the knee joint of the cat. J Physiol(Lond) 122：38-58, 1953.
6) Andrew BL：The sensory innervation of the medial ligament of the knee joint. J Physiol (Lond) 123：241-250, 1954.
7) Crowe A, and Matthews PBC：The effects of stimulation of static and dynamic fusimotor fibers on the response to stretching of the primary endings of muscle spindles. J Physiol (Lond) 174：109-131, 1964.
8) Jansen JKS, and Matthews PBC：The effect of fusimotor activity on the static responsiveness of primary and secondary endings of the muscle spindles in the decerebrate cat. Acta Physiol Scand 55：376-386, 1962.
9) Aoki M：Afferent inhibition on various types of cat's cuneate neurons induced by dynamic steady tactile stimuli. Brain Res 221：257-269, 1981.
10) Kruger L, Siminoff R, and Witkovsky P：Single neuron analysis of dorsal column nuclei and spinal nucleus of trigeminal in cat. J Neurophysiol 24：333-349, 1961.
11) Williams WJ, BeMent SL, Yin TCT, and McCall WD Jr：Nucleus gracilis responses to knee joint motion；a frequency response study. Brain Res 64：123-140, 1973.
12) Tracey DJ：The projection of joint receptors to the cuneate nucleus in the cat. J Physiol

(Lond) 305：433-450, 1980.
13) Aoki M：Somatotopic organization of the cuneate nucleus in the cat, with special reference to forepaw cutaneous projections. In：R Porter(ed), Studies in Neurophysiology, Cambridge Univ Press, Cambridge, 1978, pp. 253-266.
14) Landgren S, and Silfvenius H：Projections to cerebral cortex of group I muscle afferents from the cat's hindlimb. J Physiol(Lond) 200：353-372, 1969.
15) Brodal A, and Pompeiano O：The vestibular nuclei in the cat. J Anat 91：438-454, 1954.
16) Mountcastle VB, and Henneman E：The representation of tactile sensibility in the thalamus of the monkey. J Comp Neurol 97：409-440, 1952.
17) Mountcastle VB, Poggio GF, and Werner G：The relation of thalamic cell response to peripheral stimuli varied over an intensive continuum. J Neurophysiol 26：807-834, 1963.
18) Yin TCT, and Williams WJ：Dynamic response and transfer characteristics of joint neurons in somatosensory thalamus of the cat. J Neurophysiol 39：582-600, 1976.
19) Tanji DG, Wise SP, Dykes RW, and Jones EG：Cytoarchitecture and thalamic connectivity of the third somatosensory area of the cat cerebral coetex. J Neurophysiol 41：268-284, 1978.
20) Jones EG, and Friedman DP：Projection pattern of functional component of thalamic ventrobasal complex upon monkey somatosensory cortex. J Neurophysiol 48：521-544, 1982.
21) Duffy FH, and Burchfiel JL：Somatosensory system；organizational hierarchy from single units in monkey area 5. Science 172：273-275, 1971.
22) Sakata H, Takaoka Y, Kawarasaki A, and Shibutani H：Somatosensory properties of neurons in the superior parietal cortex (area 5) of the rhesus monkey. Brain Res 64：85-102, 1973.
23) Fetz EE, Finocchio DV, Baker MA, and Soso MJ：Sensory and motor responses of precentral cortex cells during comparable passive and active joint movements. J Neurophysiol 43：1070-1089, 1980.
24) Rosen I, and Sjölund B：Organization of group I activated cells in the main and external cuneate nuclei of the cat；identification of muscle receptor. Exp Brain Res 16：221-237, 1973.
25) Dykes RW, Rasmusson DD, Sretavan D, and Rehman NB：Submodality segregation and receptive field sequence in the cuneate, gracile, and the external cuneate nuclei in the cat. J Neurophysiol 47：389-416, 1982.
26) Asanuma H, Larsen KD, and Yumiya H：Receptive fields of thalamic neurons projection to the motor cortex in the cat. Brain Res 172：217-228, 1979.
27) Maendly R, Rüegg DG, Wiesendanger M, Wiesendanger R, Lagowska J, and Hess B：Thalamic relay for group I muscle afferents of forelimb nerves in the monkey. J Neurophysiol 46：901-917, 1981.
28) Oscarrsson O, and Rosen I：Projection to cerebral cortex of large muscle spindle afferents in forelimb nerves of the cat. J Physiol(Lond) 169：924-945, 1963.
29) Hore J, Preston JB, Durkovic RG, and Cheney PD：Response of cortical neurons(area 3a

and 4) to ramp stretch of hindlimb musckes in the baboon. J Neurophysiol 39：484-500, 1976.
30) Rose JE, and Mountcastle VB：Touch and kinesthesis. In：J Field(ed), Handbook of Physiology, Section 1, Neurophysiology, Am Physiol Soc, Washington, D. C., 1959, Vol. 1, pp. 387-429.
31) Grigg P：Mechanical factors influencing respones of joint afferent neurons from cat knee. J Neurophysiol 38：1473-1484, 1975.
32) McIntyre AK, Proske U, and Tracey DJ：Afferent fibers from muscle receptors in the posterior nerve of the cat's knee joint. Exp Brain Res 33：415-424, 1978.
33) McIntyre AK, Proske U, and Rawson JA：Cortical projection of afferent information from tendon organs in the cat. J Physiol 354：395-406, 1984.
34) Clark FJ, Horch KW, Bach SM, and Larson GF：Contribution of cutaneous and joint receptors to static knee-position sense in man. J Neurophysiol 42：877-888, 1979.
35) Cross MJ, and McCloskey DI：Position sense following surgical removal of joints in man. Brain Res 55：443-445, 1973.
36) Burgess PR, Wei JY, Clark FJ, and Simon J：Signaling of kinesthetic information by peripheral sensory receptors. Annu Rev Neurosci 5：171-187, 1982.
37) Ferrell WR：The adequacy of stretch receptors in the cat knee joint for signalling joint angle throughout a full range of movement. J Physiol(Lond) 299：85-99, 1980.
38) Barrack RL, Skinner HB, Cool SD, and Haddad RJ Jr：Effect of articular disease and total knee arthroplasty on knee joint-position sense. J Neurophysiol 50：684-687, 1983.
39) Goodwin GM, McCloskey DI, and Matthews PBC：The contribution of muscle afferents to kinesthesia shown by vibration induced illusions of movement and by the effects of paralysing joint afferents. Brain 95：705-748, 1972.
40) McCloskey DI, Cross MJ, Honner R, and Potter EK：Sensory effects of pulling or vibrating exposed tendons in man. Brain 106：21-37, 1983.
41) Hulliger M, Nordh E, Thelin A-E, and Vallbo AB：The responses of afferent fibers from the glabrous skin of the hand during voluntary finger movements in man. J Physiol(Lond) 291：233-249, 1979.
42) Moberg E：The role of cutaneous afferents in position sense, kinesthesia and motor function of the hand. Brain 106：1-19, 1983.
43) Holst E von：Relations between the central nervous system and the peripheral organs. Br J Animal Behav 2：89-94, 1954.
44) Matthews PBC：Where does Sherrington's "muscular sense" originate？ Muscle, joints corollary discharges？ Annu Rev Neurosci 5：189-218, 1982.
45) McCloskey DI, Colebatch JG, Potter EK, and Burke D：Judgement about onset of rapid voluntary movements in man. J Neurophysiol 49：851-863, 1983.
46) McCloskey DI：Knowledge about muscular contraction. Trends Neurosci 3：311-314, 1980.
47) McCloskey DI, Edeling P, and Goodwin G：Estimation of weights and tensions and apparent involvement of a "sense of effort". Exp Neurol 42：220-232, 1974.

48) 伊藤文雄：筋感覚から見た運動制御．名古屋大学出版会，名古屋，1989．

6 痛覚中枢はどこにあるのか

山田　仁三

はじめに

　痛みがもっている根本的な逆説は，痛みは有益であると同時に有害であるということである．もし，棘で皮膚を引っかいたり，ガラスの破片が刺さったら，そこに生ずる痛みは避けるべき何物かが存在するか，あるいは手当てをすべき何かの傷があるという信号である．痛みが伝える情報は，損傷の場所がどこに存在し，また，それに何をしたらよいかもわかるので有益である．役に立たない痛みとは痛みがやってくるのが遅すぎるということであり，たとえば心筋梗塞，脳卒中，ときには進行した悪性腫瘍などの場合である．また，何ら役立つような目的のない慢性痛があれば，酷く憂鬱になり，胃腸の働きを乱して心臓の規則性や血圧を不安定にさせ，仕事の効率を低下させ，人生の喜びを減少させる．このように痛みは快楽と苦痛を対概念とし，アリストテレス(Aristotle)は痛みを五感から除いて，魂の激情と考えていた[1]．

　一方，19世紀に，皮膚のわずかな部分を適当な道具を用いて刺激すると，痛みに敏感に反応する点が見つけだされた．この点に自由神経終末があって，それが痛覚受容器(痛点)であるとvon Frey(1906, 1910)[2,3]によって主張された．受容器で受けた痛み情報は細い(Aδ, C)線維によって脊髄に運ばれ，さらに中枢に伝えられる．末梢からの痛み情報が上位中枢にいかに伝えられるか，発痛のメカニズムはどうなっているか，を仮説として提示したのは，MelzackとWall(1965)[4]であり，さらにMelzackとCasey(1968)[5]は，その仮説を修正した(図1)．図で注目しておきたいのは中枢制御過程，動機的情動的痛機構，感覚弁別的痛機構があることである．さらに，強調したいことは下行性抑制系(多くの研究者が強調しているが)のみならず上行性抑制系や脳幹，大脳皮質のダイナミック(動的)閉鎖回路網および学習・記憶のメカニズムが関与するだろう，ということである．すなわち，近年においても，手に負えない痛みを除去するために前頭葉切断術(ロボトミー)を受けた患者は，痛みは以前

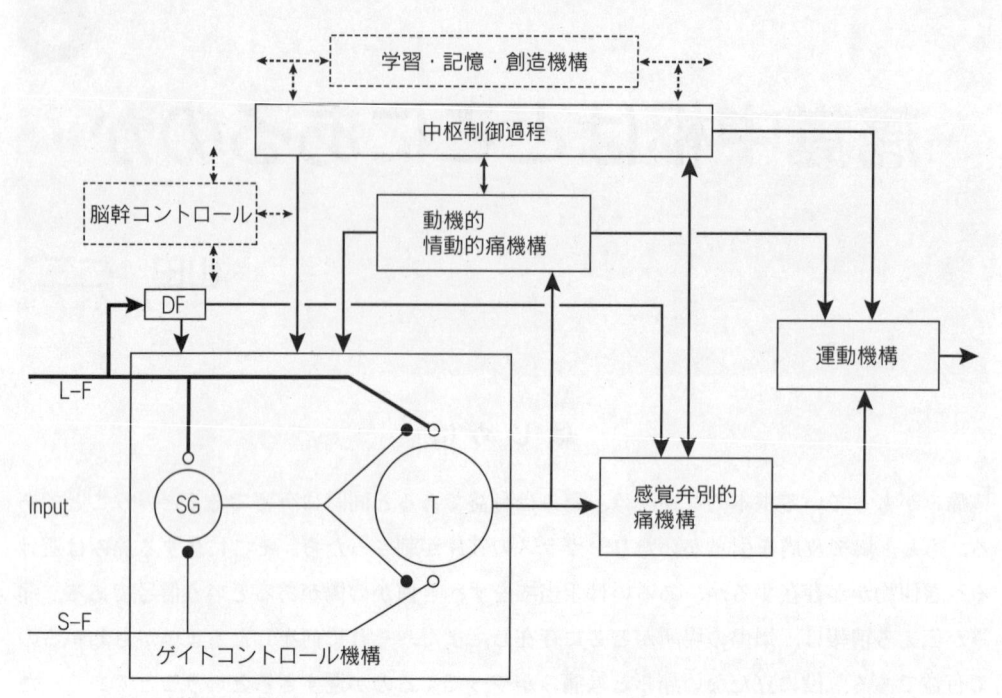

図1 発痛メカニズムの概念

S-F(末梢からの細い Aδ, C 線維)からの情報が多ければ小型の細胞 SG が抑制され,その結果大型の細胞 T が興奮して痛み情報が上位中枢に伝えられる.痛みのない状況では太い線維(L-F)が SG を興奮させて T を抑制する.Melzack と Wall のゲイトコントロール機構 (1965)は Melzack と Casey(1968)によって修正された.点線および点線の枠で我々の考えを加えてある.脊髄神経節細胞 (GS:図2b, c)から出る中枢枝(後根:L-F, S-F. rpo:図2b, c)の一部は脊髄に終わるが,一部は上行して延髄尾部でDF(後索核=薄束核+楔状束核)に終わる.—○:興奮性シナプス,—●:抑制性シナプス,矢印:情報の流れ.

のようにあるがそのために煩わされることはない,と痛みを客観視できる.手足を切断した後に起こる幻肢痛は,切断前に痛み体験が長いと起こりやすい.また,体表の傷からくる激しい痛みは比較的客観的に評価して,明るい気持ちで痛みを見ることができるが,体内(肉眼で直接見えない)の痛みは,軽くても非常に不安をもって痛みを見ることになる.このように感じ方が異なるのは,人生においてその痛みは死につながるかどうかを体験しているか

していないか，ということに左右される．なお，図1で発痛メカニズムが解決したわけではなく，様々な問題点が残っている(Willis and Coggeshall 1978[6])を参照)．しかし，このような仮説が多く提出されることによって，発痛メカニズムの本質に迫っていけると我々は考えている．

痛覚伝導路の発見と除痛

以下の文章を読むにあたり，人脳の解剖名の部位(領域)が理解しにくいだろうと思われるので，理解に必要最少限の図を入れた[注)]．

戦争の最中に，一兵隊の左側第2-3頸髄を銃弾が貫通した．その結果，彼は右側半身の痛みを感じなくなった．死後，解剖所見の結果，左側脊髄前側索の損傷が見つかり(図2a)，体性痛覚は交叉して反対側の前側索を上行することがGowers[7,8]によって示された．その後，除痛を目的として，ヒトや動物で痛覚伝導路と思われる脊髄および脳幹切断を行った．その結果，脊髄および脳幹における脊髄上行路の検索数がさらに多くなされた[9,10]．そこで，痛みが伝えられていくであろう痛覚伝導路が多くの研究者によって二つに分けられた．すなわち，視床後外側腹側核(VPL，図2b．動物では腹側基底核(VB)ともいう)へ至る脊髄線維をパリで定めた解剖学名(PNA：Nomina Anatomica in Paris)は単に外側路[11]と称し，さらに背外側脊髄視床路[12]，直接脊髄視床路[13]，古典的脊髄視床路[14,15]，新脊髄視床路[16]といわれた．一方，視床髄板内核群(NIL)へ至る脊髄線維群を前腹側脊髄視床路(PNAによる)と称し，また内側投射路[11]，ビマン性被蓋路[15]，古脊髄視床路[14,16]ともいわれた．一方ではこのような区別をせずに脊髄視床路[17〜19]，外側索路[20]，腹側脊髄視床路[21]とも称された．ヒトの上行路については久留(1949)[12]が，動物についてはMehler(1969)[16]が体系的に述べている．以下に人脳について久留が多くの図譜[12]をまとめているのでそれらを我々の図譜[22,23]に再現した(図2〜図4)．

まず，末梢からの痛覚情報が後根を伝わり脊髄に入り，脊髄内で少なくとも一つの神経元(ニューロン：細胞体，樹状突起，軸索(線維)からなる)を変える．新たなニューロンから出た線維(軸索)は中心管(Cce)の腹側を交叉して反対側の前側索(図2c，図2d)に至って，そこをさらに上行して脳幹に行く(図2b，図3c，図4)．やがて視床に行って，ニューロンを変えて大脳皮質へ至る．ここで簡単に触れておきたいのは，足，手，顔からの情報が大脳皮質のそれぞれに対応した特有の限定した領域に伝えられる．このことを局在性という．また，大脳皮質の領域を一次中枢という(図3c，図5a〜f)．さらに，大脳皮質は視床の特殊な領域と強く相互結合をもっている(図5g〜i)ことを強調しておきたい(p.106に続く)．

注)　図の中に多数の略語があるが，本文にとって必要な名称については図の説明のところに記載してある．なお，図には本文と直接には関係のない部位についての略称も示してあるが，各部位が複雑に位置していることを知ってもらう目的で示してある．

第Ⅰ部　体性感覚の情報処理

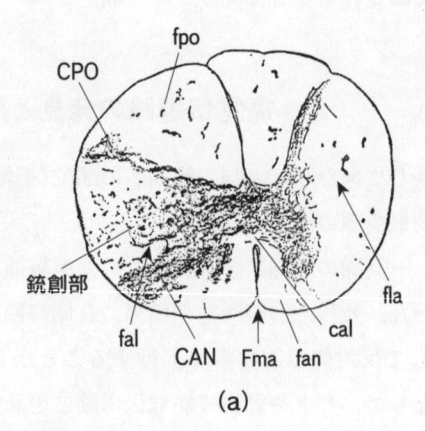

図2　痛覚伝導路の概略
左側の第2頚髄側索(fla)の腹側(fal)に銃創を受けて，右半側に痛覚麻痺が起こったというヒト脊髄標本(a)．末梢からの情報は脊髄神経節細胞(GS：b, c)の中枢枝(後根rpo：b～d)によって後角(CPO：c, d)に入り，そこでニューロンを変える．2次ニューロン(点線丸内の黒丸：b，CPOの中の黒丸：c)から出た線維は中心管(Cce：c, d)の腹側を交叉して(白前交連cal：a～d)，正中裂(Fma：a～d)に沿って進み，やがて側索(fla：a～d)を上行して外側，前脊髄視床路(dl-S, vm-S：b, d)となる．視床(VPL, VPM：b)に行った情報は第3次ニューロンに伝えられ，局在性をもって手・足(顔については図3a, cを参照)の皮質領域に投射する(b)．bの略図では交叉性に上行する線維しか記載されていないが，上位頚髄から発する線維は相当数同側性がある．なお，dにおいて，外側周辺の黒く見えているのは神経線維集団で，中心部で明るく見えているのが神経細胞体の集まりでおおよそ「H」の字に見える．
cal：白前交連，CAN：前角，fal：前側索，fan：前索，fcu：薄束，fgr：楔状束，fpo：後索，lme：内側毛帯，NCU：楔状束核，NGR：薄束核，VPL：視床後外側腹側核．

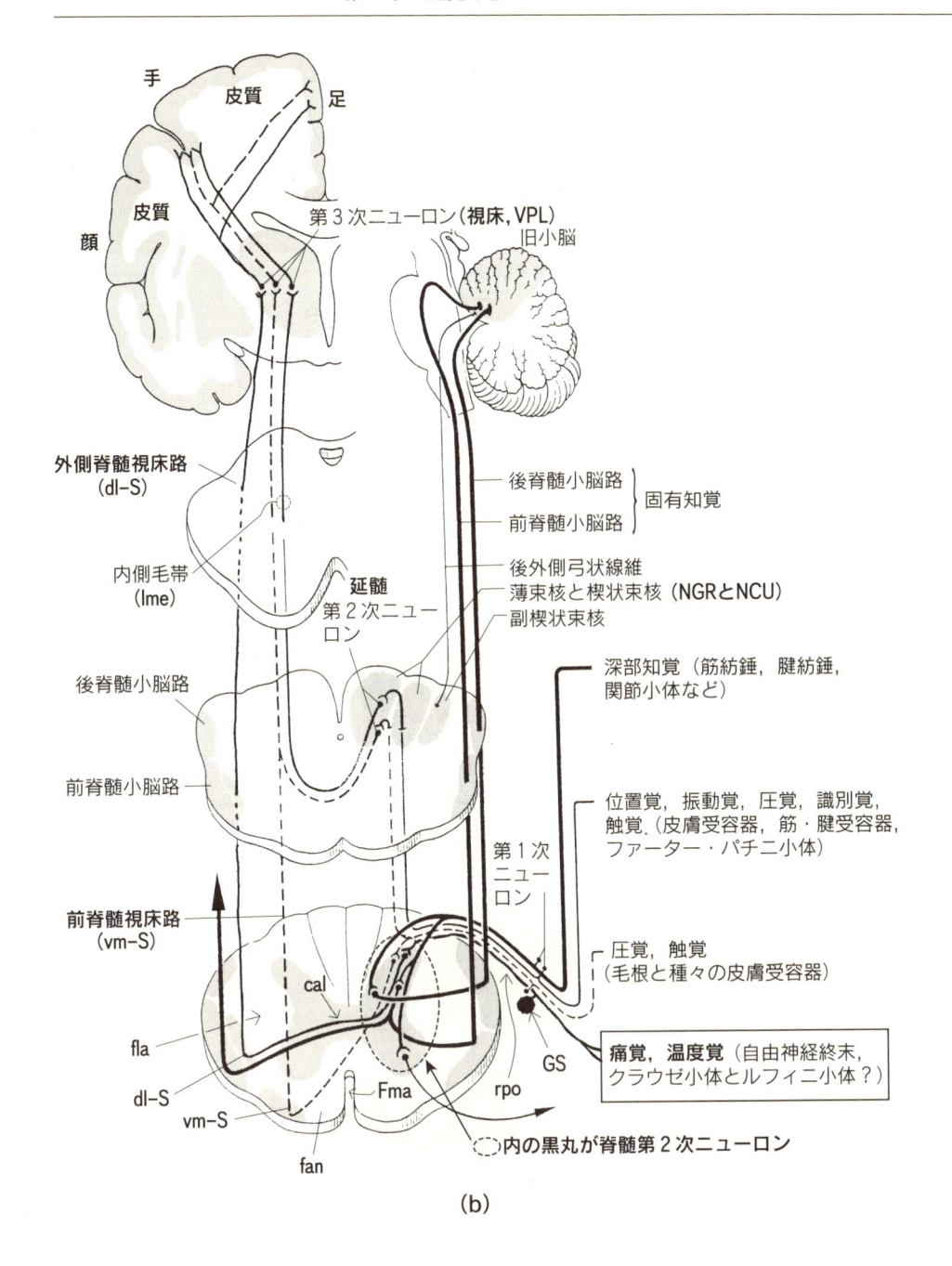

第6章 痛覚中枢はどこにあるのか

手 皮質 足
皮質
顔
第3次ニューロン(視床, VPL)
旧小脳

外側脊髄視床路 (dl-S)
後脊髄小脳路 ｝固有知覚
前脊髄小脳路

内側毛帯 (lme)
延髄 第2次ニューロン
後外側弓状線維
薄束核と楔状束核 (NGRとNCU)
副楔状束核

後脊髄小脳路
前脊髄小脳路

深部知覚（筋紡錘, 腱紡錘, 関節小体など）

位置覚, 振動覚, 圧覚, 識別覚, 触覚.（皮膚受容器, 筋・腱受容器, ファーター・パチニ小体）

前脊髄視床路 (vm-S)
cal
第1次ニューロン

圧覚, 触覚（毛根と種々の皮膚受容器）

fla
dl-S
vm-S
Fma
rpo
GS

痛覚, 温度覚（自由神経終末, クラウゼ小体とルフィニ小体？）

fan

内の黒丸が脊髄第2次ニューロン

(b)

93

第 I 部 体性感覚の情報処理

(c)

(d)

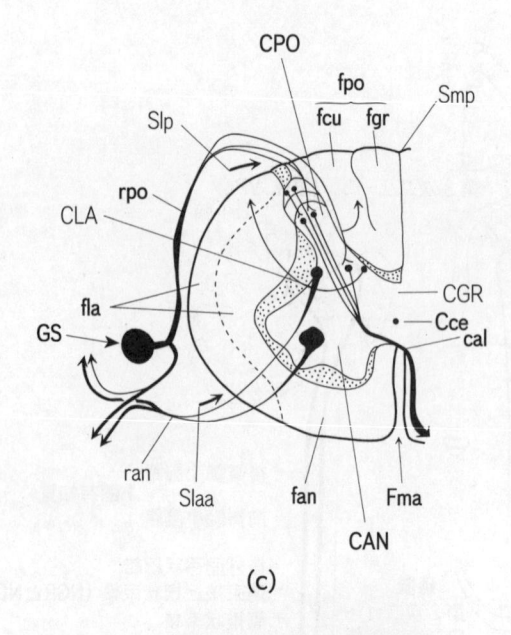

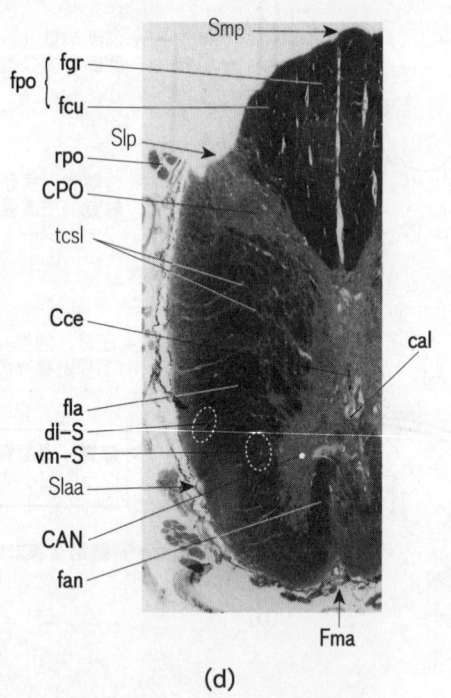

図2 痛覚伝導路の概略（続き）

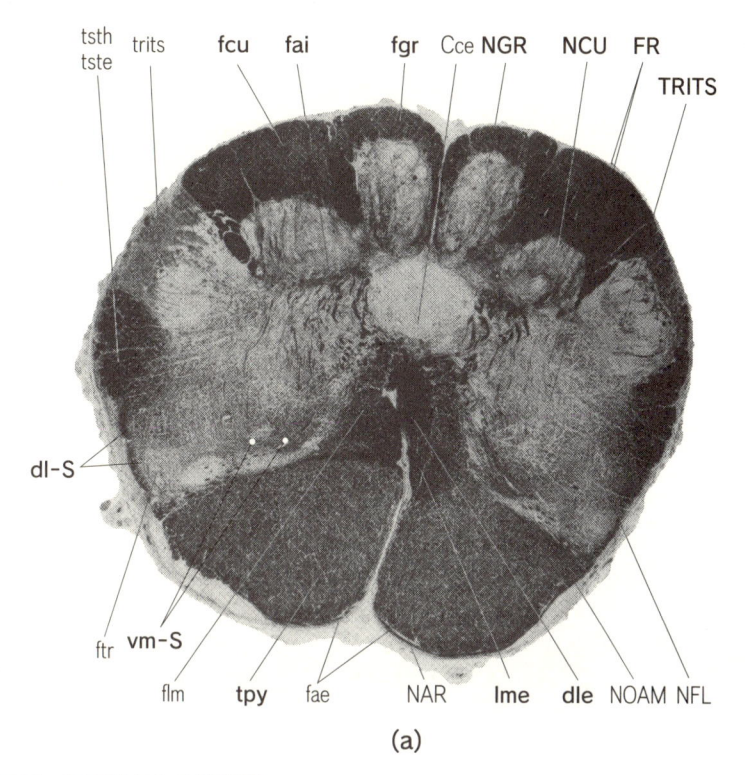

第6章　痛覚中枢はどこにあるのか

(a)

図3　後索核からの知覚路

脊髄後根からの線維は一部脊髄に終わるが，一部は薄束(fgr)，楔状束(fcu)となり(図2b～d)，それぞれ薄束核(NGR)，楔状束核(NCU)に終わる(a, c)．これらの核は識別感覚を司るといわれているが，最近では体性・内臓痛にも関与するといわれている．NGR，NCUおよびTRITS(三叉神経脊髄路尾側亜核．顔の知覚を司る：a)から出た線維は網様体(FR：a)中を内弓状線維(fai)として弓状に走って交叉(毛帯交叉dle：a～c．bに拡大)して内側毛帯(lme：a～c)となる．足，手，顔の知覚が大脳皮質(中心傍小葉後部LPC，中心後回GPO)に局在性をもって投射している(c．図2b参照)．なお，aの切断面は，図5dの3aの高さである．

tpy：錐体路，VPL：視床後外側腹側核，VPM：視床後内側腹側核．

第 I 部　体性感覚の情報処理

(b) fai / dle / flm / lme / tpy

(c) 足 手 GPO / LPC / 顔 / NCU NGR VPM VPL / TRITS 手 足 dle / 顔 fai / lme

図3　後索核からの知覚路（続き）

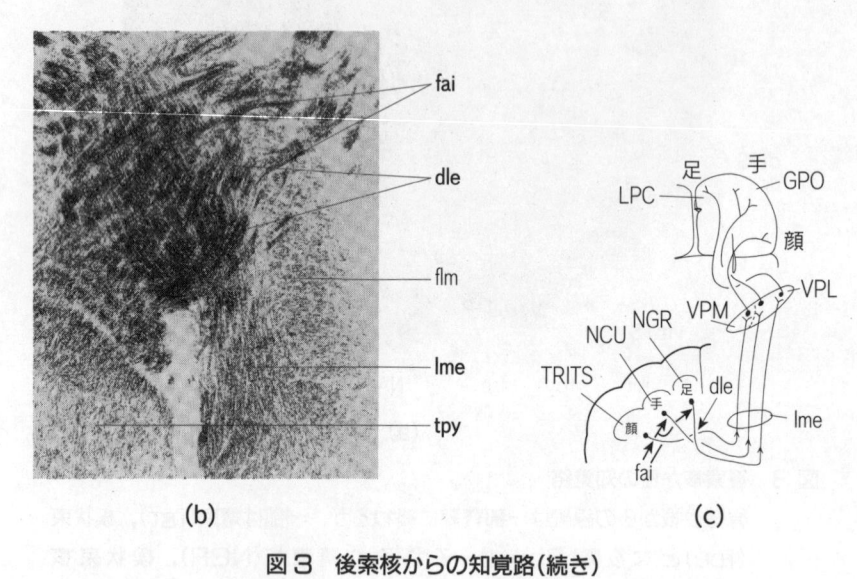

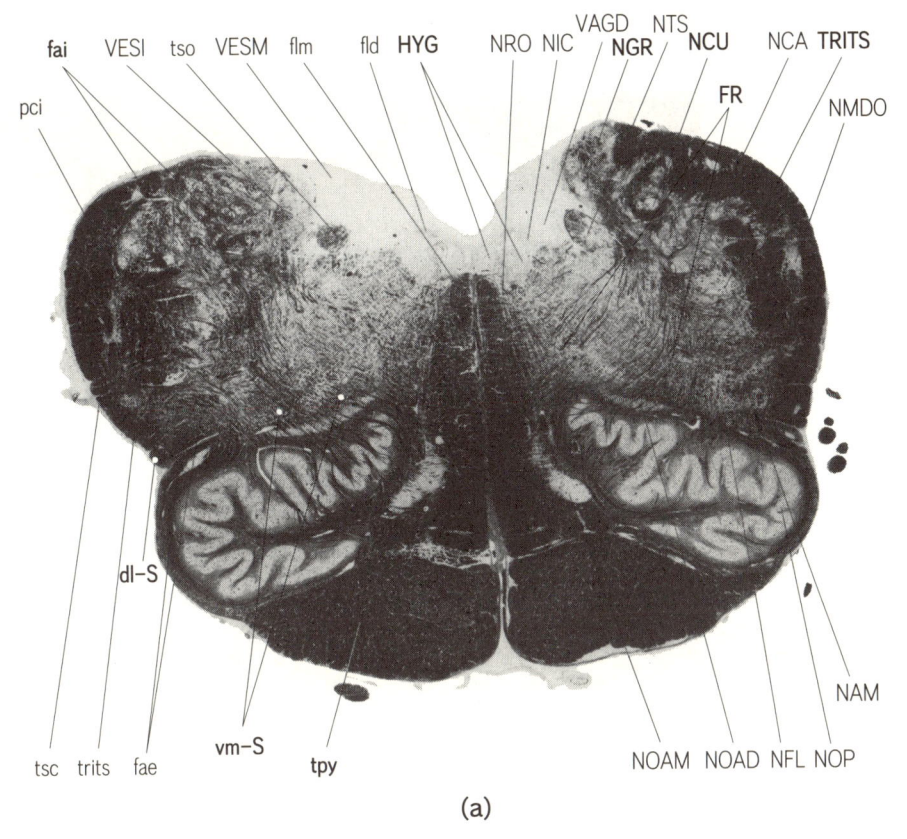

第6章 痛覚中枢はどこにあるのか

(a)

図4 脳幹における脊髄視床路

脊髄視床路(dl-S, vm-S)が上行するにつれて走行する脳幹の位置を少しずつ変えて(a〜f)視床(g)まで達した．dl-S は後外側腹側核(VPL)，vm-S(g)は髄板内核(中心内側核 CM，中心外側核 NCL)に終止する．a〜g の図は，線維が黒く，細胞体が多い所が白く見える(パル・カルミン染色)．網様体(FR)は中央部に位置している．また，脳室系(第4脳室 Vq，中脳水道 Aq，第3脳室 Vt)の周辺の灰白質に注目すると，高さによって広さが異なっているが，動物と極端な差はない．滑車神経(tro)が脳幹を去る高さ(d)で結合腕傍核(PB)が最大に発達する．h は無染色の切断面で白く見えるのが線維(白質)で，やや黒く見えるのが細胞体の集合(灰白質)となる．大脳皮質に出入りする線維集団を内包(内包 cin，内包上脚 cins：g．内包レンズ核後部 cinr，内包レンズ核上部 cins：h)という．

第 I 部　体性感覚の情報処理

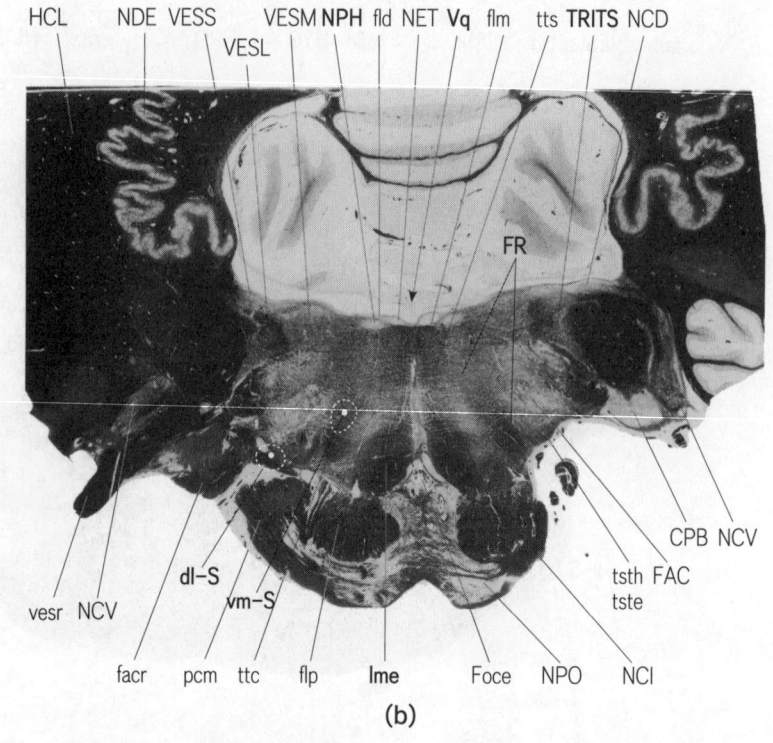

(b)

図4　脳幹における脊髄視床路（続き）

a：舌下神経（HYG）高．b：舌下神経前位核（NPH）高．c：顔面神経膝（ge）高．d：青斑核（NLC）高．e：下丘（CI）高．f：上丘（CS）高．g：視床尾高でVPLやNIL（CM+NCL）が見える．h：gの高さよりやや尾方である．なお，a～gの切断面は図5dの4a～gに示してある．髄板内核群（NIL）＝中心内側核（CM）＋中心外側核（NCL），cce：大脳脚，fai：内弓状線維，lla：外側毛帯，lme：内側毛帯，NCU：楔状束核，NDR：背側縫線核，NGR：薄束核，NR：赤核，pcs(bc)：上小脳脚（結合腕），SGC：中心灰白質，SN：黒質，tpy：錐体路，TRISP：三叉神経主知覚核，TRITS：三叉脊髄路核．

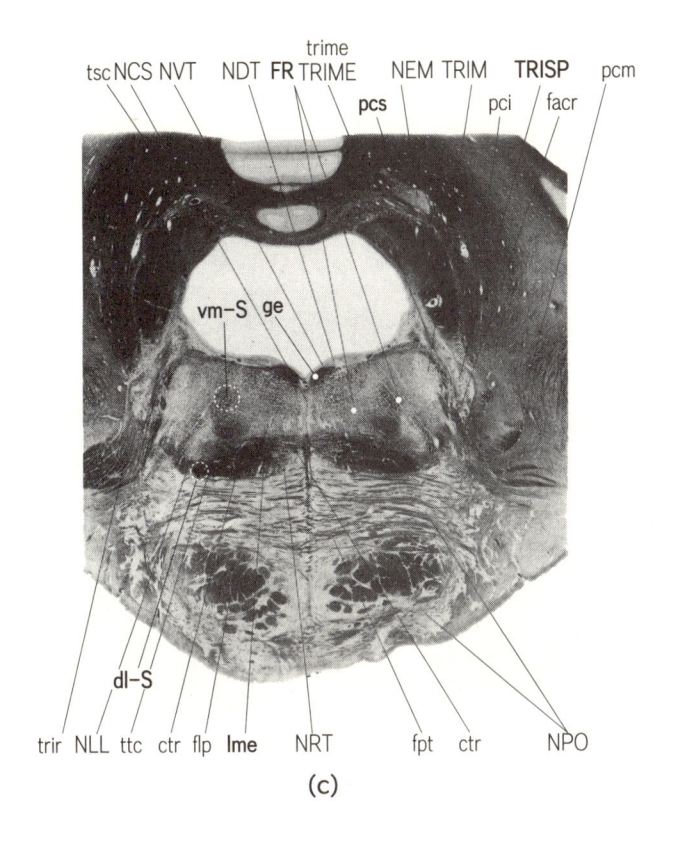

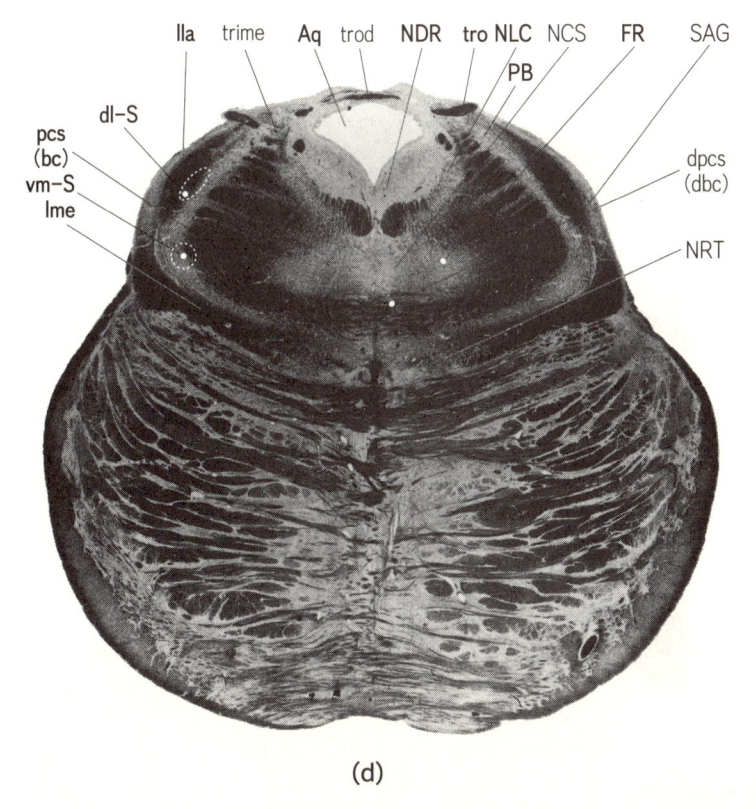

第6章 痛覚中枢はどこにあるのか

(c)

(d)

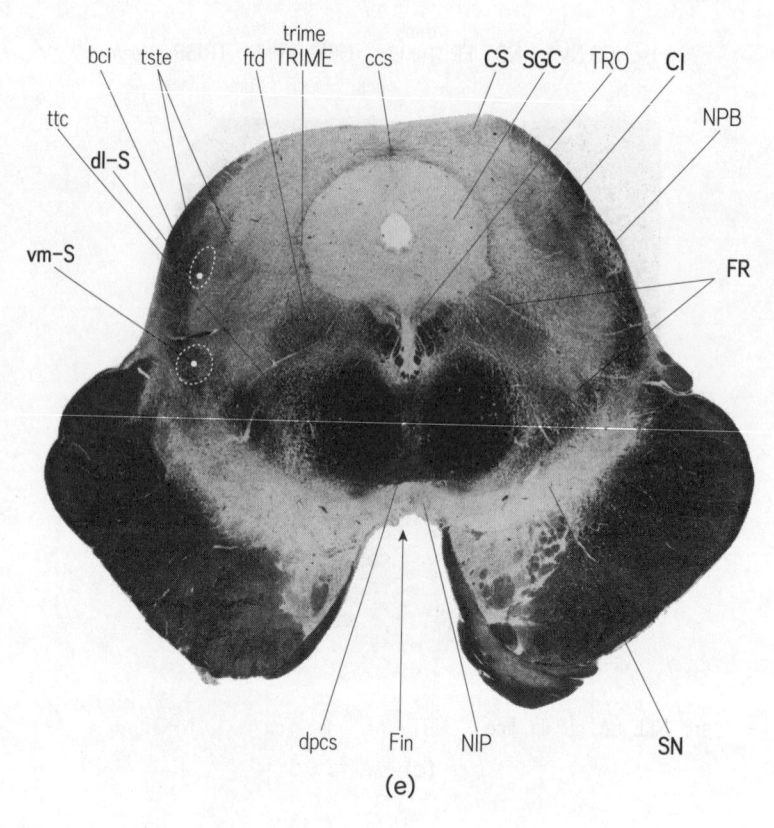

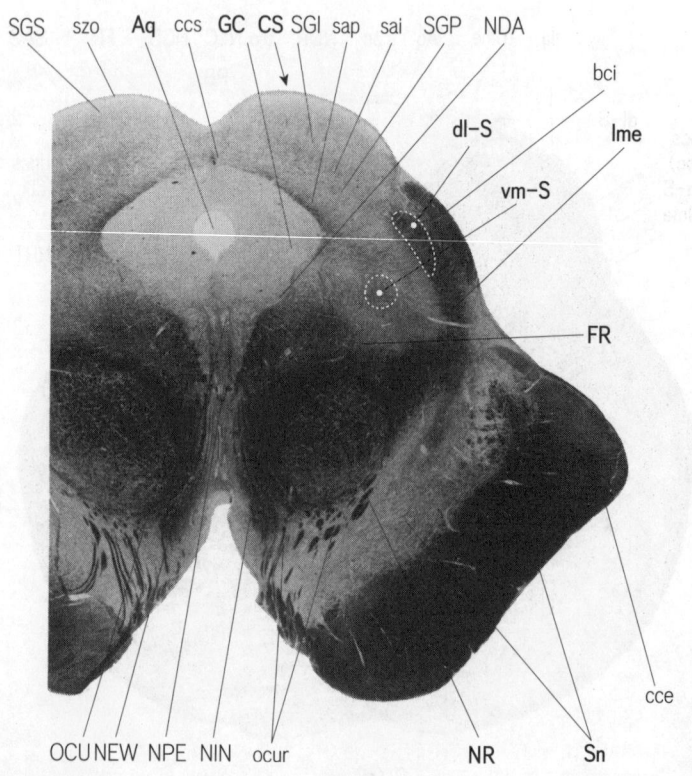

図4 脳幹における脊髄視床路（続き）

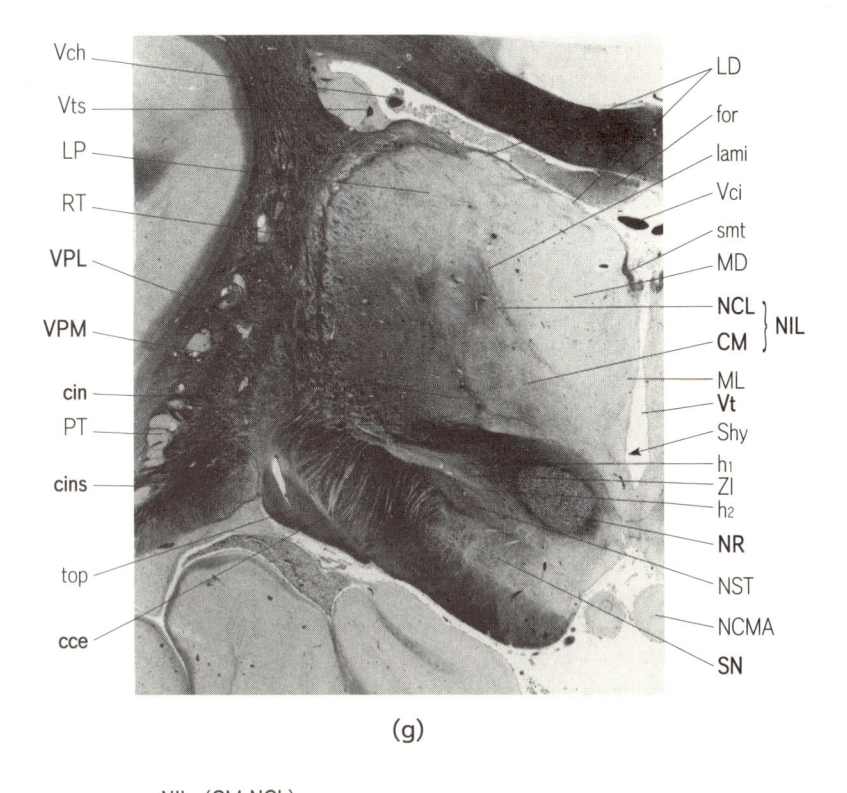

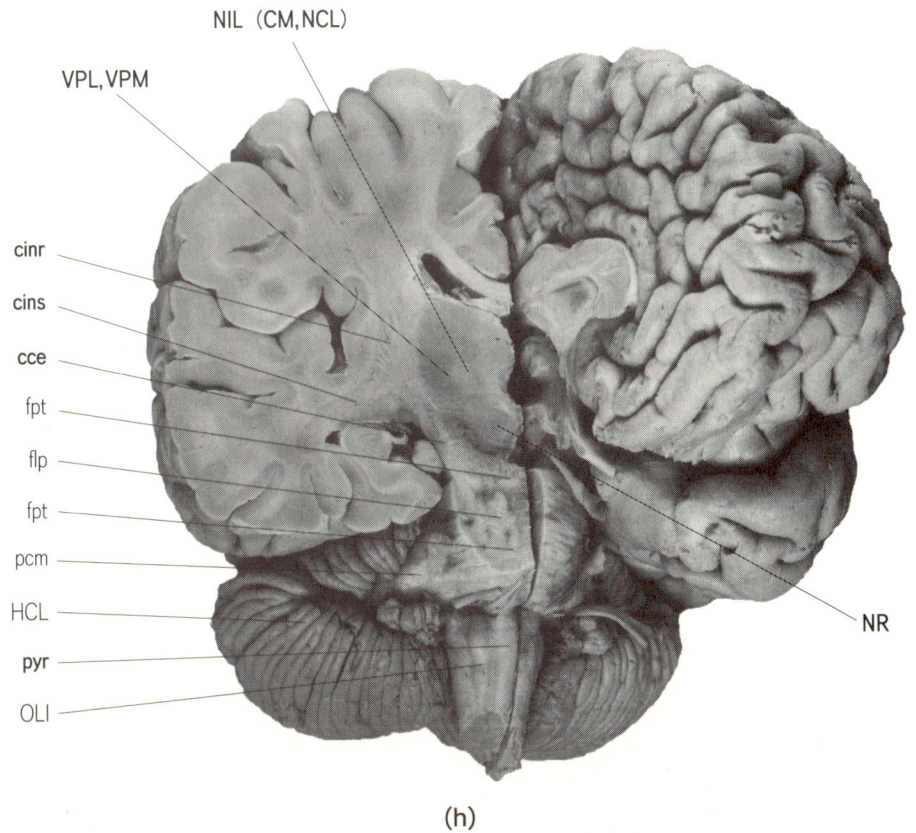

第6章　痛覚中枢はどこにあるのか

(g)

(h)

第I部 体性感覚の情報処理

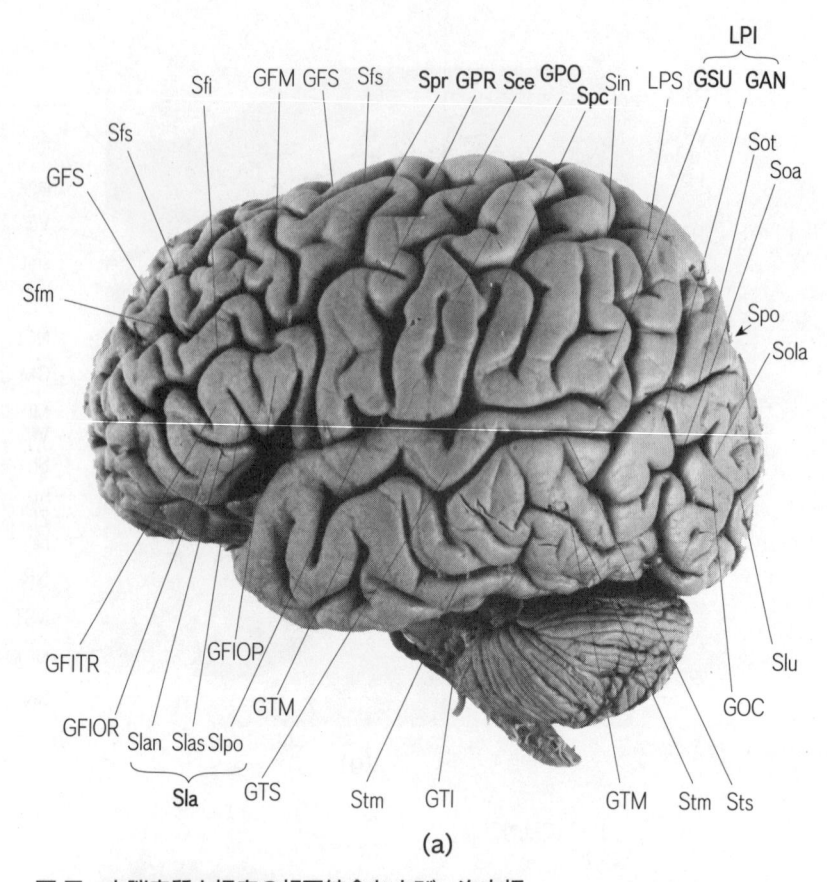

(a)

図5 大脳皮質と視床の相互結合および一次中枢
　大脳皮質で機能がそれなりに明確で，知覚情報が最初に伝わる所，運動系が運動情報を最後に脳幹に伝える所を一次中枢という．たとえば，bでヒトの体が描かれているが（Penfield and Rasmussen 1950より，一部改変），それぞれの部位を適当に刺激するとそれぞれに対応した部位に触覚を感じる（親指の部位を刺激すると親指が触れられていると感じる）．これを体部位局在という．局在性は触覚だけでなく，音や光にもある．局在性があることによって緻密な行為ができるのである．e, fと実際の脳 a, c, dを対応して理解しにくいのが聴覚中枢と視覚中枢である．前者は横側頭回（GTT：c）にあり，手前（外表面に近い方）が低音を感ずる．横側頭回は外側溝（Sla：a）の上縁の皮質（弁蓋：OPE）を除去しないと見えにくい．視覚中枢は内側面に主体がある．後頭葉にある鳥距溝（Sca：d）周辺へは網膜横斑からの光情報が伝えられる．なお，dの3a, 4a〜gは図3a，図4a〜gの切断した面，高さを示す．

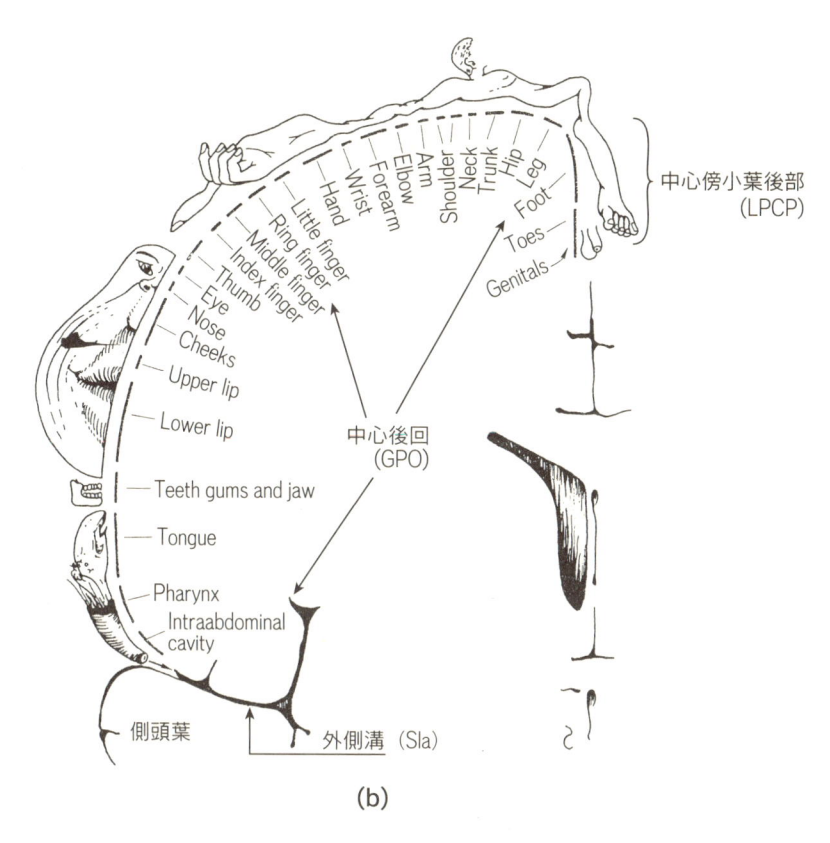

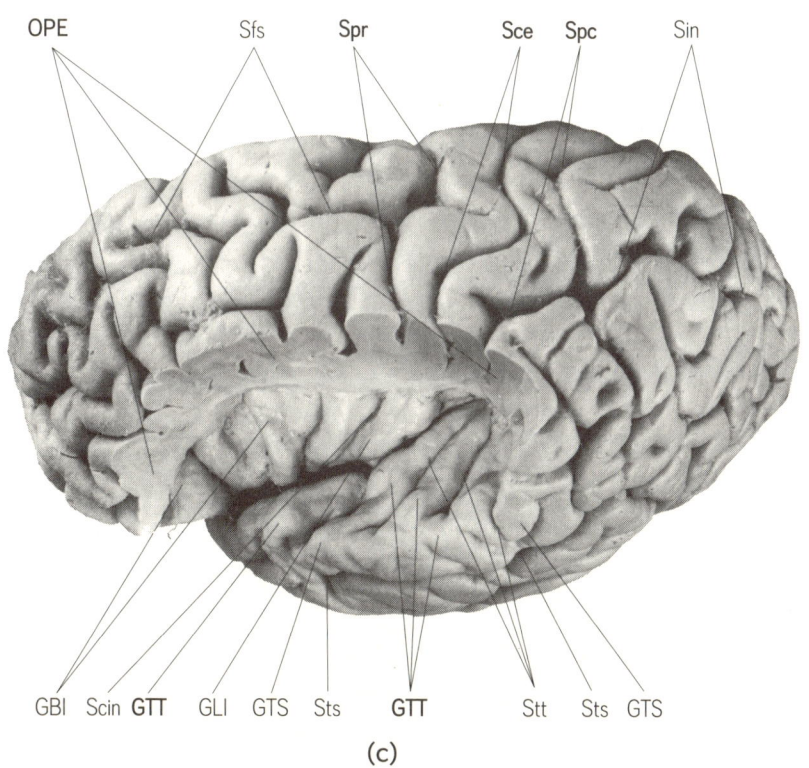

第6章 痛覚中枢はどこにあるのか

(b)

(c)

(d)

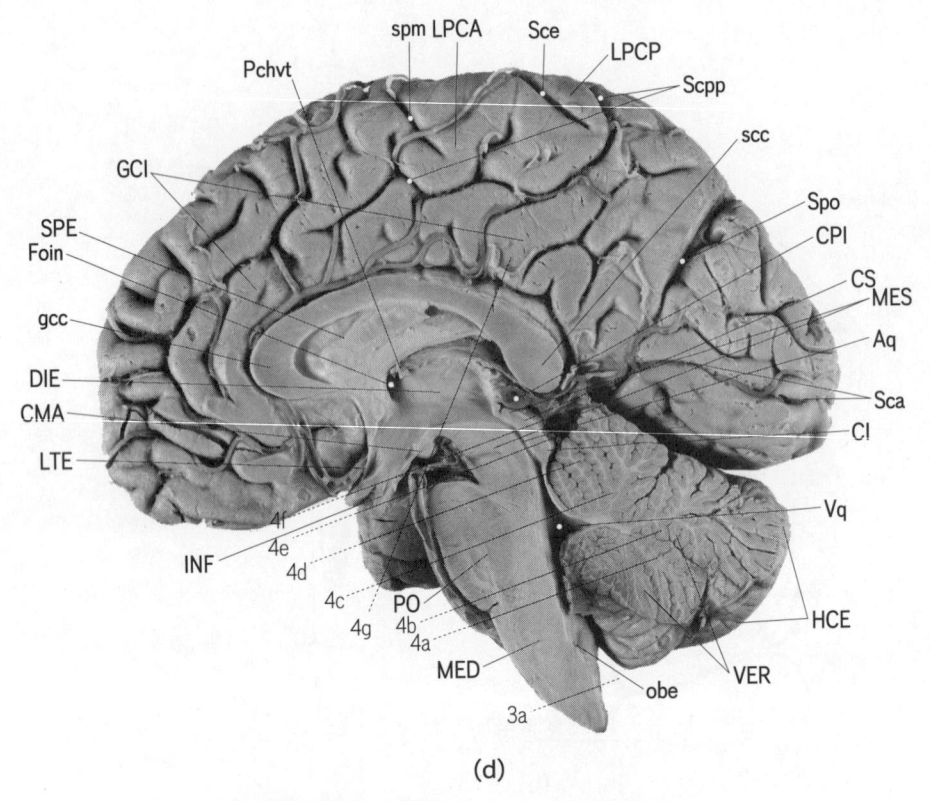

図5 大脳皮質と視床の相互結合および一次中枢（続き）

Aq：中脳水道，CGL：外側膝状体，CGM：内側膝状体，CI：下丘，CMA：乳頭体，CPI：松果体，CS：上丘，DIE：間脳，Foin：室間孔，gcc：脳梁膝，GCI：帯状回，GPO：中心後回，GPR：中心前回，HCE：小脳半球，INF：下垂体柄，LPCA：中心傍小葉前部，LPCP：中心傍小葉後部，LTE：終板，MED：延髄，MES：中脳，NIL：髄板内核群，Obe：閂，Pchvt：第三脳室脈絡叢，PO：橋，scc：脳梁膨大，Sce：中心溝，Scpp：帯状溝後枝，Spc：中心後溝，SPE：透明中隔，Spm：内側中心前溝，Spo：中心後溝，Spr：中心前溝，VER：小脳虫部，VPL：視床後外側腹側核，VPM：視床後内側腹側核，Vq：第四脳室．

第 6 章　痛覚中枢はどこにあるのか

（大脳皮質外側面）

somatic motor area
- lower extremity
- upper extremity
- face
- larynx
- pharynx
- mouth

somatic sensory area
visual centre of speech
sensory centre of speech（Wernicke）
visual area
auditory area
motor centre of speech（Broca）

(e)

（大脳皮質内側面）

somatic motor area, lower extremity
somatic sensory area, lower extremity
visual area
gustatory area
olfactory area

(f)

(g) MD, VA, VL, VPL, LP+LD, VPM, PL, CGM, CGL

(h) MD, VA, VL, VPL, AN, LP+LD, ML, PL, CGL

(i) RT, lami, AN, MD, ML, MD, NIL, VA, LD, LP, LP, PL, VL, VPL, VPM, VPL, CGM, CGL

105

解剖学の一般的理解として，前脊髄視床路(PNA による)は原始的(識別ができない)触覚(触れていることはわかるが，何に触れているかわからない)を伝え，外側脊髄視床路(PNA による)は痛覚を伝える．前者が腹内側脊髄視床路(vm-S)，後者が背外側脊髄視床路(dl-S)となる．さらに，久留[12]の示した dl-S, vm-S を上位高に追跡していくと，視床の後外側腹側核(VPL)，髄板内核群(NIL)にも終止する(図3a，図4)．生理学的にも NIL は痛み情報を受けている[24~26]から，脳幹(大脳皮質と小脳を除いた脳の中心部：延髄，橋，中脳，間脳，大脳基底核)では二系統の痛覚伝導路となる．痛覚伝導路が脳幹で二系統で脊髄では一系統であるというのはどうしてか．このような単純そうな疑問が未だ解決していない．脳幹において，dl-S は内側毛帯(lme：図2〜図4．LM：図6．後索核，三叉神経の知覚核から発した線維が交叉してできる線維の束)と類似した走行をして VPL に至り，vm-S は脊髄網様体路(FR-S)(図6〜図8)と類似した走行をして NIL に至る．このようなことが教科書に書かれているが，しかし，実際の論文を見てみると我々が以前に述べたように(図6)[10]，上記したような単純な線維走行になっていない．たとえば，FR-S と走行を共にするが VPL に行ったり，LM(または lme)と走行を共にして NIL に行ったりする．その他にも

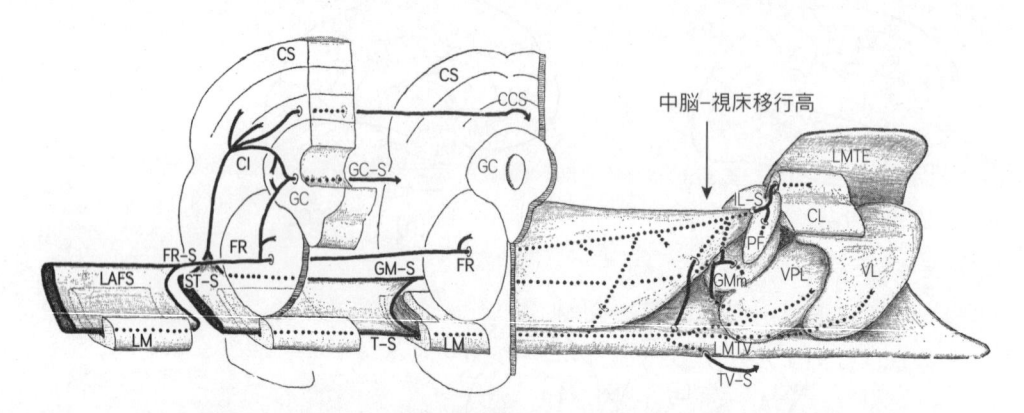

図6 脊髄から脳幹を上行する線維系

ウサギ，ラットおよびネコの実験を要約した図である．延髄尾高では一つの線維系(LAFS)として認められるが，上行するにつれていくつかの系に分かれる．内側毛帯 LM(他の図で lme)と類似して走行する T-S(久留の dl-S に相当するか?)，網様体 FR 中を上行する FR-S(これは久留の vm-S に相当するか?)，T-S から中脳(上丘 CS)の高さで ST-S(脊髄視蓋路：下丘および CS に行く)と GM-S(視床内側膝状体内側部に至る)が分かれる．しかし，中脳と視床の移行高あたりで再び T-S, FR-S, GM-S の線維が重なり合ってそれぞれの独立性がわかりにくくなる．
(Yamada and Otani 1977[10] 参照)

Ebbesson[20]が両棲類・爬虫類で記載したように脳室周囲灰白質を間脳まで上行する脊髄線維があるが、哺乳類にもあることを我々は発見し、それを脊髄脳室系周囲灰白質線維系(図7)と命名した[27]．これらの結果，除痛を目的として痛覚を伝導するだろうと考えられるdl-Sやvm-Sをいろいろな場所で切断したり，あるいはVPLやNILを切断(電気的破壊)したり，ときには刺激した．しかし，結果は必ずしも期待通りにはいかなかった．むしろ，切断後，ある日時を過ぎると，痛みは再発してもっと耐え難いものになってくる．このことから，今日では切断による除痛法は特殊な場合を除いて用いられなくなった．したがって，従来のdl-Sやvm-Sで発痛メカニズムのすべてを解決するのは困難であることがわかった．

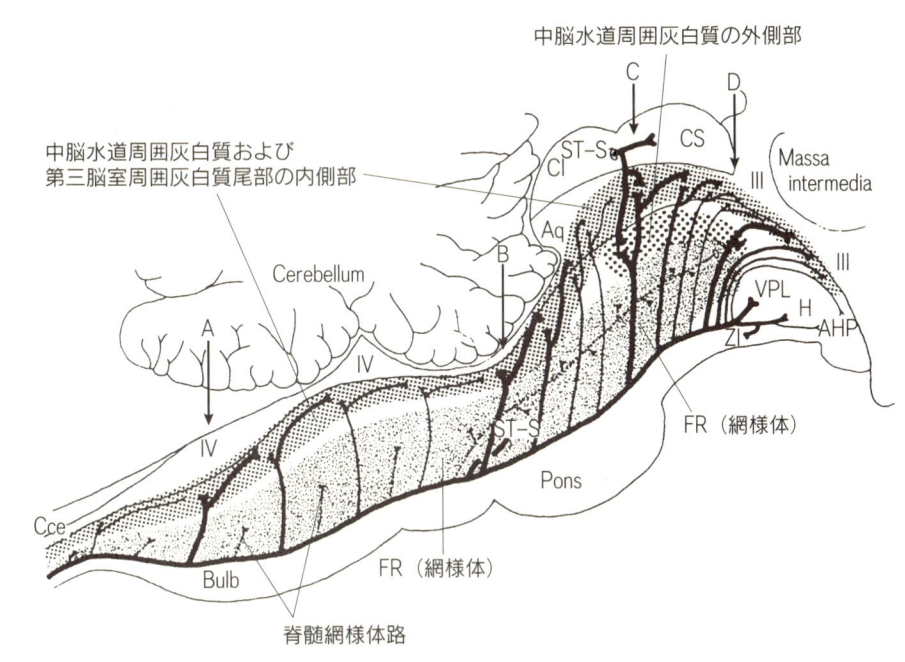

図7 脊髄脳室系周囲灰白質線維系(傍矢状断面図)

本系の線維は脊髄の種々の高さから生じ，内側毛帯およびその近傍を上行し，脳室周囲灰白質に終わる線維を分出する(大径線：全脊髄節に由来，中径線：腰仙髄に由来，細径線：胸髄に由来，微細線：頚髄に由来)．

A，B，CおよびD矢印は，舌下神経核高，青斑核高，丘間核高およびDarkschewitsch核吻側高を示す．

Aq：中脳水道，AHP：視床下部後野，Cce：中心管，CI：下丘，CS：上丘，H：フォレル(Forel)のH野，ST-S：脊髄視蓋路，VPL：視床後外側腹側核，ZI：不確帯，III：第三脳室，IV：第四脳室．
(Yamada and Otani 1978[27]参照)

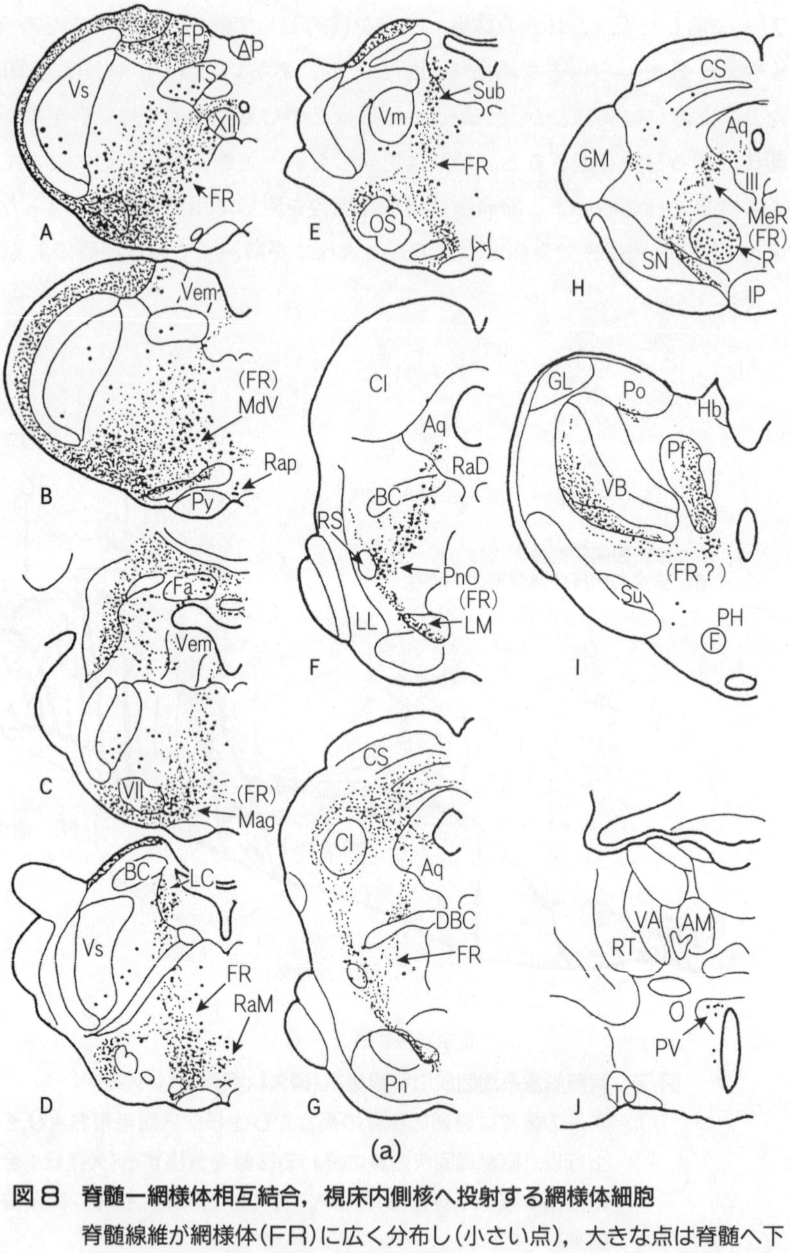

(a)

図8 脊髄―網様体相互結合，視床内側核へ投射する網様体細胞
脊髄線維が網様体(FR)に広く分布し(小さい点)，大きな点は脊髄へ下行性線維を出す網様体細胞を示す(a)．小さな点と大きな点が重なっているところが相互結合をもっている可能性が強い．cは視床髄板内核群(bの斜線の領域：Pf(束傍核))に投射線維を出す網様体細胞の分布(点)．cの点の分布領域とaの大きな点の分布領域が重なる所は，脊髄からの情報が網様体でニューロンを変えて視床へ伝える領域と見ることができる．

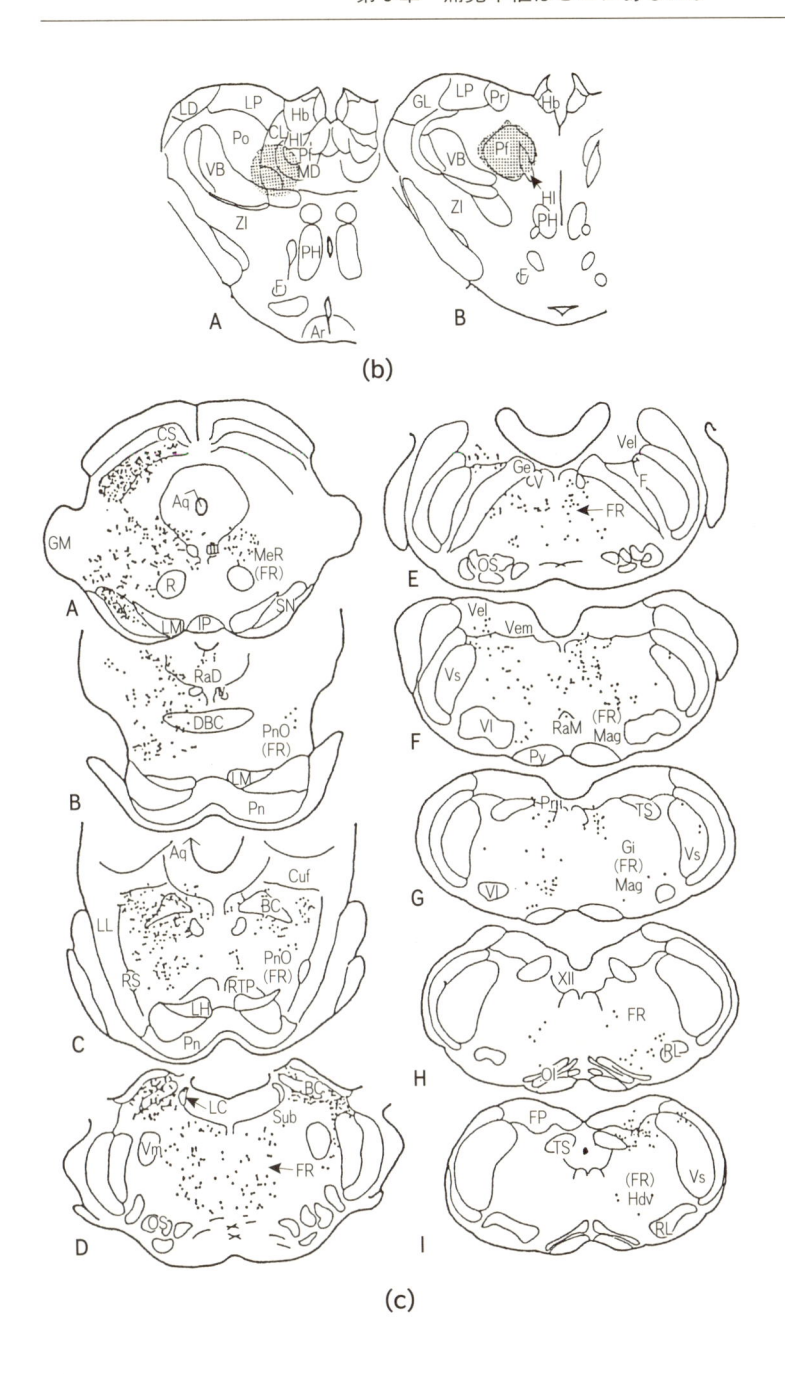

第6章 痛覚中枢はどこにあるのか

(b)

(c)

痛覚伝導路の混沌

　dl-S や vm-S で発痛メカニズムの解析ができない理由に，脳幹においてそれぞれの線維系から枝分かれするか，あるいは上行する道は同じでもそれらの系から独立した線維がまだ多数ある可能性がある．若干の例を見てみると，橋前方高から中脳尾方高にわたり結合腕（上小脳脚）を取り囲んだ領域が Olszewski と Baxter によって結合腕傍核（PB：図4d）と命名された[28]．近年，ラットにおいてこの核は詳細に調べられ，脊髄からの痛み刺激情報を含め多様な機能を有することが知られている[29〜40]．我々も脊髄結合腕傍核線維についてラット[29,31,41〜43]で発表し，またラットとサル（未発表）で類似した所見を得ているから，ヒトでも脊髄からの情報を結合腕傍核に伝えている線維があると思われるが，この線維が dl-S 系か vm-S 系か網様体線維系かはっきりしないが，我々は独立した線維系と考えている．また，我々はラットを用いて，dl-S 系からの線維が橋核に終止すること（なお，橋核からの情報はすべて小脳に行く），および dl-S の起始細胞から出た線維が橋核に終わることも見つけだした[44,45]．もっと複雑な構造をもっているのは古くから注目されている脳幹網様体であろう．

　網様体はもっとも厄介な構造物である．この命名の由来は，神経線維が錯綜している中に神経細胞体が散在していたり，小集団をつくっていることからきている．網様体の中にある細胞体からの神経線維はどこに行くのか，網様体の中にある線維はどこからくるのか，はたまた，網様体を通過する線維はどこへ行ってしまうのか．これらのことがすべてわかったわけではないが，一例を我々の実験で示す[46,47]．網様体は脊髄から間脳まであり（図3a，図4，図6〜図8），脳幹のほぼ中央部に位置している．網様体は脊髄からの多量の情報を受け，脊髄へ情報を返している（図8a）．また，網様体は視床の NIL へ投射線維を送る細胞も多数ある（図8b）．さらに網様体同士の相互結合（二つ以上の脳領域がお互いに情報のやり取りをする：閉鎖回路網）をつくっている[46,47]．網様体での閉鎖回路は驚異的な数になる．果たしてこの閉鎖回路網がすべて生理的に活性をもっているかどうかは今なお解決されていない．dl-S，vm-S はこのような網様体と関連をもちながら上行していくのである．

痛みの中枢はどこにあるか

　多くのことを省略して，脊髄からの痛覚情報が VPL や NIL に入ったとしよう．視床と大脳皮質は相互結合を強くもっている（図5g〜i）．

　VPL は中心後回（一次性体性知覚）と結合しているが，NIL は広く大脳皮質と結合してい

る．いわゆる五感は必ず大脳皮質に中枢をもっている(図5e, f)．しかし，痛みに対する中枢は限局した領域にないのである．これは今日でも認められている事実である．背理法的，あるいは帰納法的に考えてみると，大脳皮質に痛みの中枢がなければ，視床(間脳)にも痛みに特殊に関与する所がなくなってくる．そうすると脊髄からの視床への情報は痛み固有の情報ではなくなってくる．とすれば，脊髄細胞は痛覚固有の情報を受けることがなくなるから，末梢(皮膚や内臓)から，痛覚固有の情報が入ってこない．したがって，皮膚や内臓には痛点がない，という結論に達する(図2bを大脳皮質から脊髄へ否定的に痛覚伝導路を追ってみる)．痛点がないことには多くの賛同は得られないと思う．では痛みはどこで感ずるのか(我々は痛みは感ずるのではなく，解釈するものであると考えている)．五感のそれぞれ大脳皮質の中枢を刺激するとそれぞれに対応した感覚を得ることができる．このような局在性がヒトで理解されたのも実は脳の手術は局所麻酔でできるため，脳の種々の領域への刺激に対して患者(被験者)の認識(反応)を，痛みを心配することなしに即座に知ることができる[48]．再度強調したいのは，このことは大脳皮質に局在して痛覚を発現する部位がないということである．

さて，ヒトを含めて痛みについて考えてきたが，発痛メカニズムの解明の糸口が見えてこない．我々の結論からすれば，発痛メカニズムの解明は大胆な仮説とその実証を試みる必要がある．その前に痛みにかかわる現象を若干見てみる．キリストが十字架にかけられた絵を見てみると，彼の顔が苦痛にゆがんでいるようには見えず，むしろ微笑んでいるようにすら見える．彼の肉体は手と足に釘が打ち込まれていて体重を支えているのだから，急性および慢性の痛みを常識的には感じているはずである．すなわち，この矛盾するように見える現象は，キリストの「痛み」が強くなればなるほど，貧困に喘ぐ大衆の苦痛と苦悩を和らげ，あるいは救うという意識変革が彼の脳の中に起こっている，と説明できる．また，禅の修業においても，硬い板(石)に座り，瞑想に耽る．下肢の痛みは座禅の悟りを開く道へと導くことになる．すなわち，下肢への痛み刺激(と思われる)が天と地が一体であるということを自然に体得できるようになる．分裂病のある患者は痛みを客観化できる．すなわち，手や足に痛みがあってそれは自分の手であり足であるという認識があるが，そのことによって自分の生活が悩まされることはない．彼は痛みと共存していることになる．何らかの原因で手，足，ときには乳房などに痛みを体験し，その痛みを起こすことが原因で死に至る可能性があるとそこを切断あるいは切除して体から切り離してしまう．やがて，体にない身体部位にかつて体験した痛みが再現してくることがある．これらを総称して幻肢痛という．このメカニズムも多種あって今日でも大きな問題になっている[49]．このように個人の生活の背景が異なるこ

とによって痛みは多くの影響を受ける．すなわち，民族，気候，文化状況，性差，年齢，宗教的儀式，教養，職業など様々な要素によって痛みは変容していく．したがって痛みを感ずる(解釈する)のは極めて主観的であり，創造的であるということになる．蛇足ではあるが，しかしながら身近に語られているマゾヒズムの世界も注目をしておくことが発痛のメカニズムの解明のヒントになると考えている．なぜなら，この世界では痛みが快感になり，鎮痛(除痛)に使用する麻薬(モルヒネなど)と同じように恍惚感が出現するからである[50,51]．以上のことを概念的にまとめると「Cross Talk of Pain, Euphoria and Memory(痛み―恍惚感―記憶相互関連)」というテーマが生まれてくる．さらに，発痛メカニズムの研究を突き進めていくと創造のメカニズムをも解明できるのではないかと考えている．この考え方が正しいかどうかはわからないが，以下にその根拠を若干示したい．

　視覚や聴覚情報は大脳皮質に到達する前に必ずニューロンを変える．この点については痛覚も同じだろう．しかし，前二者の感覚は皮質に一次中枢をもつが痛みに対してはないことはすでに述べた．視覚系において，明暗，色や形を共通に認識する人々も，それらが織りなし一枚の絵となれば，それがムンク(Munch)，ピカソ(Picasso)やダリ(Dali)のものであっても，彼らの絵は人々それぞれに多様性をもって理解(解釈)されていくだろう．また，聴覚系において種々の楽器から出る音階の各音は多くの人々に共通に感知されているであろうが，それが一つの曲になり，ストラビンスキー(Stravinsky)，ワーグナー(Wagner)やベートベン(Beethoven)の曲であれば，個々人の受け入れ方(鑑賞の仕方)は多様性をもつだろう．このように絵や曲に対する個々人の反応はその個人の全生活歴に左右される．一つの絵や曲が様々に解釈されることは痛覚認識にも共通しているように思われる[52]．換言すれば，体性(ときには内臓)知覚刺激によって生ずる種々の感覚情報が入り混じり合った結果，あたかも一つの絵や曲のごとくに個人の個性によって多様性をもったハーモニー(正か負か，あるいは両方か)，すなわち痛みが生まれてくる．要約すれば，痛みは単一の感覚ではなく(感ずるのではなく)，種々の体性感覚(他の感覚も含まれる可能性もある)の相互作用によって生ずる知覚現象の総体を痛いと解釈し，あるいは痛みを創造することになる．

痛覚中枢の解明に光はあるのか

　末梢受容器で受けた情報がどうして痛み刺激となり，その結果脊髄にその情報がどう運ばれて次の脊髄細胞に伝えられるか，これらについて膨大な研究がある．しかし，その脊髄細胞からの脊髄・脳幹における知覚情報の流れは今なお混乱しているのである．その中でも視床下部，中脳水道周囲灰白質，脳幹網様体などがあるが，ここでは再度，前とは異なった視

点から網様体の間脳および大脳皮質への影響について述べて，発痛メカニズムの解明の我々の方向性の一部を述べる．網様体は一見すると均一に見えるが，脳幹の種々の高さによって変化に富んだ組織構造および機能をもっている[53]．各領域がどのように結合しているか，すなわち，網様体にどの位の数の閉鎖回路があるかということを研究した[46,47]．網様体で選んだ部位は，脊髄から情報を受けかつ脊髄へ情報を送り返す所であり，これを延髄尾方高(右 a，左 d)，前方高(右 b，左 e)および橋高(右 c，左 f)の左右の網様体を選んだ．その結果は左三つ，右三つの領域が相互結合することがわかり，閉鎖回路(たとえば，a → d, a → d → a, a → d → e → a, ………, a → d → e → f → c → b → a, ……… といったように．→：情報の流れ)が約1,000個あることがわかった．詳しくは文献46, 47に記してあるが，このように閉鎖回路を求めていくと巨大な数になる．しかし，この閉鎖回路がすべて生理学的に活動しているか，もし活動していればその働きは何か，という疑問が沸いてくる．網様体は脊髄のみならずあらゆる脳領域と情報交換している．痛みに関していえば，網様体である程度の制御機構が働いて，その抑制力に限界がくると，網様体からあふれた情報が間脳の広い範囲に広がり，さらに間脳から大脳皮質へと広がっていくし，皮質内でも複雑な結合をしている(図9，図10)．大脳皮質に広く情報が行き渡った状態が，知覚情報を痛みと解釈し，あるいは痛みを創造している瞬間ではないか．したがって，痛みに対する大脳皮質の役割は限局した領域で果たすわけではなく，極端にいえば皮質全体で果たすことになる．このような考え方で痛みの中枢はどこにあるかを検索していくべきであろう．近年，坪川ら[54~56]は薬物では除痛の困難な視床痛に苦しむ患者を，大脳皮質運動野を刺激することによって，快適な日常生活を送れるようにした．この治療法は画期的であると同時に大脳皮質に対する更なる未知を提起したことになる．

　以上述べてきたように痛みを考えるときは，末梢神経から大脳皮質まで広く深く検索していく必要がある．今後多くの科学の分野で技術の向上があるだろうし，それにつれて脳の研究，とりわけ生きたヒトの脳での研究が盛んになると思われる(現在でもfMRI，PET，SPECTなどを用いて生きているヒトの脳の機能的画像をヒトの苦痛なく撮ることができる)．また，実験的には遺伝子操作が用いられ，遺伝子と脳構造・機能の関係が詳細になり，この過程で痛みとは何かが解明されるかもしれない．しかし，そこまでの時間はそう短いものではないことは確かである．したがって，我々はそのときを単に待つのではなく，何かをなし何か問題を提起するべきであろう．近年，痛み刺激(その他の刺激も含む)にすばやく応答する遺伝子の一つにc-fosがあり[57]，これを目印に脊髄から大脳皮質まで痛み刺激に応ずる細胞集団を検索できるようになった[58~61]．我々もホルマリンで足底や子宮外膜を刺激し

第 I 部　体性感覚の情報処理

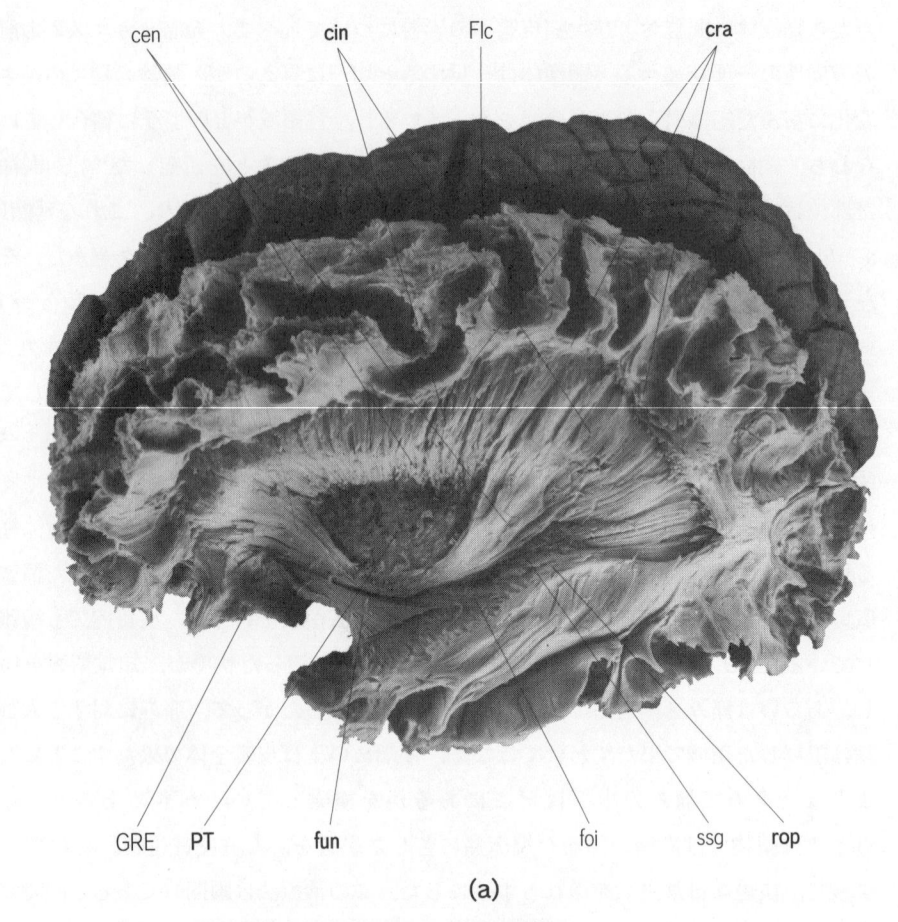

cen　cin　Flc　cra

GRE　PT　fun　foi　ssg　rop

(a)

図9　大脳皮質への入出力および皮質内結合
　内包(cin)は新皮質と視床とが相互結合する線維および皮質から下位脳幹・脊髄へ至る線維からなる．新皮質はヒトで最も発達しているから，内包もヒトで最も発達している．放射冠(cra)は内包から皮質に分散するかあるいは皮質から内包に集約する線維集団をいう．記憶と深くかかわっているという側頭葉前方部と前頭葉眼窩面を結合するのが鈎状束(fun)である(a)．bでは内包は位置によって前脚(cina)や後脚(cinp)といったり，レンズ核(被殻(PT)＋淡蒼球)との関係でレンズ殻後部(cinr)ともいう．また，網膜の情報が視神経(opt)，視索(top)，視放線(rop)を通って視覚一次中枢に至るのが見える．中心前回(GPR)からの運動情報が内包を下行して，知覚情報は視床からの情報が内包を上行して中心後回(GPO)に達する．
　Sce：中心溝，Spr：中心前溝．

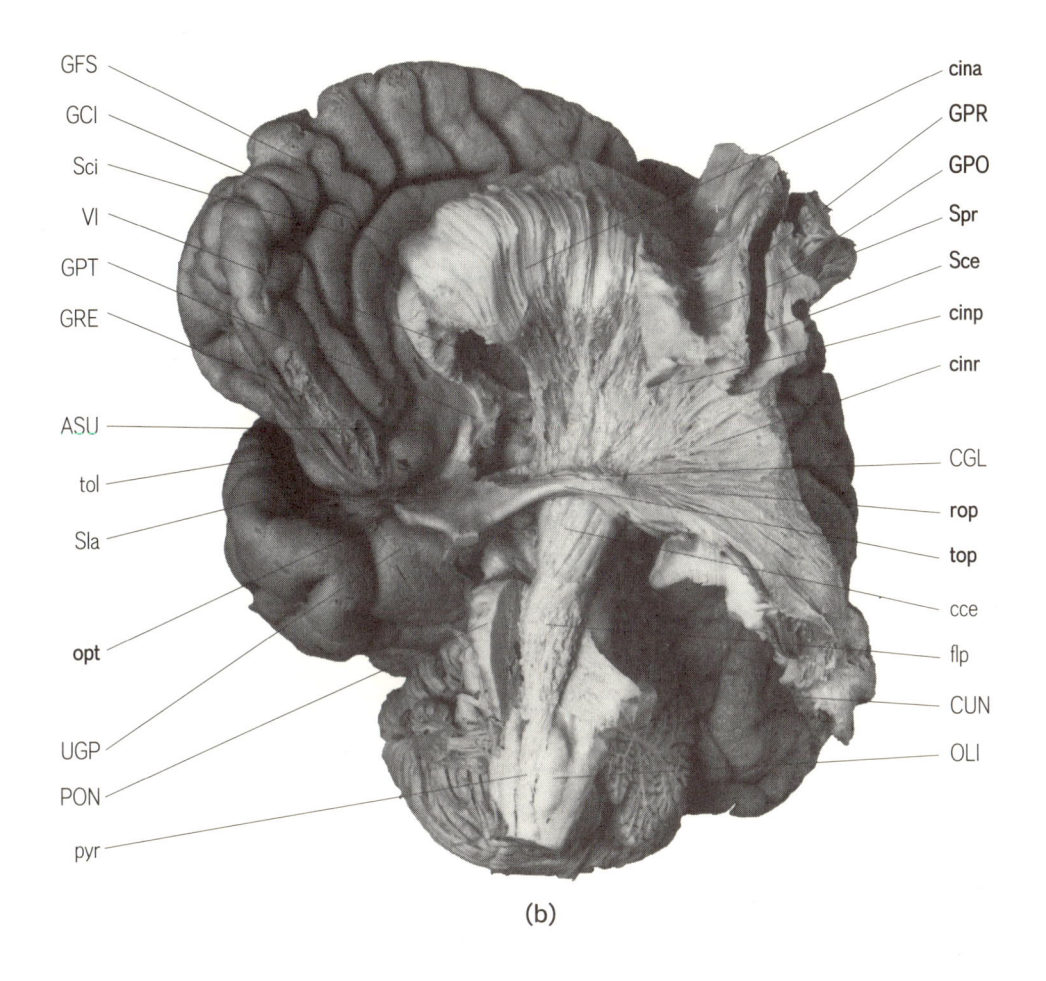

第6章 痛覚中枢はどこにあるのか

(b)

第 I 部　体性感覚の情報処理

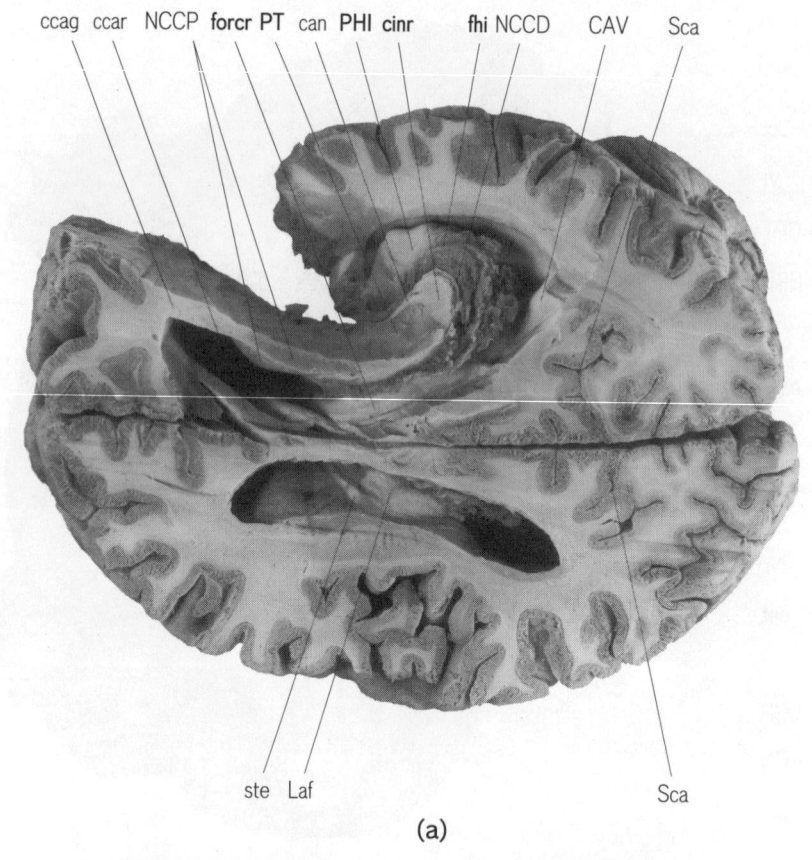

ccag ccar NCCP forcr PT can PHI cinr fhi NCCD CAV Sca

ste Laf Sca

(a)

図 10　海馬およびその周辺：Limbic system（大脳辺縁系）

海馬（PHI：a, b）は記憶メカニズムやてんかんモデルになっている．両者の臨床的性質は相反するものであるが，世界の研究者はそれぞれを信じて研究している．海馬への入力は主に歯状回（GDE：b）や嗅内野，海馬傍回からであり，出力は脳弓（海馬采 fhi：a, b. 脳弓脚 forcr：a）を通って乳頭体に至る．また，海馬のやや前方に扁桃体があるが（a, b には見えていない），ここからの出入力も学習・記憶メカニズムに関与しているといわれている（c, d）．e, f は神経線維の情報のつなぎ目（シナプス）を見たもので，通常に見られる像である．終末は矢印で見るように線維の先端が膨らんでいる．線維の途中での膨らみは神経瘤（バリコシティ）という．いずれの線維も膨らんだ所で情報を交換している．

cinr：内包レンズ核後部，PT：被殻，VIi, VIp：側脳室下角，後角．

(c／Robert F Schmidt(ed)：Fundamentals of Sensory Physiology. Springer-Verlag, New York, Heidelberg, Berlin, 1978, p. 66. より，一部改変)

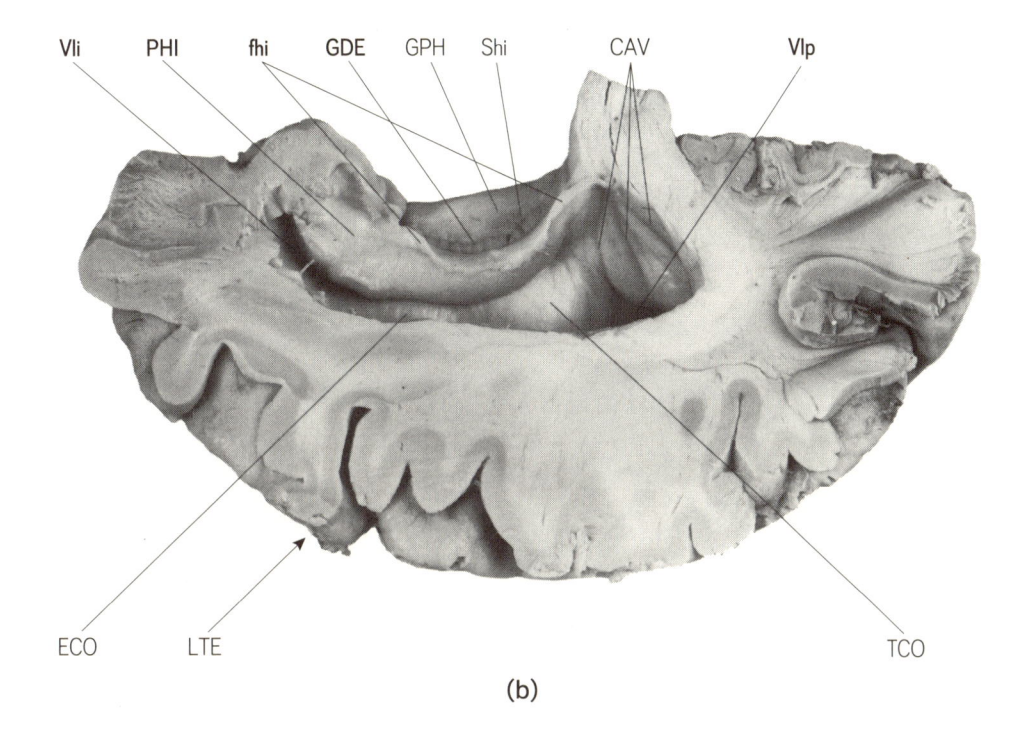

第6章 痛覚中枢はどこにあるのか

Vli　PHl　fhi　GDE　GPH　Shi　　CAV　　Vlp

ECO　LTE　　　　　　　　　　　　　　　　TCO

(b)

第 I 部　体性感覚の情報処理

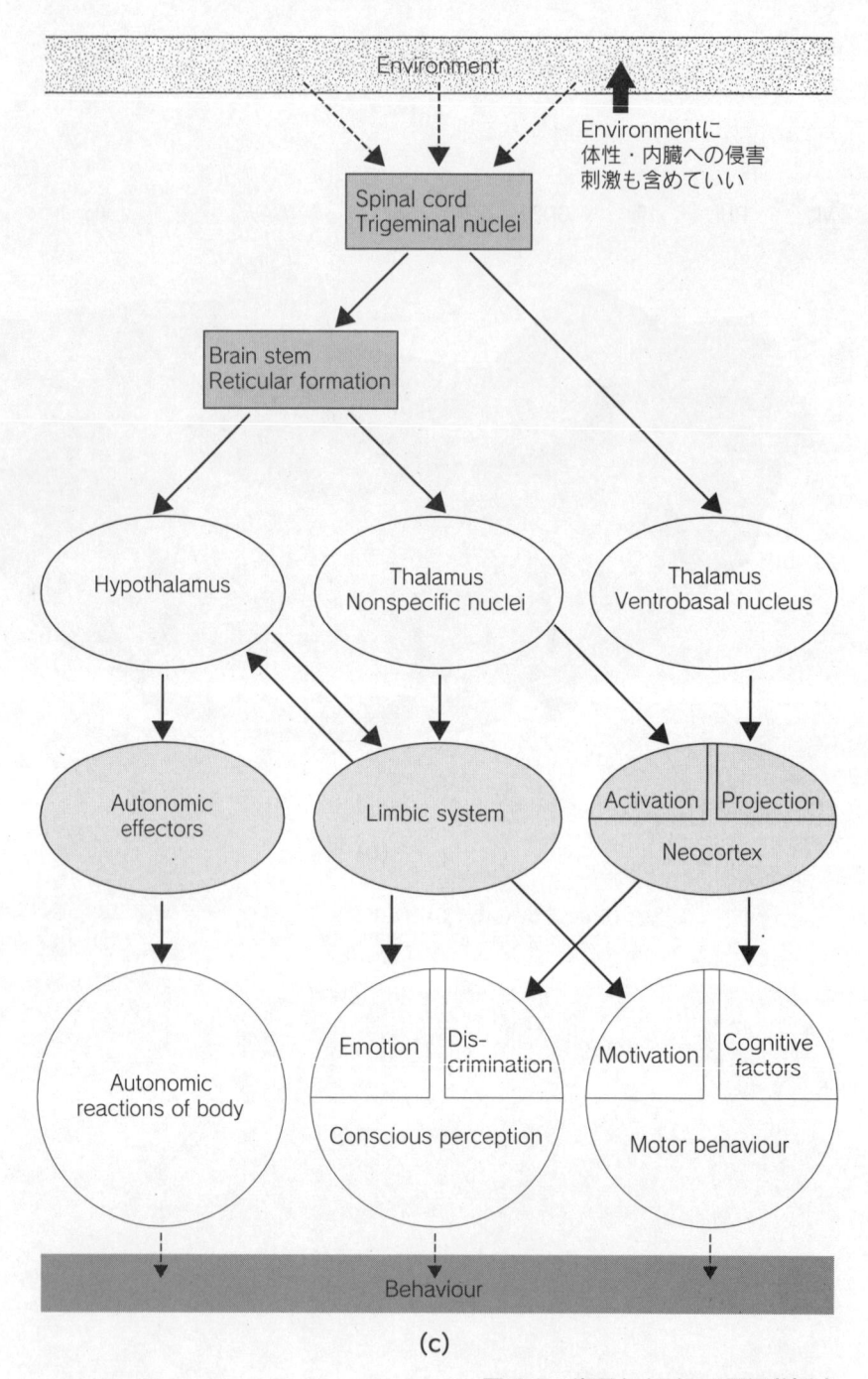

Environmentに
体性・内臓への侵害
刺激も含めていい

(c)

図 10　海馬およびその周辺（続き）

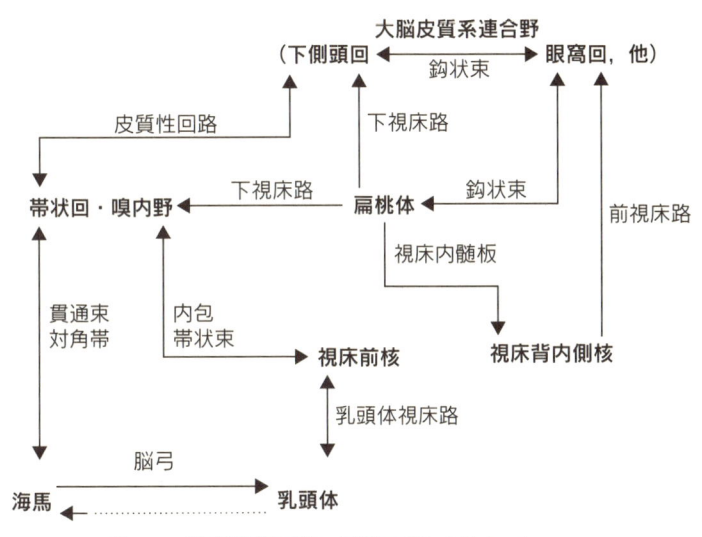

第6章 痛覚中枢はどこにあるのか

```
                          大脳皮質系連合野
                        (下側頭回 ←鉤状束→ 眼窩回, 他)
                             ↑   ↑        ↑
              皮質性回路       │ 下視床路    │
        ┌─────────────────────┘   │        │
        ↓                        │        │
   帯状回・嗅内野 ←下視床路── 扁桃体 ←鉤状束┤   前視床路
        ↑                        │        │
        │貫通束  │内包            │視床内髄板
        │対角帯  │帯状束          ↓
        │        ↓              視床背内側核
        │      視床前核
        │        ↑
        │        │乳頭体視床路
        ↓        ↓
       海馬 ──脳弓──→ 乳頭体
            ←·············
```

Papez（内側辺縁回路：海馬中心）とYakovlev
（外側辺縁回路：扁桃体中心）とを組み合わせた．

(d)

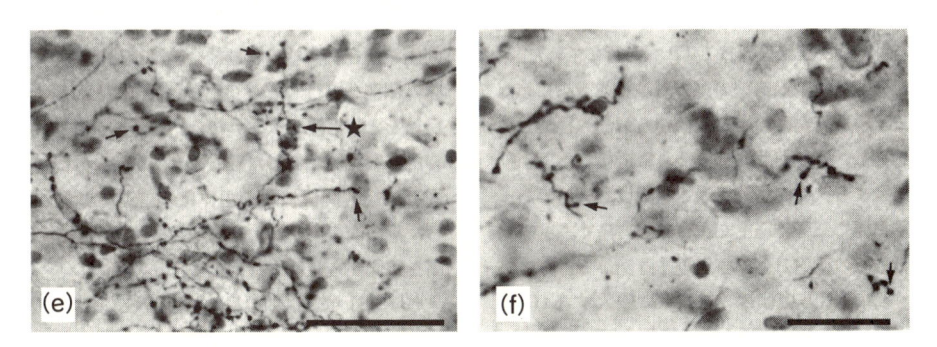

(e)　　　　　　　　　　(f)

て脳でc-fos蛋白発現細胞を検索した結果,自律神経系作用,識別,学習・記憶に関する領域に標識細胞を見つけだし[62],これらの標識細胞分布が鎮痛物質投与によってどう変化するかを検索し[63],痛み刺激と脳内反応を種々の手法を使って詳細に調べようとしているところである(図11).最近,発痛メカニズム解明の困難さをモルヒネ,モルヒネ様物質に関連づけて述べられており[64],さらにJAMA(日本語版11号,1998年,p.73)に記載された『コカインと脳』に,「ドーパミン輸送体とセロトニン輸送体がコカインの報酬的効果と強化効果に関連しているといわれていたが,両輸送体の遺伝子を欠損したノックアウトマウスにお

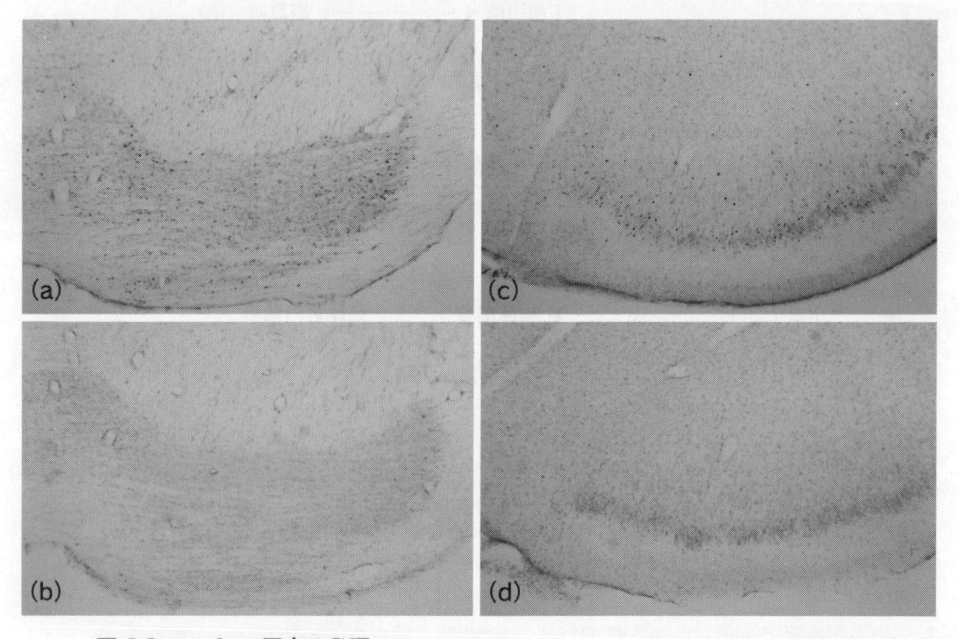

図11　c-fos蛋白の発現
ラット子宮外膜に5%ホルマリンを注入して慢性痛(8日内)を与えた.その結果,中枢の約40カ所にc-fos蛋白を産生した細胞集団が出現した.その中から橋核(a)と嗅内野(c)を任意に選んだ.なお,c-fos産生細胞はやや卵円形で黒色に見える.しかし,鎮痛薬である芍薬甘草湯エキスを飲ませると(8日間)と上記領域の多くの領域でc-fos蛋白産生細胞は減少していた(b:橋核,d:嗅内野).脊髄情報は橋核に直接行くが,記憶に関与するとされる嗅内野には直接行かない.

いてもコカインが依然として薬物探索行動を誘発する行動を発現させた．脳内の新しい標的部位を見つける研究が必要になった」と記載されていた．

おわりに

　我々の日常生活における行動は，すべて理屈がわかってなされているわけではない．これと同時に発痛メカニズムがわかっていないからといって，痛みに苦しんでいる人々を助けなくてもよい，というわけではない．極端な言い方をすれば，たとえ痛みがあっても痛みに悩まされず，快適な生活ができれば（QOL が高ければ）よいのである．痛みの治療法はケースバイケースで多数あるので，とりあえず文献 65, 66 を見ていただきたい．ただし，日本においては痛みに関する資料は麻酔科の医者が主体をなしているものが多い．痛み治療に関しては，医者のみならずいわゆるコ・メディカルの人々（看護婦，薬剤師，歯科医師，カウンセラー，針灸師，その他多数の職業の方々）の協力が絶対必要である．日本における痛みを取り巻く医療状況は欧米とは異質な感がある．今後我々も関係している磁場[67,68]，交番磁場，電圧などの治療法の有用性がはっきりしてくると思われる．また，日常的体験から思わず，除痛効果が得られる方法が発見されるかもしれない．最後に不必要な痛みは除去し，必要な痛みとは共存していく，という考えが我々の現在的結論である．

引用文献

1) Hilgard ER, and Hilgard JR（斉藤稔正・訳）：痛みの心理学．黎明書房，名古屋，1987．
2) von Frey M：The distribution of afferents nerves in the skin. JAMA 47：645-648, 1906.
3) von Frey M：Physiologie der Sinnesorgane der Menschlichen Haut. Ergenbnisse Physiol 9：351-368, 1910.
4) Melzack R, and Wall PD：Pain mechanisms；A new theory. Science 150：971-978, 1965.
5) Melzack R, and Casey KL：Sensory, motivational and central control determinants of pain. In：Kenshalo DR（ed）, The Skin Senses, Thomas, Springfield, 1968, pp. 423-443.
6) Willis WD, and Coggeshall RE：Sensory mechanisms of the spinal cord. Plenum Press, New York and London, 1978.
7) Gowers WR：A case of unilateral gunshot injury to the spinal cord. Trans Clin London 11：24-32, 1878.
8) Gowers WR：On the anterolateral ascending tract of the spinal cord. Lancet 1：1153-1154, 1886.
9) 草間敏夫：痛みの解剖学．神経進歩 11：24-45, 1967．
10) Yamada J, and Otani K：Reclassification on the long ascending fibers from the spinal cord in the rabbit, rat and cat. Okajimas Fol Anat Jap 54：121-138, 1977.

11) Anderson FD, and Berry CM：Degeneration studies of long ascending fiber system in the cat brain stem. J Comp Neurol 111：195-230, 1959.
12) 久留　勝：人体脊髄並びに脳幹に於ける知覚伝導経路．復刻版，木村書店，東京，1976．
13) Bowsher D：Termination of the central pain pathway in man：The conscious appreciation of pain. Brain 80：606-623, 1957.
14) Mehler WR, Feferman ME, and Nauta WJH：Ascending axon degeneration following anterolateral cordotomy；An experimental study in the monkey. Brain 83：718-750, 1960.
15) Nauta WJH, and Kuypers HGJM：Some ascending pathways in the brain stem reticular formation；In reticular formation of the brain. Henry Ford Hosp. Symp. Little, Brown and Co. , Boston, 1958, pp. 3-30.
16) Mehler WR：Some neurological species differences；A posteriori. Ann NY Acad Sci 169：424-464, 1969.
17) Brodal A：Neurological anatomy in relation to clinical medicine. Claredon, Oxford, 1969.
18) Glees P：Experimental neurology. Claredon, Oxford, 1961.
19) Ranson SW, and Clark SL：The anatomy of nervous system；Its development and function. W. B. Sounders, Philadelphia, London, 1959.
20) Ebbesson SDE：Brain stem afferents from the spinal cord in a sample of reptilian and amphibian species. Ann NY Acad Sci 167：80-101, 1969.
21) Kerr FWL：The ventral spinothalamic tract and other ascending systems of the ventral funiculus of the spinal cord. J Comp Neurol 159：335-356, 1975.
22) 大谷克己，山田仁三：目でみる人脳の構造．クバプロ，東京，1990．
23) 大谷克己，山田仁三：剖出による人脳の立体構造．クバプロ，東京，1993．
24) Keene JJ：Reward-associated inhibition and pain-associated excitation lasting seconds in single intralaminar thalamic units. Brain Res 64：211-224, 1973.
25) Yokota T, Koyama N, Nishikawa Y, and Hasegawa A：Trigeminal nociceptive neurons in the subnucleus reticularis ventralis. Neurosci Res 11：18-27, 1991.
26) Nishikawa Y, Koyama N, Hasegawa A, Fujino Y, and Yokota T：Functional properties of trigeminal nociceptive neurons in the subnucleus reticularis ventralis of the cat. Pain Res 6：77-86, 1991.
27) Yamada J, and Otani K：The spinoperiventricular fiber system in the rabbit, rat and cat. Exp Neurol 61：395-406, 1978.
28) Olszewski J, and Baxter D：Cytoarchitecture of the Human Brain Stem. Basal Karger, New York, 1954, pp. 178-179.
29) Yamada J, and Otani K：Subunits of the nucleus parabrachialis and their fiber connections in the rat. Neurosci Lett(Suppl 2)：523, 1979.
30) Fulwiler CE, and Saper CB：Subnuclear organization of the efferent connections of the parabrachial nucleus in the rat. Brain Res Rev 7：229-259, 1984.
31) Kitamura T, Yamada J, and Sato H：Axon collaterals of spinocerebellar fibers terminate in the parabrachial nucleus of the rat. Neurosci Lett 99：24-29, 1989.
32) Herbert H, and Saper CB：Cholecystokinin-, galanin-, and corticotropin-releasing factor -like immunoreactive projections from the nucleus of the solitary tract to the parabrachial

nucleus in the rat. J Comp Neurol 293：581-598, 1990.
33) Saper CB, and Loewy AD：Efferent connections of the parabrachial nucleus in the rat. Brain Res 197：291-317, 1980.
34) Milner M-M, Joh TH, Miller RJ, and Pickel VM：Substance P, neurotensin, enkephalin, and cathecholamine-synthetizing enzymes；light microscopic localizations compared with autoradiographic label in solitary efferents to the rat parabrachial region. J Comp Neurol 226：434-447, 1984.
35) Cechetto DF, Standaert DG, and Saper CG：Spinal trigeminal dorsal horn projections to the parabrachial nucleus in the rat. J Comp Neurol 240：153-160, 1985.
36) Milner M-M, and Pickel VM：Neurotensin in the rat parabrachial region；Ultrastructural localization and extrinsic sources of immunoreactivity. J Comp Neurol 247：326-343, 1986 a.
37) Milner M-M, and Pickel VM：Ultrastructural localization and efferent sources of substance P in the rat parabrachial region. Neuroscience 17：687-707, 1986b.
38) Menetrey D, and de Pommery J：Origins of spinal ascending pathways that reach central areas involved in visceroception and visceronociception in the rat. Eur J Neurosci 3：249-259, 1976.
39) Menetrey D, de Pommery J, Baimbridge KG, and Thomasset M：Calbindin-b28k (CaBP 28k)-like immunoreactivity in ascending projections. I. Trigeminal nucleus caudalis and dorsal vagal complex projections. Eur J Neurosci 4：61-69, 1992.
40) Menetrey D, de Pommery J, Thomasset M, and Baimbridge KG：Calbindin-b28k (CaBP 28k)-like immunoreactivity in ascending projections. II. Spinal projections to the brain stem and mesencephalic areas. Eur J Neurosci 4：70-76, 1992.
41) Kitamura T, Yamada J, Sato H, Yamashita K：Cells of origin of the spinoparabrachial fibers in the rat；A study with fast blue and WGA-HRP. J Comp Neurol 328：449-461, 1993.
42) Yamada J, and Kitamura T：Spinal cord cells innervating the bilateral parabrachial nuclei in the rat；A retrograde fluorescent double-labeling study. Neurosci Res 15：273-280, 1992.
43) Kitamura T, and Yamada T：Courses and terminals of the spinoparabrachial fibers in rats. Pain Res 7：123-127, 1992.
44) Yamada J, Kitamura T, Sato H, Shinsenji M, Shirao K, Nakamura I：Cells of origin of spinopontine fibers in the rat. Neurosci Lett 56：317-322, 1985.
45) 渡辺睦弥，北村泰子，田渕崇文，相馬哲夫：ラットにおける橋核を介して小脳前葉虫部へ情報を送る脊髄視床路側副枝―順行性および逆行性軸索流法を用いた研究―．東京医大誌 54：664-671, 1996.
46) 山田仁三，大谷克己，佐藤　斎，北村泰子：痛みの上行路．高木博司，大村　裕，伊藤正男・編，脳の生体警告系―痛みを中心にして―，東京大学出版会，東京，1986, pp. 9-25.
47) Yamada J, Sato H, Kitamura T, and Otani K：The reticular formation in the pain system；A morphological study. In：Takagi H, Oomura Y, Ito M, and Otsuka M (ed), Biowarning system in the brain, A Naito Foundation Symposium, University of Tokyo Press, 1988, pp. 31-42.

48) Penfield W, and Rasmussen T：The Central Cortex of Man. New York, Macmillan, 1950.
49) 柳田　尚, Erdmann W：幻肢痛の発現機序―痛みの記憶, 性質, 範囲との関連性―. ペインクリニック 15：573-577, 1994.
50) 佐藤公道, 南　雅文：オピオイド受容体, in 受容体. 生体の科学 48：393-396, 1997.
51) 佐藤公道, 南　雅文：オピオイド受容体, in 神経系に作用する薬物マニュアル. 生体の科学 49：392-395, 1998.
52) 山田仁三, 北村泰子：痛みを感ずることと芸術鑑賞のメカニズムは同質か. 慢性疼痛 14：9-12, 1995.
53) 遠山正彌, 他：特集 脳幹網様体. Clinical Neuroscience 17：14-73, 1999.
54) 坪川孝志, 片山容一, 平山晃康：視床痛に対する大脳皮質運動領野の刺激による治療. 医学のあゆみ 151：625-626, 1989.
55) Tsubokawa T, Katayama Y, and Yamamoto T：Chronic motor cortex stimulation for the treatment of central pain. Acta Neurochirur 52：137-139, 1991.
56) Tsubokawa T：Thalamic Pain; Pain Inducing Mechanisms. Pain Res 7：1-8, 1992.
57) 仙波恵美子：疼痛の生体作用機序―Immediate early genes をマーカーとして―. 慢性疼痛 13：9-17, 1994.
58) Hunt SP, Pini A, and Evan G：Induction of c-fos like protein in spinal cord neurons following sensory stimulation. Nature 328：632-634, 1987.
59) Dubuisson D, Dennis SG：The formalin test; A quantitative study of the analgesic efferent of morphine, meperidine and brain stem stimulation in rats and cats. Pain 4：161-174, 1977.
60) Noguchi K, Dubner R, and Ruda MA：Preproenkephalin mRNA in spinal dorsal horn neurons is induced by peripheral inflammation and is colocalized with Fos and Fos-related proteins. Neuroscience 46：561-570, 1992.
61) Senba E, Matsunaga K, Tohyama M, and Noguchi K：Stress-induced c-fos expression in the rat brain; activation mechanism of sympathetic pathway. Brain Res Bull 31：329-334, 1993.
62) 北村泰子, 山田仁三：慢性的子宮外膜侵害刺激で発現する c-fos 蛋白含有細胞のラット脳幹内分布. 慢性疼痛 17：55-58, 1998.
63) 北村泰子, 山田仁三, 小西　栄, 田渕崇文：子宮外膜侵害刺激で生ずる脳内反応細胞に対するツムラ芍薬甘草湯エキス末の影響. 痛みと漢方 8：18-21, 1998.
64) Kaneko H：Opioid and Learning Memory. Pain Res 12：1-8, 1997.
65) 十時忠秀, 並木昭義, 花岡一雄：ペインクリニック療法の実際―痛みをもつ患者への集学的アプローチ―. 南江堂, 東京, 1996.
66) 花岡一雄・監修：痛覚コントロールの ABC（日本医師会生涯教育シリーズ 46）. 日本医師会, 東京, 1998.
67) 永田勝太郎, 諸岡由憲, 大平哲也, 平野　忠, 藤岡耕太郎, 山田仁三：頚肩腕症候群におけるいわゆる肩こりに対する磁気ネックレス（AR-8）の臨床的有効性―医療器具 GCP に準拠した比較臨床試験―. 新しい医療機器研究 4：99-137, 1997.
68) 永田勝太郎, 諸岡由憲, 大平哲也, 平野　忠, 藤岡耕太郎, 山田仁三：頚肩腕症候群におけるいわゆる肩こりに対する磁気ネックレス（NB-10）の臨床的有効性―医療器具 GCP に準拠した比較臨床試験―. 新しい医療機器研究 4：145-183, 1997.

7

老化と触覚・振動覚

岩村　吉晃

　触覚，振動覚は年齢とともに鈍くなるという報告はかなり古くからある（文献1〜5参照）．触覚感受性の加齢変化についての最も古い報告は，Zobel(1938)がvon Freyの毛により，角膜，上下眼瞼，鼻頭における触覚感受性を12〜50歳までの被検者について測定したものだという．多くの報告が，触覚や振動覚感受性が年齢とともに減少する傾向があるとしている．触覚感受性の低下には体部位差があり，手よりも足，あるいは上半身より下半身でより顕著であるといわれる．生活歴の中でより消耗する部位で感受性低下が顕著であることを意味している．感受性低下には個体差があって，まれにではあるが高齢になっても知覚感受性減退をきたさない例が見られる．一方，高齢者にはとかく病的な状態がつきものであり，加齢に加えて病的な過程が感受性低下をもたらす可能性がある．また被験者の主観的判断にも年齢による違いがあることも考えられる．これらを考慮して，本稿では比較的新しく，またより慎重に行われたと思われる実験を紹介する．

触覚，振動覚感受性の加齢変化

　Verrillo[6]は，年齢8〜12歳（平均10歳），18〜23歳（平均21歳），46〜54歳（平均50歳），58〜74歳（平均65歳）の4群の被検者（各群とも男性3人，女性3人からなる）について，手の拇指球に与えた振動刺激の絶対検出閾を調べた．65歳の群については特にあらかじめ医師の診察を行い末梢神経障害のないことを確認した．閾値測定は防音室で行い，さらにヘッドホンで遮蔽音を聴かせ，バイブレータの音が聴こえないようにした．面積$2.9\,cm^2$の接触子により，頻度25, 40, 80, 100, 160, 250, 320, 600 Hzの振動刺激を与えた．図1に示すように，検出閾曲線はU字型をなし，刺激頻度250 Hzにて閾値が最も低い．年齢が増すにつれ全体に曲線が上に移動し，最低閾値も上昇する．また低頻度の刺激に対しては各年齢群とも応答曲線は平坦で，年齢の上昇に伴ってこの平坦部分から曲線部分への移行がより高頻度で起こっている．Verrilloは，U字型曲線はPacini小体の刺激応答曲線を反映し，平坦な

部分は Pacini 小体以外の受容器の刺激応答曲線を反映すると考えた．高齢化に伴って感受性が低下するのは前者の部分のみであり，おそらく Pacini 小体のみに，数の減少あるいは構造と機能の変化が起こっているものとしている．

　Thornbury と Mistretta[7] は19歳から88歳(男性31人，女性24人)の志願者について，利き手の示指末節掌側部皮膚(pad)で刺激閾測定実験を行った．刺激は von Frey の変法である，Semmes-Weinstein Aesthesiometer によった．すなわち，長さは等しく口径の異なる20本のナイロン糸(0.06～1.14 mm)を用い，ナイロン糸を屈曲させる圧力を0.0045～447.0 gm にあらかじめ較正しておいた．

　触覚閾値測定に際し，刺激の強さは「gm」から「$\log_{10}$ 0.1 mg」に変換し，隣り合う太さの糸による刺激の強さの間隔が一定になるようにした．1000～2000 Hz の音により触刺激の開始を知らせ，触体験の生起の有無についての判断を求めた．強い刺激から始め次第に弱くしていくときの閾値と，逆に弱い刺激から次第に強くしていくときの閾値とを測定した．合計12回測定し，最初の二つを捨てた．実験終了後，指の温度を測定し，健康状態を知るため既往疾患や服薬について質問した．

　図2は19歳から88歳までの55人についての結果である．確かに触閾値が年齢とともに上昇する傾向がある．ただし回帰直線の傾きは緩く，多くの60歳以上の人が鋭敏な触覚感受性を保持していた．60歳以上で閾値の平均は2.74で，この値は針刺痛(pin prick)の検出閾である4.83(Prince and Butler 1967)[8] よりはるかに小さく，日常生活に支障をきたすようなものではない．すなわち，Kenshalo[2] も指摘しているように，感覚感受性の低下は高齢で必ず起こるものではない．多くの高齢者が若年者に負けない高度の感受性と正確さとを保持している．このことは味覚や聴覚でも証明されている[9,10]．

　高齢者に起こる触覚閾値上昇の理由を探るためいろいろ調べたが，指の表面温度はあまり年齢によっては変動せず，両者を関係づけることはできなかった．性差，疾患の有無，ビタミンなどの服薬，などの触覚閾値への影響も認めがたかった．Kenshalo[11] は，19歳から31歳までの27名の男女若年者と，55歳から84歳までの21名の男女高齢者とで手足の皮膚の単一触刺激(single ramp-and hold skin indentation)と，40 Hz と 250 Hz の振動刺激に対する絶対閾値を測定した．触刺激の加圧速度は 1 mm/s，大きさは被験者の閾値により，3～170 μm か 63～1640 μm のいずれかのレンジを選択し，いずれも12の等間隔の対数ステップに分割されており，刺激の強さの選択はあらかじめコンピュータでプログラムされている．刺激プローブは円形で接触面の大きさが 2.9 cm^2 であった．振動刺激は同じ刺激装置を用い，刺激持続時間は 900 ms にした．実験は被験者を歯科椅子に座らせて行った．一

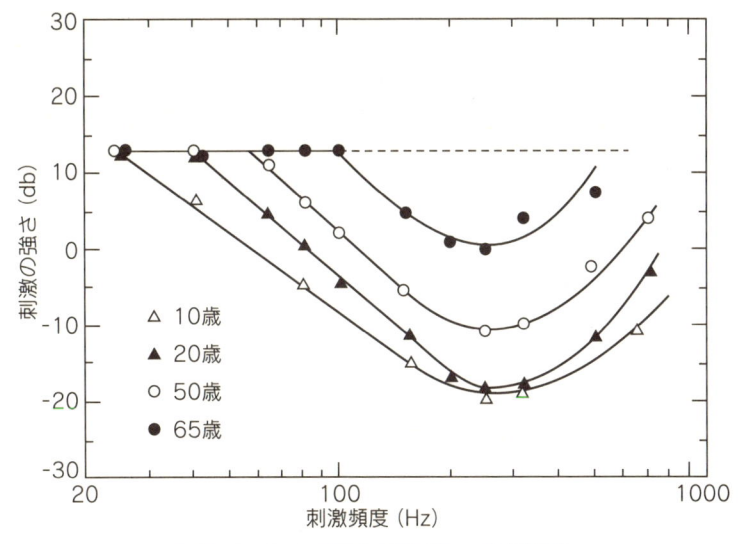

図1　四つの年齢群における振動刺激感知の絶対閾値
　縦軸は変位1ミクロンに対する相対的強さをデシベル表示．
（Verrillo 1979[6]）

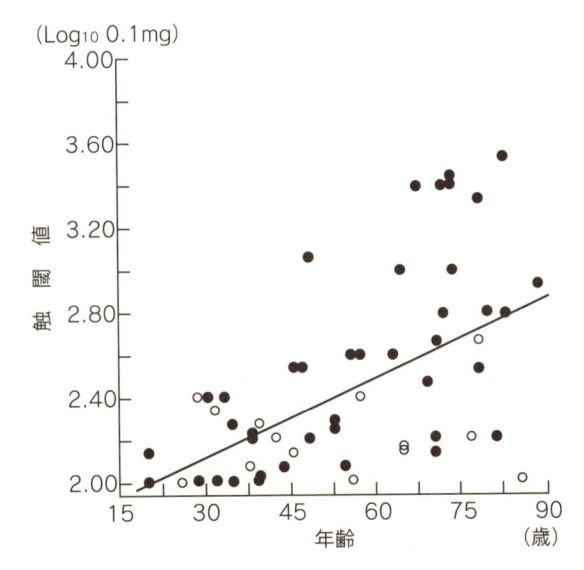

図2　19歳から88歳までの55人の触閾値と年齢の関係
　回帰直線は，y=0.01x+1.75, r=0.56, p<0.001．閾値が最も低かった14人は白丸で表示．これらを除くとy=0.16x+1.63, p<0.001．
（Thornbury and Mistretta 1981[7]）

表 1　若年者と高齢者の触覚または振動覚の閾値(dB)の平均と標準偏差

年齢群	手			足		
	n	平均	標準偏差	n	平均	標準偏差
触覚						
若年者	27	22.25	5.91	20	26.28	7.31
高齢者	21	29.37	7.70	16	37.44	12.23
振動覚						
40 Hz						
若年者	27	12.99	5.27	20	13.72	5.27
高齢者	21	19.50	4.03	19	30.78	6.99
250 Hz						
若年者	27	-19.14	6.03	20	-4.87	8.52
高齢者	19	-4.83	8.12	19	29.02	10.96

(Kenshalo 1986[11])

回の実験時間は150分を超えないよう注意したが,平均約75分であった.室温は23±0.2°C,湿度60%に保った.閾値の測定は2者強制選択法(two alternative forced choice procedure)で,4個のランプにより,開始準備,第一の刺激,第二の刺激,応答の時期を合図し,被験者に刺激を感受したらボタンを押すよう命令した.刺激の強さを下降または上昇させ,誤反応が出たときに逆転させた.二つの逆転の強さの中間を絶対閾値とした.

こうして測定した絶対閾値について,まず手と足とで比較すると触,振動覚ともに手で有意に低い閾値が認められた(表1).次に手と足のそれぞれについて,閾値を若年者と高齢者の2群間で比較すると,手,足とも,高齢者で閾値が有意に高かった(表1).

高齢者群,若年者群のそれぞれで男女間の差はなかった.高齢被験者のうち2名は治療中の糖尿病で,9名は循環系の薬物を服用中であったが結果には影響がなかった.なお,すべての被験者で皮膚の異常な肥厚などがないことを確認した.

空間分解能と加齢

空間分解能は加齢とともに低下する.2点閾の低下には体部位差があり,前腕より指先で著しい[12].分解能の指標として,2点閾の代わりに不連続(すきま)の検出閾,線分の長さの識別閾,線分の方向の検出能力を計測したが,指先ではこれらのすべてが加齢に伴って20

～80歳の間で毎年1%ずつ低下した．より近位の体部位，すなわち前腕や唇では指先より低下の度合いが低かった．これらの変化には個人差が大きかった[13]．これらのテストを繰り返し行うことにより，加齢による，これらの分解能の低下がより確実に検出できることがわかった[14]．すきま検出閾，刺激の定位能力に対する加齢の影響を，いろいろな体部位で比較したところ，手と足とでは唇や舌や他の部位に比べ低下が著しかった．手や足の役割を考えると，点字読み能力，細かいものをつまみ取る，体平衡の維持などに影響があることが推測された．すきま検出閾に男女差はなかったが，刺激局在閾は男子の方が小さかった[15]．

感受性低下をもたらす要因

触覚，振動覚の感受性低下をもたらす要因として次のものが考えられる．

1．皮膚の物理的性質の変化

触覚は要するに皮膚の変形(へこみ)によって起こる感覚である．皮膚のへこみ方に影響するのは真皮の厚さ，collagen線維，elastinなどである．加齢に伴い皮膚や皮下組織の機械的性質の変化が起こるかどうかについては必ずしも意見が一定していない．60歳を過ぎると表皮が薄くなり，真皮の弾力が減少するとの意見と，かなりの年齢になっても必ずしもそうならないという意見とがある．しかし組織学的には多くの場合，collagen線維やelastinの減少が認められる．したがって高齢者では皮膚の機械的特性が劣化し，次第に弾力性が減少し，皮膚変形に対する復元力がなくなるのは避けがたいものと思われる[11]．しかしこれらの変化が触覚感受性にどう影響するのかはわかっていない[6]．2点識別閾とギャップ検出閾は加齢とともに増加するが，これらは神経系の変化によるもので，皮膚のコンプライアンス(10gの強さで皮膚を圧迫したときの凹みの大きさ)の変化によるものではないことが報告されている[16]．

2．受容器の数あるいは密度の減少と形態の変化

高齢化に伴う触覚や振動覚感受性の低下には，受容器の数あるいは密度の減少と，形態の変化が考えられる．これらはPacini小体やMeissner小体で認められている．Merkel盤やRuffini終末は胎生期，生後を通じて数が保たれるために密度と形態学的変化は比較的少ない．

1) Pacini小体

Pacini小体は生涯を通じて変化し続ける[17]．幼時には小さく卵形だが，加齢とともに大

きく不規則な形になる(図3)．大きくなるのは層の数が増加するからである．Pacini小体を構成する層板構造は，high-pass filterの機能をもつから，この構造の変化で振動覚に変化が起こることは十分考えられる．またPacini小体は空間加重を起こすから，受容器自体の数の減少は振動覚閾値の上昇をもたらすと考えられる．

　拇指球に与えた50 msの短い触刺激に対するマスキング効果は加齢とともにかかりやすくなる．加齢効果はマスキング刺激が25 Hzより250 Hzのときにより強いことから，加齢はPacini小体の系でより顕著であることが推測された[18]．

　拇指球に与えたいろいろな頻度の振動刺激に対する検出閾値は加齢とともに上昇した．上昇は65歳を過ぎるとより著しくなった．感受性の低下はPacini系でより大であった[19]．

　拇指球に与えた250 Hzの振動刺激の持続時間を15 msから1000 msまで変えて時間加重の程度を比べると，加齢とともに加重が起こりにくくなっていることがわかった．一つの理由としてPacini小体の数の減少が考えられた[20]．

　拇指球に与えた250 Hzの振動刺激の強さを変えて検出閾値と差閾とを調べたところ，検出閾値は加齢とともに上昇したが，刺激の強さと差閾の比は検出閾値の近くを除いて加齢により変化しなかった．つまり，Pacini小体の数の減少により検出閾が上昇していたものの，十分強い刺激が与えられれば刺激の差の検出は加齢により変化しなかった[21]．

2) Meissner小体

　同様にMeissner小体も加齢に伴って相当数の減少が見られ，また形態学的にも大きく変化する．年代によってその分布密度が異なる(図4a)．Meissner小体の密度の減少は生涯の早期に起こる．つまり身体の成長に伴って体表面の拡大が起こるためである．晩期では，密度の減少の主因は受容器の萎縮，退化である．最終的には，90%の受容器が失われ，皮膚，皮下組織が粗になり，受容器はその間で拡大し形態も不整となる(図4b)．Boltonら[22]は，成人の小指皮膚のMeissner小体の数の年齢別比較を行った．Meissner小体の数が20歳では24/mm²だったのが，80歳になるとわずかに8/mm²となる．またその分布が不規則となり，大きさと形態が一様ではなくなる．ThornburyとMistretta[7]が，示指で測定した触閾値とBoltonら[22]の結果とを四つの年齢群で比較してみたのが図5である．両者が逆相関していることがわかる．ただしMeissner小体の密度はばらつきが大きいことに注意すべきである．Boltonら[22]によれば11～30歳では，ばらつきの範囲は12～38/mm²，51～70歳で4～26/mm²，71～84歳では3～14/mm²で，高齢者のある者は若年者の範囲に入っていた．Meissner小体が加齢とともに減少することに対応する所見として，中指球に40 Hzの強い振動刺激を与えたときに起こる神経線維の活動と，神経束の直接電気刺激に対

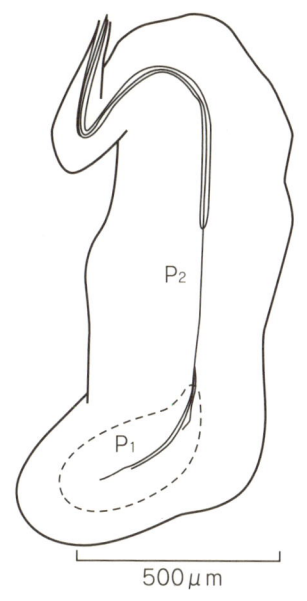

図3 Pacini 小体の形態の変化
P1：幼児，P2：成人(49歳男).
(Cauna 1965[17])

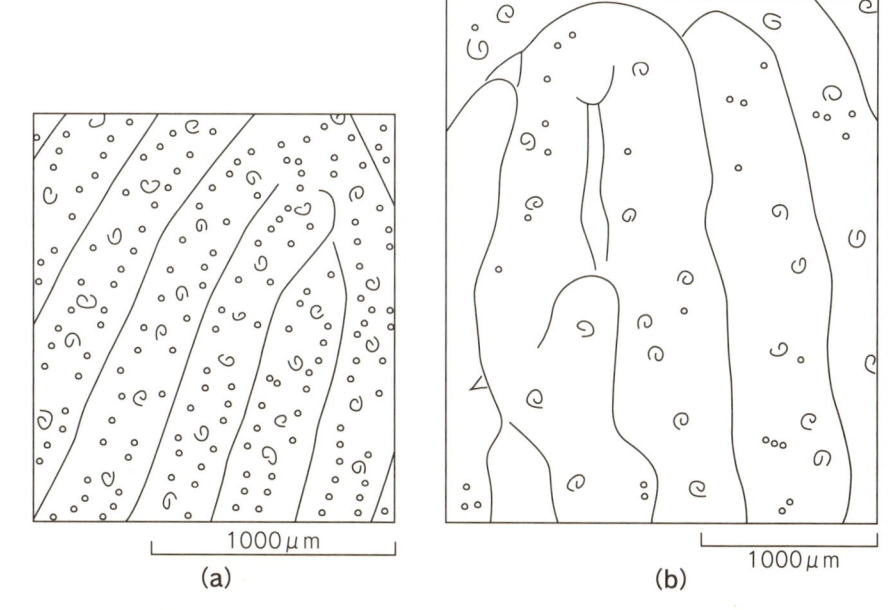

図4 示指末節皮膚の Meissner 小体の分布と皮膚稜線，汗腺開口部との関係
a：3歳幼児，b：83歳男.
(Cauna 1965[17])

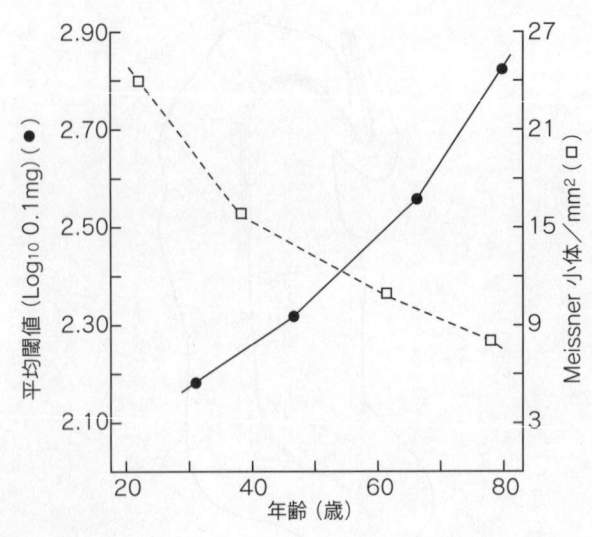

図5 示指の触閾値[7]または，小指 1 mm² あたりの Meissner 小体の数[22] と年齢の関係

する反応の比が，加齢とともに減少すること，直径 2 mm のプローブを介して与えた 40 Hz の flutter 刺激の検出閾値が，年齢とともに上昇することが確認された[23,24]．

指で物をつまみ上げるときの力の調節には，対象の表面の性質，すなわち皮膚と対象間の摩擦の大きさを知る必要がある．これは主として Meissner 小体によって行われる．60 歳以上になると，つまむ力が大きくなるのは Meissner 小体の減少により，摩擦の大きさを過少評価するためと思われる[25]．

3．末梢神経や後根における太い有髄線維の減少

触覚や振動覚の感受性低下の背景として，末梢神経や後根における太い有髄線維の数の減少が考えられる[1,2,5,26,27]．Johansson と Vallbo によれば，手の無毛部皮膚を支配する有髄線維の数は 10 歳ごとに 5％ ずつ減少するので，若年者で 17,000 本だったものが 80 歳台では 13,000 本となるという[28]．また高齢になるほど，neuropathy のあるケースが多くなり，有髄神経の数の減少をもたらす．10 歳から 70 歳までに脊髄神経節細胞の 36％ が失われるともいう．Ranvier 絞輪間の距離が短縮しているとの報告もある．単一神経線維の直径と Ranvier 絞輪間距離との高い相関関係が，高齢者では崩れている．脱ミエリン化と再ミエリ

ン化，神経の変性と再生が繰り返されているのであろう．この結果伝導速度の減少とインパルスの脱同期化をもたらすことになる．伝導距離が長いほど障害も大きい．すなわち，足の方が手より障害されやすい．

4. 四肢の循環機能の低下

四肢の循環機能の低下も考えられる．しかし未だ詳細な研究は行われていない．

引用文献

1) 岩村吉晃：老人の皮膚感覚．太田邦夫，他・編，神経と精神の老化，医学書院，東京，1976, pp. 295-305.
2) Kenshalo DR：Age changes in touch, vibration, temperature, kinesthesis and pain sensitivity. Birren JE and Schaie KW(eds), Handbook of the psychology of aging, Van Nostrand Reinhold, New York, 1977, pp. 562-579.
3) Kenshalo DR：Changes in the vestibular and somesthetic systems as a function of age. Ordy JM and Brizzee KR(eds), Sensory systems and communication in the elderly, Aging vol. 10, Raven, New York, 1979, pp. 269-282.
4) Millodot M：A review of research on the sensitivity of the cornea. Ophthalmic and physiological Optics 4：305-318, 1984.
5) Corso JF：Sensory processes and age effects in normal adults. J Gerontol 26：90-105, 1971.
6) Verrillo RT：Change in vibrotactile thresholds as a function of age. Sensory Processes 3：49-59, 1979.
7) Thornbury JM, and Mistretta CM：Tactile sensitivity as a function of age. J Gerontol 36：34-39, 1981.
8) Prince KV, and Butler B：Measuring sensory function of the hand in peripheral nerve injuries. Amer J Occupational Therapy 21：385-395, 1967.
9) Grzegorcyzk PB, Jones SW, and Mistretta CM：Age-related differences in salt taste acuity. J Gerontol 34：834-840, 1979.
10) Potash M, and Jones B：Aging and decision criterion for the detection of tones in noise. J Gerontol 32：436-440, 1977.
11) Kenshalo DR：Somesthetic sensitivity in young and elderly humans. J Gerontol 41：732-742, 1986.
12) Stevens JC：Aging and spatial acuity of touch. J Gerontol Psychol Sci 47：35-40, 1992.
13) Stevens JC, and Patterson MQ：Dimensions of spatial acuity in the touch sense；changes over the life span. Somatosens Mot Res 12：29-47, 1995.
14) Stevens JC, and Cruz LA：Spatial acuity of touch；ubiquitous decline with aging revealed by repeated threshold testing. Somatosens Mot Res 13：1-10, 1996.
15) Stevens JC, and Choo KK：Spatial acuity of the body surface over the life span. Somatosens Mot Res 13：153-166, 1996.

16) Woodward KL : The relationshop beween skin compliance, age, gender, and tactile discriminative thresholds in humans. Somatosens Mot Res 10 : 63-67, 1993.
17) Cauna K : The effects of aging on the receptor organs of the human dermis. Montagna W (ed), Advances in biology of skin, Aging vol. 6, Pergamon, 1965, pp. 63-96.
18) Gescheider GA, Valetutti AA, Padula MC, and Verrillo RT : Vibrotactile forward masking as a function of age. J Acoust Soc Am 91 : 1690-1696, 1992.
19) Gescheider GA, Bolanowski SJ, Hall KL, Hoffman KE, and Verrillo RT : The effects of aging on information-processing channels in the sense of touch ; I ; Absolute sensitivity. Somatosens Mot Res 11 : 345-357, 1994a.
20) Gescheider GA, Beiles EJ, Chechosky CM, Bolanowski SJ, and Verrillo RT : The effects of aging on information-processing channels in the sense of touch ; II ; Temporal summation in the P channel. Somatosens Mot Res 11 : 359-365, 1994b.
21) Gescheider GA, Bolanowski SJ, and Verrillo RT : The effects of aging on information-processing channels in the sense of touch ; III ; Differential sensitivity to changes in stimulus intensity. Somatosens Mot Res 13 : 73-80, 1996.
22) Bolton CF, Winkelmann RK, and Dyke PJ : A quantitative study of Meissner's corpuscles in man. Neurology 16 : 1-9, 1966.
23) Schmidt RF, Wahren LK, and Hagbarth KH : Multiunit neural responses to strong finger pulp vibration, I, Relationship to age. Acta Physiol Scand 140 : 1-10, 1990.
24) Schmidt RF, and Wahren LK : Multiunit neural responses to strong finger pulp vibration, II, Comparison with tactile thresholds. Acta Physiol Scand 140 : 11-16, 1990.
25) Cole KJ, Rotella DL, and Harper JG : Mechanisms for age-related changes of fingertip forces during precision gripping and lifting in adults. J Neuroscience 19 : 3238-3247, 1999.
26) 東儀英夫, 塚越 広, 豊倉康夫:末梢神経の退行性変化. 神経研究の進歩 17:679, 1973.
27) 東儀英夫:神経線維および髄鞘の老化. 太田邦夫, 他・編, 神経と精神の老化, 医学書院, 東京, 1976, pp. 89-99.
28) Johansson RS, and Vallbo ÅB : Tactile sensitivity in the human hand ; relative and absolute densities of four types of mechanoreceptive units in glabrous skin. J Physiol 286 : 283-300, 1979.

第2部　生存と自己表現のための知覚

第8章　視覚系の情報処理―空間視と動作指向性知覚―
第9章　視覚と触覚の相似と相違―触覚による視覚代行はどこまで可能か―
第10章　摂食に必要な口腔知覚と情報処理
第11章　人と「もの」とのハプティック・インタフェース
第12章　聴覚による障害物知覚と環境認知

視覚系の情報処理
―空間視と動作指向性知覚―

酒田 英夫

はじめに

　視覚によって私たちが意識する世界は大きく拡がる．眼のレンズを通して投影される二次元の網膜像は両眼立体視や遠近法によって奥行をもつ三次元的な知覚像に変換されて，身体の外の空間が現実にそこにあるという存在感が生まれる．またオプティカル・フローと呼ばれる背景の視覚像の流れや運動視差が加わると自分がその空間の中で動いているという臨場感が生まれる(Gibson 1950[1])．日常歩き回る住み慣れた環境の中では，記憶の助けを借りて直接見えない場所を含む認知地図が心の中に作られている．視覚によって認識される空間は望遠鏡によって宇宙に拡がり，月や惑星に近づくだけでなく，はるか銀河を越えて別の銀河まで視野に入れることができる．視覚は外界を認識する最も重要な手段であるばかりではない．私たちが環境に働きかける動作の多くを制御，誘導するのも視覚である．ただ単に物を摑むだけでも立体的な形や傾きや大きさを見分ける必要があり，物を組立てるにはさらに各部分の位置関係や空間的構造を見分けることが必要になる．このように複雑な視覚認知の働きは単に視覚野に投影された視覚像を前に見た記憶像と照合するという単純なモデルではとても説明しきれない．脳の中で網膜信号から必要な情報を読み取る複雑な情報処理のプロセスを理解することが必要である．

　視覚系の情報処理の研究は40年前のHubelとWiesel(1962)[2]によるネコの視覚野の研究によって始まったが，最近20年間で急速に進み，主にサルの研究で直接知覚と結びつくようなニューロン活動が視覚前野や連合野で数多く記録されている．そこでこの章では空間視と手の動作の視覚的制御のメカニズムを中心に視覚情報処理の流れを追ってみよう．

二つの視覚系

イギリスのZeki(1975)[3]は視覚野から出る大脳皮質の視覚経路が一次，二次，三次と進む単一の階層的な構造ではなく数カ所の領域に分かれて投射する並列的な経路になっていることを，解剖学的な研究で発見した．すなわち第一次視覚野(V1)から出る線維はV2, V3, V3A, V4, V5に投射している(図1 a, b)．Zekiはこのうち V4は主に色覚に関係し(Zeki 1980[4])，V5は運動視に関係することを(Zeki 1974[5])神経生理学的研究で明らかにした．これが複数の視覚系があるという考えの始まりである．

それから約10年後にアメリカのMishkinら(1983)[6]は第一次視覚野(OC=V1)から出る視覚経路が大きく二つに分かれ，それぞれ違う機能に関係するという考えを打ち出した(図1 c)．一つは視覚前野の腹側部から下側頭回のTE野へ投射する腹側経路で，形や色によって対象が「何か」を認識する対象視のシステムである．もう一つは視覚前野の背側部から頭頂連合野(下頭頂小葉)のPG野に投射する背側経路で空間的位置や動きを知覚して対象が「何処に」あるかを認識する空間視のシステムである．Mishkinらがこの二つの機能系を考えた根拠はサルの脳の破壊実験であった．多数の三次元物体を二つずつ組にしてどちらの下に餌があるかを区別する物体識別の課題は，下側頭回(TE野)の破壊によってできなくなる．それに対して，目印の円柱の近くにあるか，遠くにあるかを区別する位置識別の課題は下頭頂小葉の破壊によって障害される(図1 d, e)．このような視覚認知課題の障害の場所による違いは1960年代にすでに知られていたが，脳の活動部位をブドウ糖代謝の上昇によって調べる2 DG(2-デオキシグルコース)法によって視覚に反応する領域が以前考えていたよりもはるかに広く，本来は視覚系と考えられていなかった大脳皮質連合野の一部を含むことがわかったために，情報の流れの行き先によって，視覚系を分けるという考えが生まれたのである．この二つの視覚情報の流れはいずれも前頭前野に向かう．しかし同じ前頭前野の中でも二つは別々の場所に投射していて，下側頭回(TE野)は腹側穹隆部(IC：inferior convexity, 12野)，下頭頂小葉(PG野)からは主溝周辺(PS：principal sulcus, 46野)との間に皮質間結合がある．これら二つの前頭葉領域もまた破壊によって障害される課題の種類が違うことが知られており，主溝周辺の破壊では餌の置かれた場所を覚えなければならない遅延反応ができなくなるのに対して，腹側穹隆部の破壊では対象の形や色を覚えなければならない遅延見本合わせ課題が障害される．最近Goldman-Rakicのグループは，前頭前野が判断や意志決定をするために必要な短い時間だけ情報を保持する作業記憶に関係してることを強調している．同じ作業記憶でもカテゴリーによって関係する部位が少し違うことが明らかにな

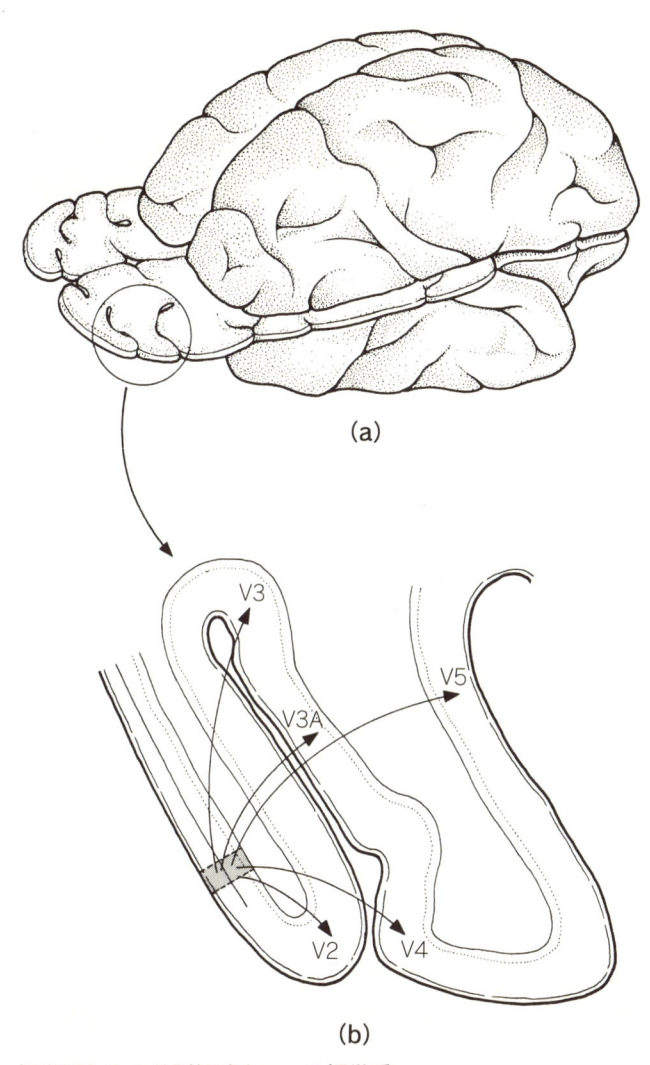

図1 視覚野からの並列経路と二つの視覚系
 a：後頭葉の水平断面．b：第一次視覚野から5カ所への投射(V2, V3, V3A, V4, V5).
(Zeki 1975[3])

(c)

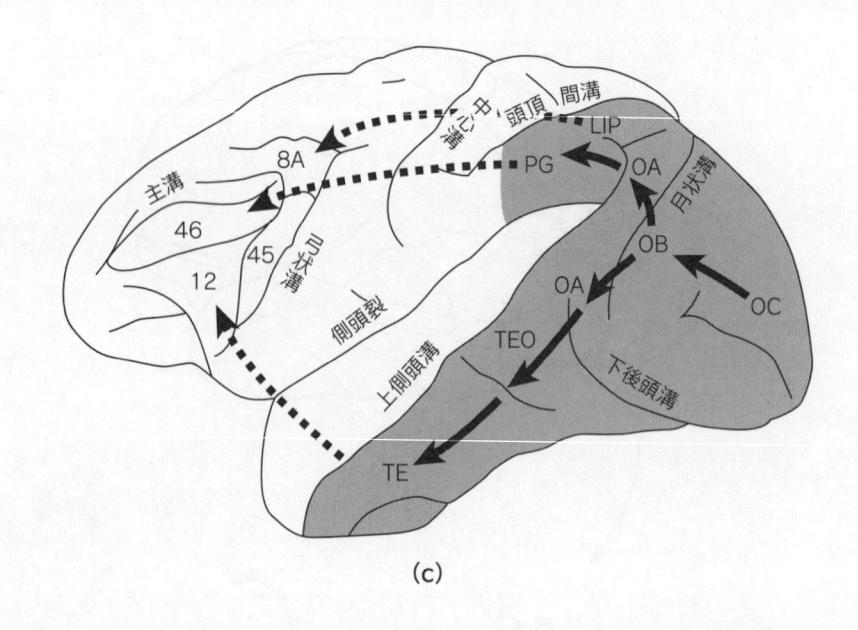

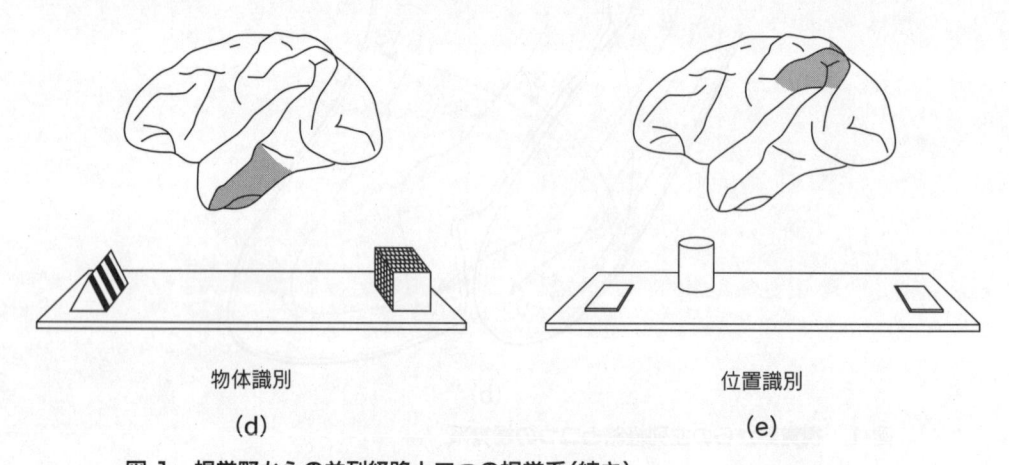

(d) 物体識別

(e) 位置識別

図1 視覚野からの並列経路と二つの視覚系（続き）
c：大脳皮質の二つの視覚経路．第一次視覚野（OC）から出て視覚前野（OB, OA）を経て一つは側頭葉の TEO, TE 野へ行く腹側経路．もう一つは頭頂葉の PG 野へ行く背側経路．前者は前頭前野の 12 野へ，後者は 46 野と 8A 野へ投射する．d：TE 野の破壊で物体識別が障害される．e：PG 野の破壊で位置識別が障害される．
(Mishkin et al 1983[6]より改変)

った．すなわち，遅延見本合わせ反応で場所を合わせるときに活動するニューロンは主溝付近にあり，色や形を合わせるときに活動するニューロンは腹側穹隆部に分布している(Wilson et al 1993[7])．

多数の視覚領域

このような大脳皮質の二つの視覚系の仮説は，視覚野が多数の機能領域からなるという多数視覚領域の考えが普及するきっかけとなった．今日では視覚関連領域が30カ所以上の領域に分けられている．最近では視覚系を，網膜の中で小型のX細胞から始まり外側膝状体の小細胞層を経由する小細胞系と，大型のY細胞から始まり外側膝状体の大細胞層を経由する大細胞系に分け，前者が色と輪郭の知覚，後者が奥行と運動の知覚に関係しているという考えが一般に受け入れられている(図2a)(Zeki and Shipp 1988[8], De Yoe and Van Essen 1988[9])．

V1では前者がチトクロームオキシダーゼ(CO)染色で濃く染まるブロブといわれる部分につながる．そこには同心円状の二重反対色性受容野をもつ色識別細胞があり(Livingstone and Hubel 1984[10])，ブロブ間隙には輪郭を検出する方位選択性コラムがある．V2ではブロブから色識別細胞がCO染色で染まる細い縞に投射し，ブロブ間隙からはCO染色で染まらない薄い縞に投射し，大細胞系から4B層に投射する運動感受性ニューロンはCO染色で染まる太い縞に投射する．太い縞にはその他に両眼視差検出ニューロンが集まっている(Hubel and Livingstone 1987[11])．

今まで空間視の系統としては主にV5野(MT野)を中心とする運動視の系統だけがよく知られていた(Maunsell and Van Essen 1983[12])．しかしV2の太い縞からV3d野，V3A野を経由し，LIP野やV6(PO)野，CIP野などに投射する系統には両眼視差や視線の向きの信号が流れ込んで場所と構造の知覚に関係していると推測される(Sakata et al 1997[13])．この系統の中でLIP野は眼球運動の制御に関係していることが以前から知られているが，最近我々の研究でLIPより前方の頭頂間溝後壁の領域(AIP：anterior intraparietal area)が手の運動の視覚的誘導に関係していることが明らかになった(Sakata et al 1995[14])．

以上のような多数視覚系の情報の流れを空間視を中心にまとめると図2のようになる．すなわち，網膜のY細胞に始まる大細胞系は主にV5(MT)野を経由する運動視の系統と，V3d，V3A野を経由する場所と構造の系統に分かれる．これに対しX細胞に始まる小細胞系は主にV4野を経由して側頭葉のTEO野とTE野に投射する色彩視と形態視の系統である．後者が外見的な色と形から対象が何であるかを判断するのに対して，前者は三次元的な

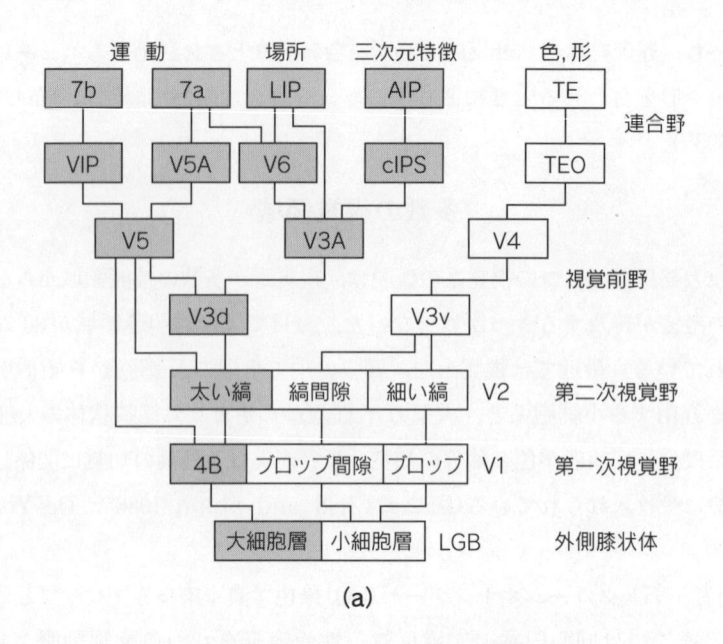

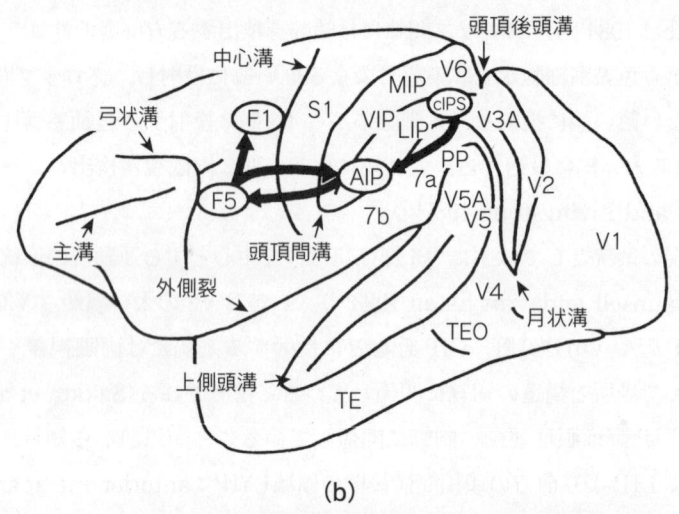

図2 a：大脳皮質の視覚関連領野の階層的構造．灰色の領域は大細胞系，白い領域は小細胞系．V5を経由する運動視の経路，V3Aを経由する場所と立体構造の知覚の経路，V4を経由する色と形による対象視の経路に分かれる．b：サル大脳半球の側面図．各視覚関連領野の位置と運動前野との皮質間結合を示す．頭頂間溝（ips）と頭頂後頭溝（po）と上側頭溝（sts）を開いて中の領野を示す．
(Sakata et al 1997[13])

構造と位置と運動から対象を「如何に」扱うかを判断する働きがあると考えるとその違いが理解できる．

手動作の視覚的誘導

このように空間知覚が動作指向性であるという考えはArbibが『脳のメタファー（Metaphorical Brain）』の中で述べている（Arbib 1992[15]）．最近，カナダのGoodaleとイギリスのMilner（1992）[16]は視覚的知覚と運動制御が解離した脳損傷患者の例から，空間視の系統を方法視（How system）と考えるべきだと提唱している．実は以前から，頭頂葉疾患で視覚性運動失調という症状が起こり，手で物がうまく摑めなくなることが知られていた．PereninとVighetto（1988）[17]によると，これは手の傾きを対象の傾きに合わせるという動作にも表れる．患者は頭頂葉の損傷された大脳半球と反対側の空間にある円板のスリットに手を通すという動作がうまくできない（図3a）．しかし，スリットの傾きの知覚そのものは障害されていない．

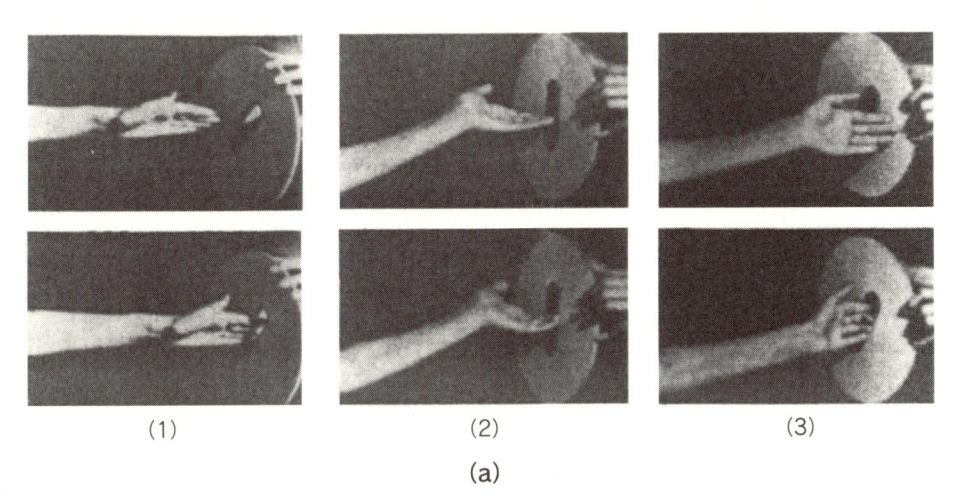

図3 運動制御と知覚の解離
　　a：下頭頂小葉損傷例．(1)病巣と同側の視覚野でスリットに手を通すテスト．手の傾きを合せられる．(2)反対側の視野で手を通すテスト．手の傾きを合せられない．(3)反対側の視野で場所を間違える．
（Perenin and Vighetto 1988[17]）

これに対して，Milner ら(1991)[18]が報告している一酸化炭素中毒の患者の場合は逆に，実物の円板にあけたスリットに手を通すことは簡単にできるのに，手に持った図の線の傾きを円板のスリットの傾きに合わせることができない(図3b)．この症例はこの他にも視覚失認の症状を伴っていて，物の形が見えないといっているので，手の動作がうまくいくのはいわば無意識の制御によるものと考えられる．しかしこのことからすぐに頭頂葉の視覚機能は知覚ではなく運動制御にだけ関係していると結論づけるのは少し無理がある．むしろ頭頂葉の視覚情報処理は手の動作の誘導に必要な三次元的構造(Form)に関係していて，その結果は知覚と運動制御の両方に表れると考える方が妥当であろう(酒田と泰羅 1995[19])．

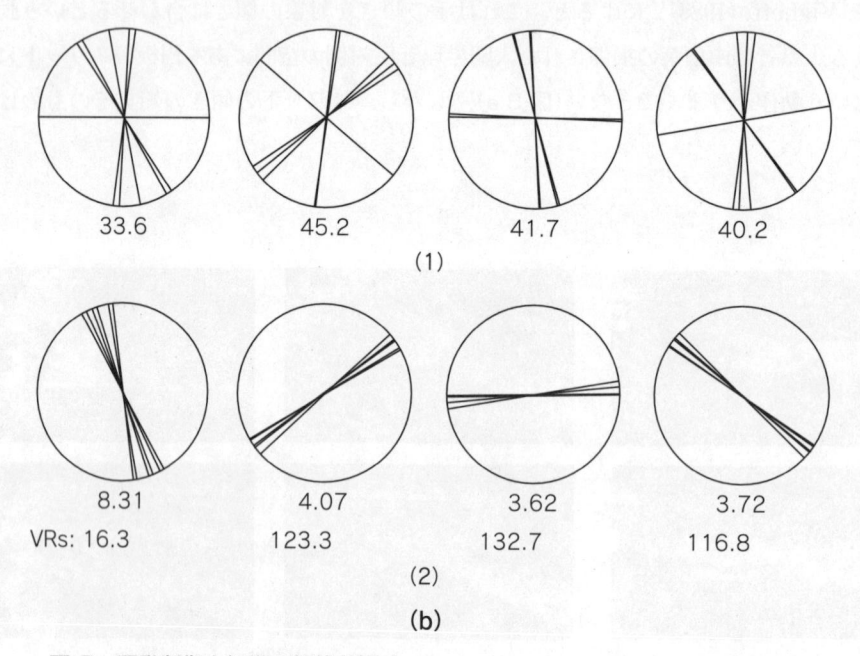

図3 運動制御と知覚の解離(続き)
　　 b：一酸化炭素中毒による物体失認の症例．(1)手元のボール紙の線と目標の円板のスリットの角度合わせ(誤りが多い)．(2)円板のスリットと手の角度合わせ(誤りは少ない)．
　　 (Goodale et al 1992[16])

空間視の座標変換

　意識のあるヒトやサルは絶えず眼を動かしている．そこで網膜上の位置の情報をどのようにして眼球運動と独立な空間的位置の情報に変換するかが大きな問題になる．眼球運動または視線の方向ははっきり意識に上らないので，それをどのようにして計算に入れるかについていろいろな説がある．古くは Helmholtz の無意識の推理の仮説があり，Sperry はこれを眼球運動の随伴発射で説明し，von Holst[20]はそれを遠心性コピーと名づけた．結局のところこれは網膜中心の座標系から頭部中心または身体中心の座標系への変換の問題である．覚醒した頭頂連合野のニューロン活動の記録によってこのメカニズムについて重要な手がかりが得られた．まず Andersen と Mountcastle(1983)[21]は頭頂葉ニューロンの視覚的反応がしばしば視線の向きによって変化することを見つけた．このような眼球の位置の影響は LIP 野のニューロンで最もよく見られるが，Andersen(1989)[22]によると個々のニューロンの網膜上の受容野は変わらず，視覚反応の増幅率が視線の向きによって変わるだけに過ぎないという．

　Galletti と Battaglini(1989)[23]はその後 V3A ニューロンでは網膜上の受容野は一定で視覚反応の強さ(増幅率)が視線の方向によって変化することを見つけた(**図4**)．

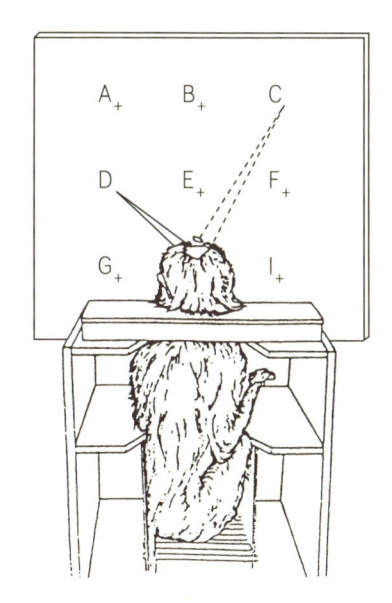

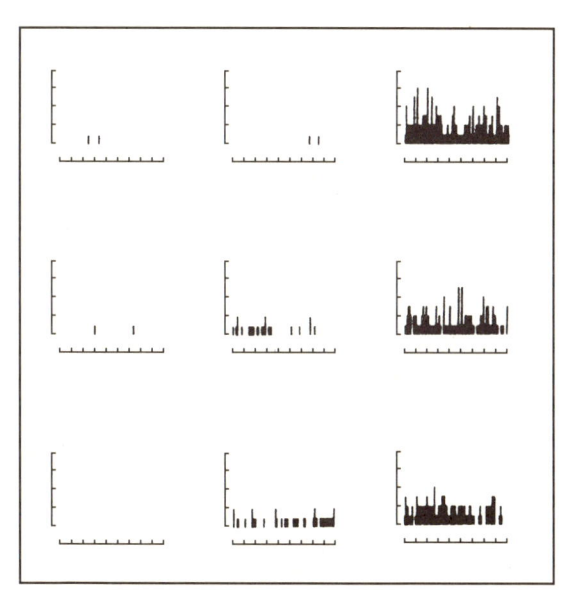

図4　V3A 野ニューロンの視覚反応の視線の方向による変化
　左図の A〜I の点を注視したときの反応を右にヒストグラムで示す．C (右上)を注視しているときに最大の反応，ただし受容野の網膜上の位置は変わらない．
(Galletti et al 1989[23])

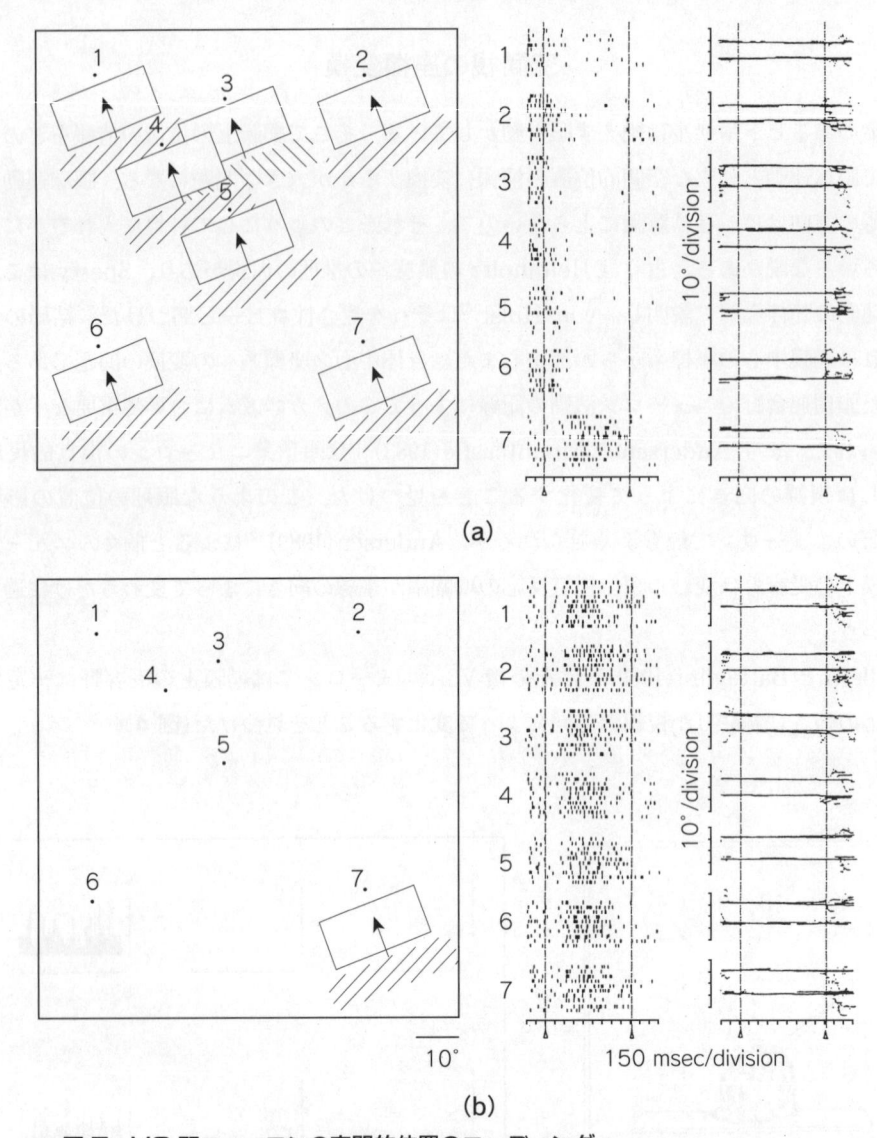

図5 V6野ニューロンの空間的位置のコーディング
a：7の点を注視したときに受容野を横切る右上向きの動きに反応する．しかし1〜6の点を注視しているときは視野の同じ場所を刺激しても反応しない．b：刺激を7の近くに固定して，注視点を1〜6と変えても常に反応する（注視点の位置と無関係に空間のある場所に反応野がある）．
(Galletti et al 1993[24])

しかし最近になってGallettiら(1993)[24]は，上頭頂小葉のV6野(PO野，図11a参照)のニューロンの中に注視点の位置が大幅に変わっても常にスクリーン上のある場所の刺激に反応する細胞があることを見つけた(図5)．このような反応の背後には視線の位置によって増幅率の変わる網膜中心の受容野をもつ細胞が多数あって，その線維がV6野の細胞に収束していると考えられる．このような身体を中心とする空間的位置の直接的な神経コーディングは手の到達運動などのような身体運動の視覚的制御には大変適している．

運動視の中枢：V5(MT)野とV5A(MST)野

V5野は上側頭溝の後壁にあり，Van Essenら(1981)[25]はこの領域をMT野(middle temporal area)と名づけた．この部分では灰白質の中に有髄線維が多くミエリン染色で濃く染まるので髄鞘構築学的にはっきり区別される．Zeki(1974)[5]は，この領域のニューロンの大部分が視覚的運動によく反応し方向選択性をもっていることを発見した．

V5野ニューロンの受容野はV1野やV2野のニューロンに比べると大きいが，まだ比較的限局していて網膜部位局在が保たれている(Gattass and Gross 1981[26])．また，大脳皮質の表面に平行に微小電極を刺入して隣り合ったV5野ニューロンの方向選択性を次々に調べると適方向が順序よく変わって図6のように方向選択性によるコラム構造があることがわかった(Albright et al 1984[27])．

このように，網膜部位局在と方向選択性コラム構造があり，解剖学的にも運動視関連領域の多くと線維連絡があって要の位置を占めていることから，V5野は運動視の中心と見られている．しかし，それは必ずしもここが運動視の情報処理の最終段階であることを意味するわけではない．むしろ次のV5A(MST)野にもっと複雑な反応選択性を示すニューロンが多く見られる．V5A(MST)野は上側頭溝の底部から前壁にかけての領域でV5野と接している．MaunselとVan Essen(1983)[12]はここをMST野(medial superior temporal area)と呼んでいる．ここはすでに視覚前野の領域の外にあり頭頂連合野に含まれるが，この領域のほとんどの細胞が何らかの視覚的運動に反応する．V5A野ニューロンの受容野は非常に大きく，直径数十度から視野の1/4から半分近くを占めるものまであって，V5野のような網膜部位局在はもはや存在しない．その意味でも，頭頂連合野の一部と見なすべきであろう．この領域のニューロンはスポットやスリットの単純な動きに反応するものもあるが，奥行運動や回転運動のように単純な網膜像の動きでは説明できない複雑な視覚的運動に特異的に反応を示すもの(Sakata et al 1985[28])や，オプティカル・フローのように縞模様や斑点模様の動きに反応するもの(Tanaka and Saito 1989[29]，Duffy and Wurtz 1991[30])もあって，より

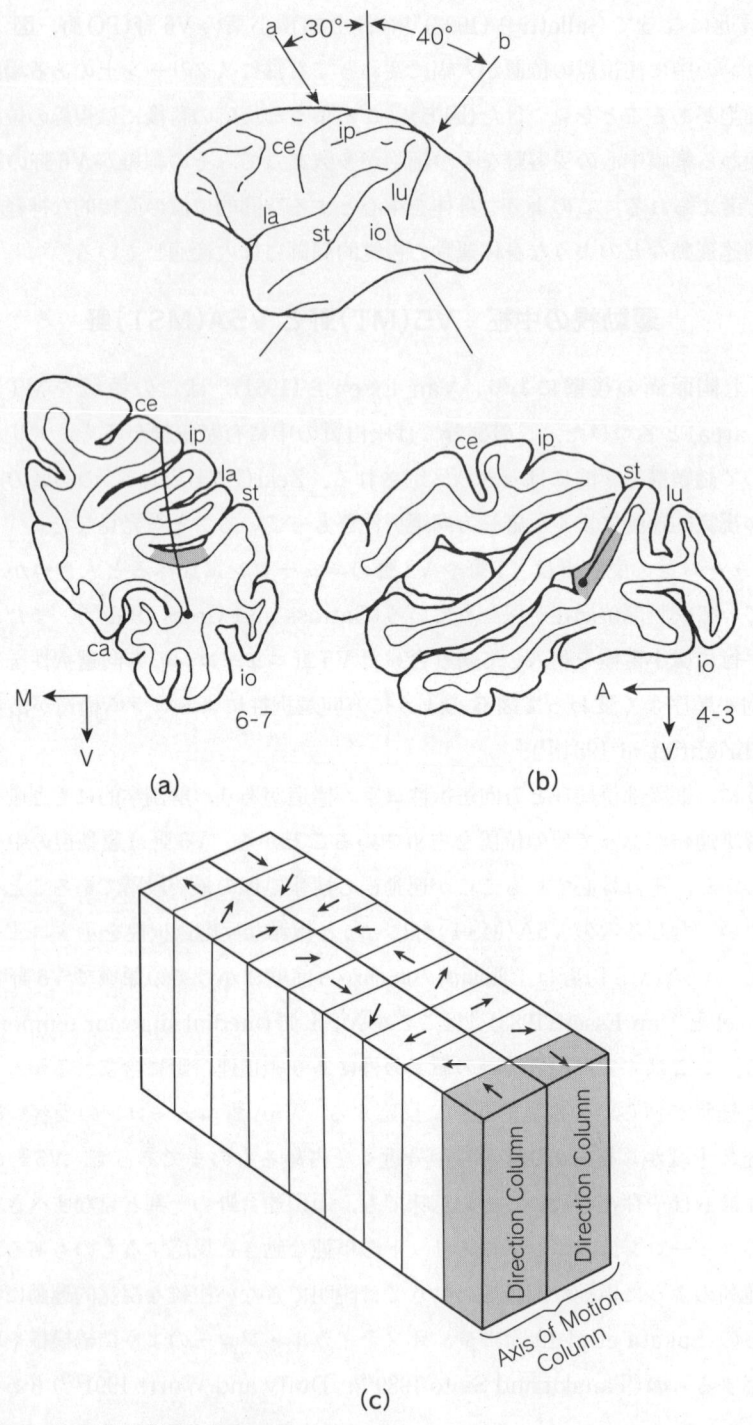

図6 V5(MT)野の方向コラム

a, bの上の図で上側頭溝(st)の後壁にあるV5野をaのように皮質に垂直に刺入したときは同じ方向選択性をもつニューロンが並んでいる．bのように皮質を横切る刺入路ではcのようにニューロンによって適方向(矢印)が次々に変わる．

第8章 視覚系の情報処理

直接的に運動視の知覚現象と対応する．

奥行運動の知覚メカニズム

頭頂連合野の中にサルの身体に近づく奥行運動に反応するニューロンがあることは7b野(Leinonen and Nyman 1979[31])や7a野の後部(Sakata et al 1985[28])などで見つけられている．そのような奥行運動に対する選択的反応はどのようにして起きるのだろうか．我々は頭頂葉の中でV5野(MT野)に最も近いV5A(MST)野で奥行運動に反応する細胞を見つけたので，これらの細胞が奥行運動の主な手がかりである両眼視差変化と大きさ変化にどのように反応するかを調べた(Sakata et al 1994[32])．この実験では最近立体映像の展示でよく使われる偏光フィルターを使って左右の眼に別々の像を見せる視覚刺激装置を使った．実際に物体が近づくときに網膜に起きる変化は像の大きさが拡大すると同時に右眼にうつる像は左方向へ，左眼にうつる像は右方向へ，互いに逆向きに移動することである(図7c)．V5A野ニューロンの中には左右の眼の像を逆向きに動かす両眼視差変化に選択的に反応するものと，像の大きさの変化に選択的に反応するものがある．

しかし中には図7aのように実物の四角いプレートを近づけたときに反応する細胞で両眼視差変化や大きさ変化を単独に与えたときにはほとんど反応せず，両者を同時に与えたときにだけ，実物の奥行運動に対するのと同じように強い反応を示すものもあった(図7b)．後者は単なる大きさ変化や両眼視差変化ではなく真の奥行運動を検出する細胞と見ることができる．このようなニューロンの背後には大きさ変化にだけ反応する細胞と両眼視差変化にだけ反応する細胞があって，この両者から奥行運動検出細胞に収束する線維が送られているというモデルを想定することができる(図7d)．

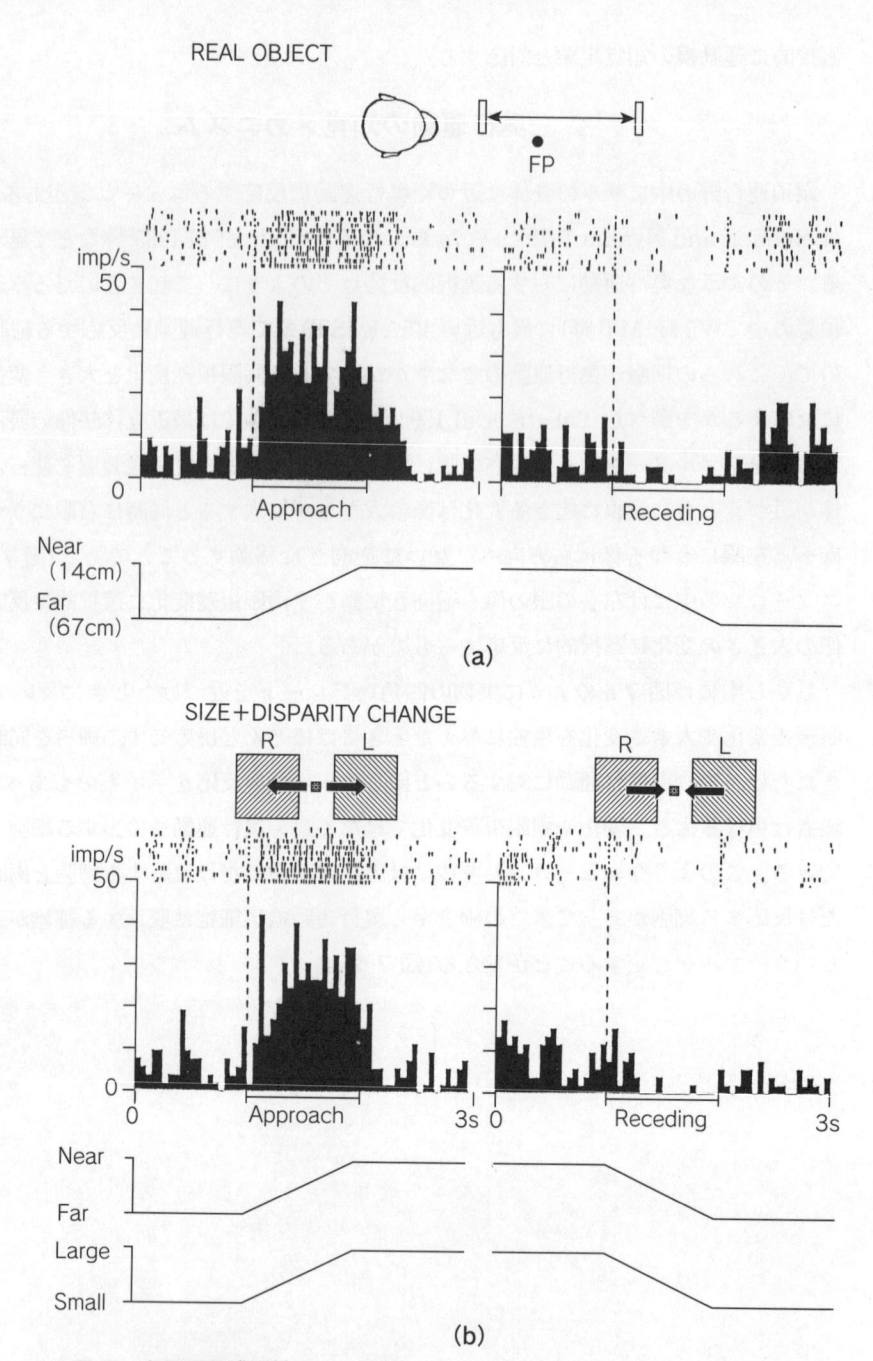

図7 奥行運動感受性ニューロン
　a：実物の光るプレートを前後に動かしたときの反応．接近運動で興奮，離反運動で抑制．b：同じニューロンのスクリーン上の偏光フィルターを通した像の動きに対する反応．拡大しながら右眼像を左へ左眼像を右へ動かしたときに興奮し，縮小しながら右眼像を右へ左眼像を左へ動かしたときには抑制される．

第 8 章 視覚系の情報処理

(c)

(d)

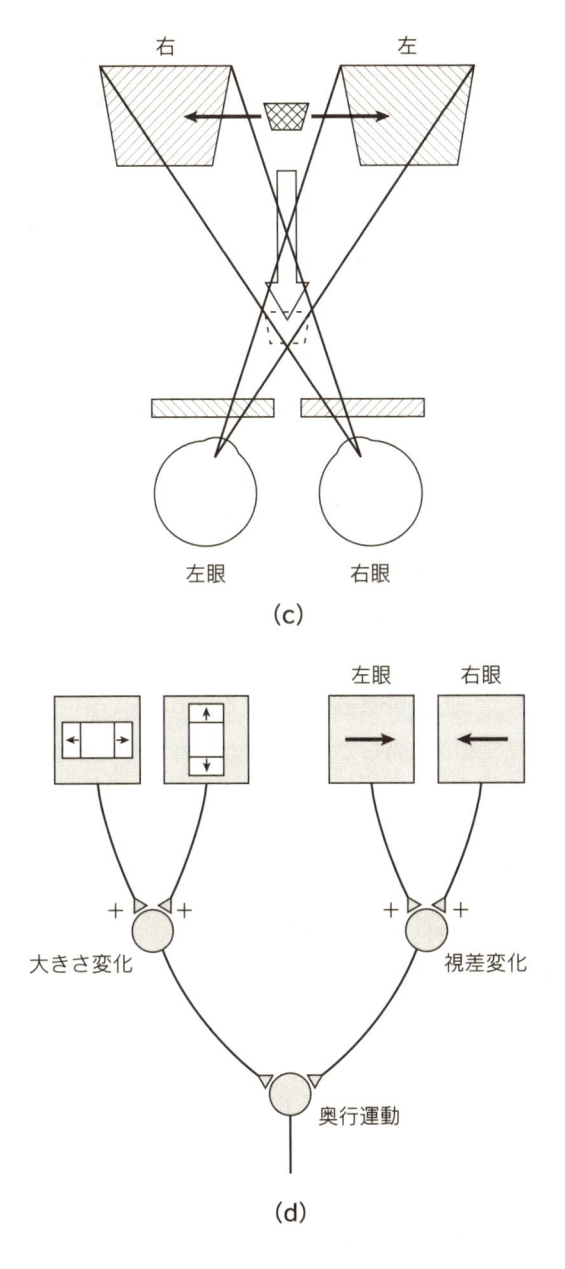

c：偏光フィルターと可変スリットによる奥行運動の再現．左右に交叉するように動かしてスリットを拡大すると，刺激が近づくように見える．d：奥行運動感受性ニューロンのモデル．大きさ変化に反応するニューロンと視差変化に反応するニューロンの両方からの入力を受ける．(酒田と泰羅 1995[19])

回転運動の知覚メカニズム

　V5A(MST)野とその周辺には奥行運動の他に，もう一つ複雑な運動に反応するニューロン群がある．それは直線運動ではなく，回転運動に選択的に反応するニューロンである．回転とは「物体がある軸を中心に場所を変えずに行う運動」と定義されている．あらゆる運動は直線運動と回転運動の組み合わせで成り立っているので，回転運動を識別することは運動知覚の上で大変重要である．最近，多くの心理物理学的研究で大きさ変化や，奥行運動とは独立に回転運動検出メカニズムが脳にあることを示す結果が得られている．

　我々は偶然の機会に回転運動に反応する頭頂葉ニューロンを見つけ，それを積極的に探索して，その機能的性質を調べた(Sakata et al 1994[32])．数十個の回転感受性ニューロンの過半数が前額面の回転よりも水平，前後(矢状面)などの奥行回転によく反応し，その中間の斜めの面の回転に最適の反応を示すニューロンもあった．したがってこれらのニューロンのどれが活動するかによって三次元的な回転のベクトルがコードされると考えられる．

　図8は回転感受性ニューロンの一例で矢状面での前後回転に最もよく反応した．アクリル棒を内部から発光ダイオードで照らしたスリット状の刺激を中点のまわりに回転したときに右回りの回転に選択的に反応した(図8a)．その半分の長さの棒を一端を中心に回転したときの反応は前者より弱いが適方向は同じである(図8b, c)．ところが回転の中心の前と後では動きの方向が上下反対になっている．一方，直線運動に対する反応は弱いが方向選択性を較べるとほとんどの場合適方向はどこでもほぼ同じである．したがって回転運動に対する反応は部分的な直線運動に対する反応の組み合わせでは説明できない．

　さらに刺激を単純化して一対のスポットまたは単一のスポットを回転した場合にも反応は少し減少するが，同じ向きの回転に選択的に反応する．特に単一スポットの場合は運動方向の連続的変化以外に回転運動の手がかりはない．

　運動方向の連続的変化を検出する回路としては図8gのようなモデルが考えられる．すなわちまず，かなり広い受容野を共有する一連の方向選択性ニューロンがあって，それから次の段のニューロンへ興奮性の入力を送り，その隣りのニューロンへは介在ニューロンを介して抑制性の入力を送る．この二つが重なると，BarlowとLevick(1965)[33]の運動方向選択性ニューロンのモデルと同じように一種のAnd・Notゲートとなっている．AからEの順序で方向変化が起きると(図8gでは右まわり)二段目のゲートでは抑制が先にかかってゲートが開かないが，逆の順序(左まわり)では抑制は興奮の後からかかるのでゲートが開く．このような回路なら広い受容野のどこに回転刺激があっても常に同じように反応する．この

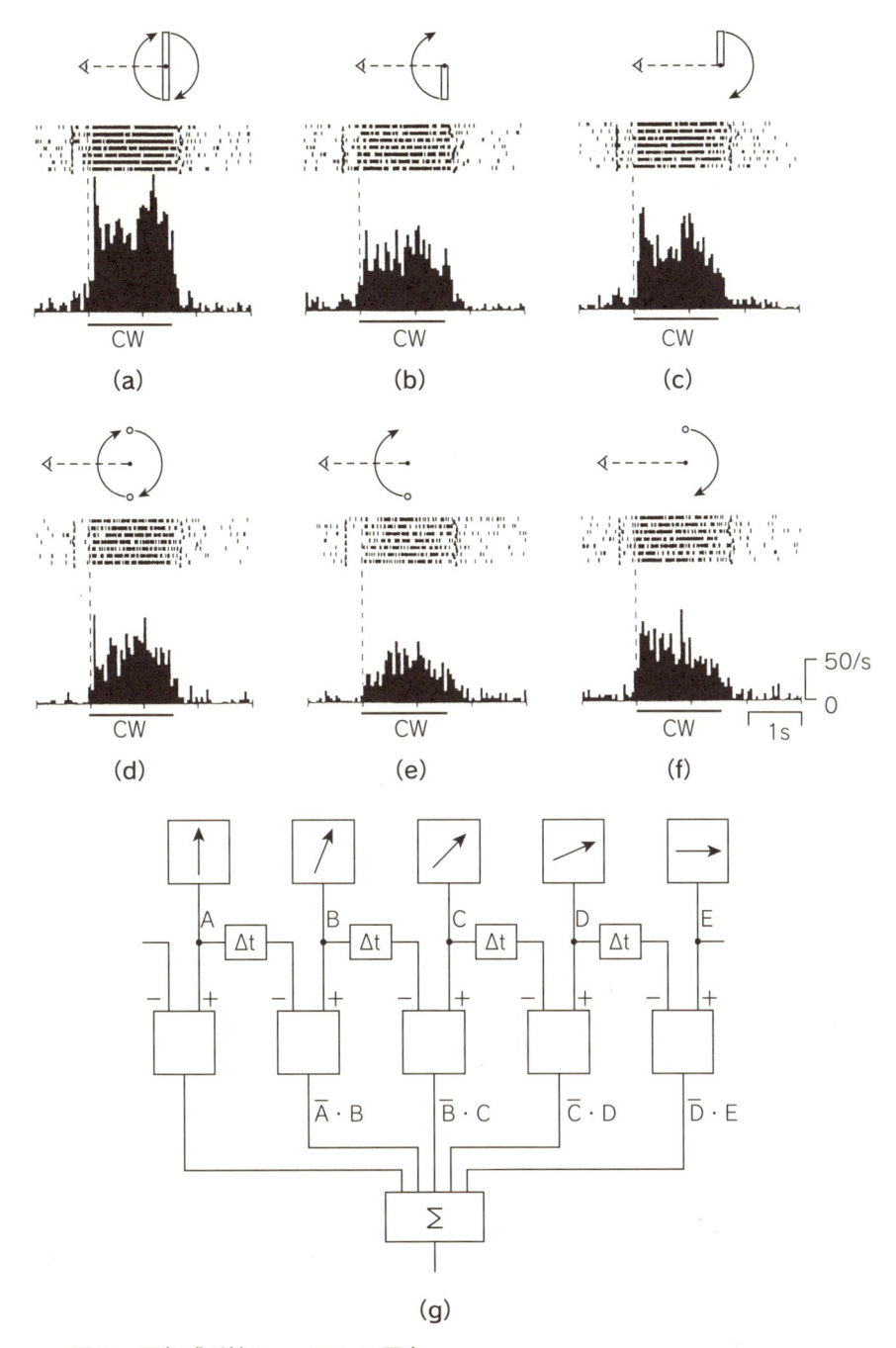

図8 回転感受性ニューロンの反応
a～c は矢状面でのスリットの右回りの回転に対する反応．d～f は一対のスポット，または単一スポットの同じ向きの回転に対する反応．b と c，e と f では上下逆方向の動きに反応している．g は方向の連続的変化を検出する論理回路のモデル．Δt は遅延の入った負の入力（抑制ニューロンに相当する）．
(Sakata et al 1994[32])

ような場所によらない反応の不変性(position invariance)は知覚に共通の原則である．

自己運動の知覚メカニズム

1. 視覚と平衡感覚の相互作用

　我々は以前から下頭頂小葉にはモンキーチェアの回転などの前庭刺激に反応するニューロンがあることを観察していた．そこで視覚性の回転感受性ニューロンが平衡感覚の入力を受けている可能性もあると考えてサルを回転椅子にのせて刺激してみた(Sakata et al 1994[32])．図9はその一例でアクリル棒の水平回転によく反応する細胞が，明るい部屋でサルを水平に回転するとさらに強い反応を示した．暗室でサルを回転したときの反応はそれより弱いが適方向は同じ左回りであった．したがってこのニューロンは視覚と平衡感覚の両方の入力を受け，サル自身の体の回転をコードする細胞であると推定された．その後ドイツのGrüsserら(1990)[34]がサルの頭頂葉で前庭刺激に反応するニューロンが下頭頂小葉の外側部にあることを見つけ，この領域を頭頂島前庭皮質(parietoinsular vestibular cortex：PIVC)と名づけた．この領域のニューロンはサルを取り囲む円筒状のスクリーンに投影した縞模様の回転に対して椅子の回転とは逆方向に反応するものが多かった．これは身体が回転するときに背景の逆向きの動きに反応するためと考えられる．これに対して我々が記録した回転感受性ニューロンの視覚反応は，サル自身の体やモンキーチェアの輪郭が前庭眼反射によって視線が外界に固定されているために体の回転と同方向に回転することによって起きた反応であると考えられる．どちらのニューロンもサルの自己運動の知覚に関係していることは間違いない．

第8章　視覚系の情報処理

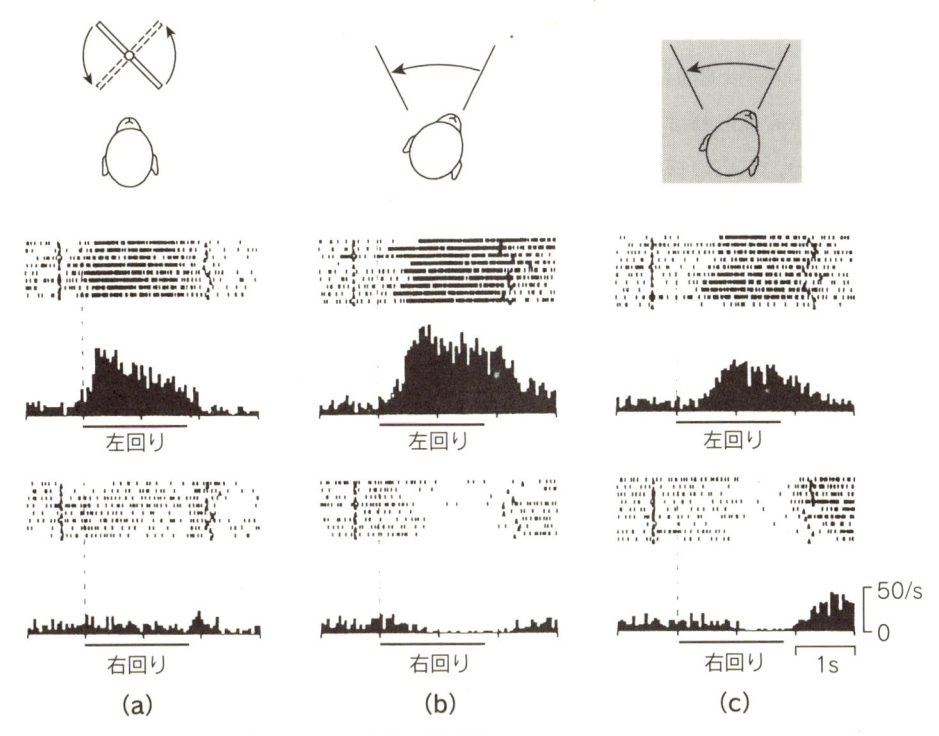

図9　自己の回転運動に反応する頭頂葉ニューロン
　a：アクリル棒の水平回転に対する反応．b：明るい部屋でのモンキーチェアの回転に対する反応．c：暗室内でのモンキーチェアの回転に対する反応．
(Sakata et al 1994[32])

2. オプティカル・フロー(Optical Flow)

ところで身体が前後方向に移動するときには背景の視覚像は放射状に流れる(図10a). こういう背景像の流れはオプティカル・フローと呼ばれ自己運動の主な手がかりになる (Gibson 1950[1]). 左右の移動では前額面に平行に流れるオプティカル・フローが生じる. そして斜め方向の移動では放射状のフローの中心が左または右にずれる(図10a). V5A野の背側部(MSTd野)にはいろいろなパターンのオプティカル・フローに反応するニューロンがある(Tanaka et al 1996, Duffy と Wurtz 1991[30]). 主なものは①平面的フロー, ②回転(円型)フロー, ③放射状フローの三つに分けられるが, 中には回転と放射状のフローを組

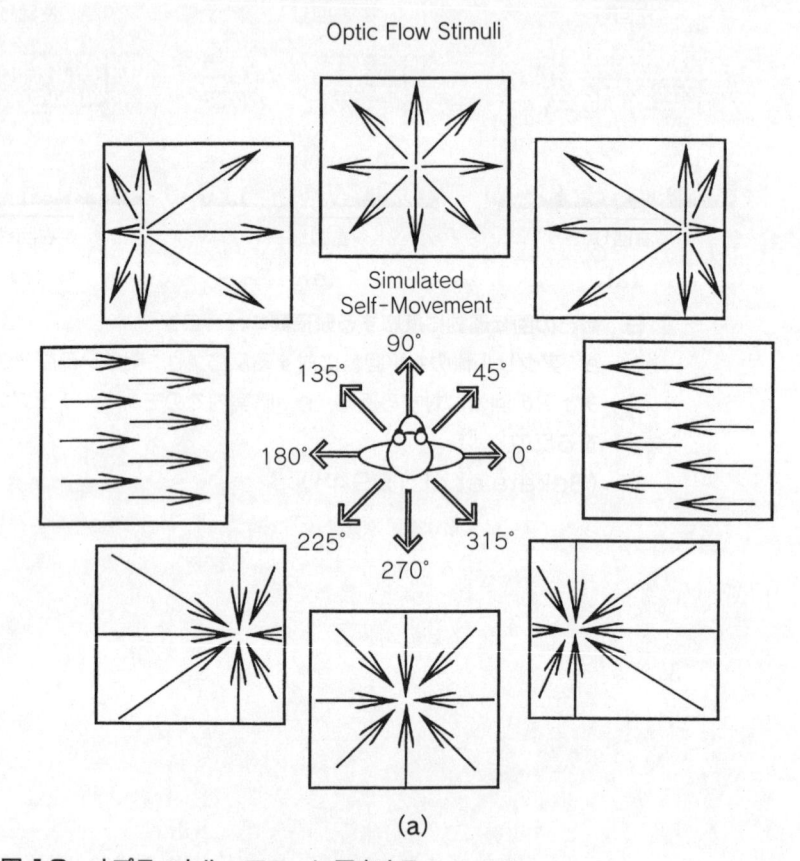

(a)

図10 オプティカル・フローに反応するニューロン
　　a：オプティカル・フローのパターンと自己運動の方向との関係. 上と下は放射状フローで前後の動き, 左と右は平面的フローで左右の動き, 中間は両者の合成で斜めの動きに対応する. b：MSTd野のオプティカル・フロー感受性ニューロンの反応をaに示すパターンの位置に並べた図. 左斜め前方向への自己運動が最適の刺激.
　　(Duffy 1998[36])

合わせたラセン状のフローに選択的に反応するニューロンもある(Graziano et al 1994[35]).
図10bは左斜め前方に向かって運動するときに最適の反応を示したニューロンのいろいろな方向のオプティカル・フローに対する反応をヒストグラムとラスターで示す(Duffy 1998[36]).これはおそらく放射状のフローに対する反応と前額面の右向きのフローに対する反応の加重によるものと推定される.Duffy(1998)[36]はモンキーチェアを水平の移動装置にのせて前後・左右斜の並進運動を与えた.その結果半数近くのニューロンが実際の移動運動の影響を受け,反応が増強される場合が多いことがわかった.すなわち平衡感覚刺激の影響を受け,真の自己運動の知覚に関係すると考えられる.

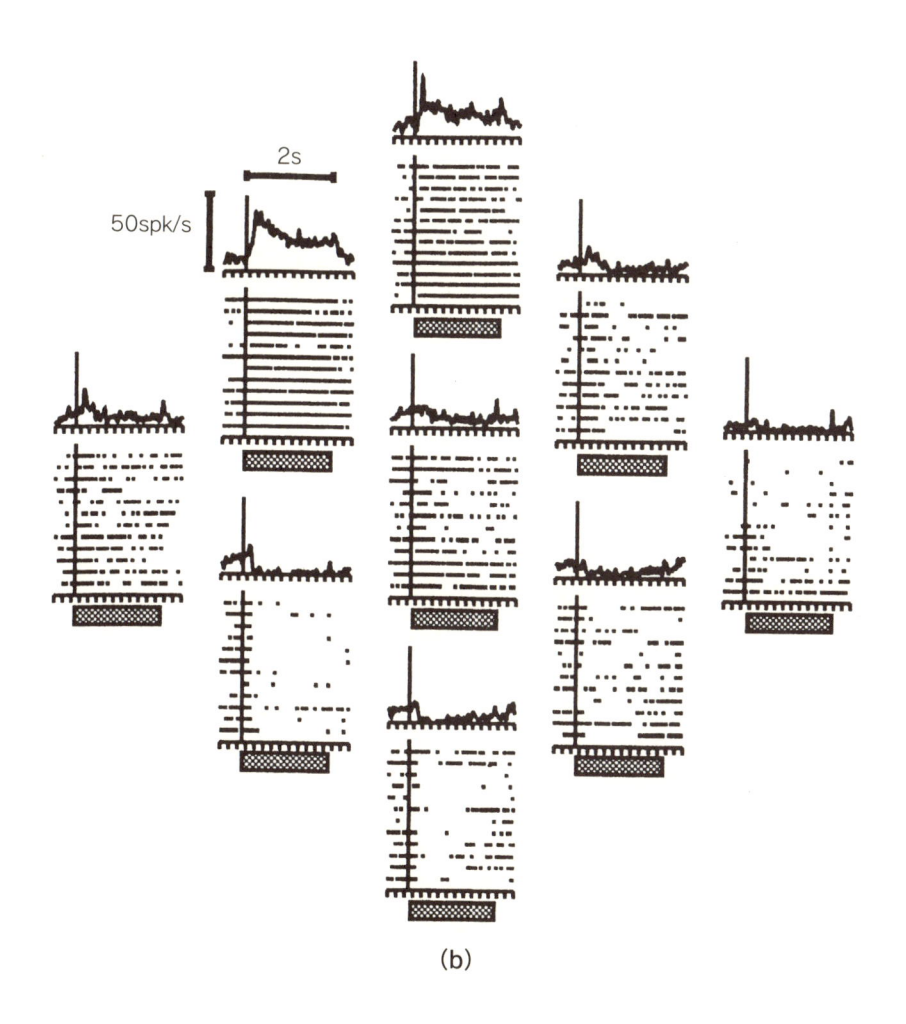

(b)

多感覚ニューロンによる空間的運動のコーディング

　頭頂連合野には視覚刺激と体性感覚刺激の両方に反応する多感覚ニューロンがしばしば見られる．特に頭頂間溝の底部にある VIP 野（図11 a）にはこのような細胞が多い．最近 Colby ら(1993)[38]はこのような細胞の受容野を詳しく調べた．図11 はそのうちの3例について視覚と皮膚の受容野と方向選択性を示す．これらの例では皮膚と視覚の受容野の空間的位置がほぼ重なっていて，最適方向も一致している．したがってこれらのニューロンの活動は身体のどの部分をどの方向に刺激が動いているかを表している．

　中には身体のある部分に向かって近づく刺激に反応するニューロンも記録されている．Rizzolatti ら(1981)[39]は運動前野で手のすぐ近くや，口のすぐ近くの視覚刺激にだけ反応する視覚ニューロンを見つけ，そのような受容野を皮膚周辺受容野と名づけた．Graziano ら(1993)[40]は最近，運動前野だけでなく大脳基底核の被殻や，頭頂葉の 7b 野で同じように身体の一部に密接した視覚受容野をもつ多感覚ニューロンを見つけている．このようなニューロンの中には手の位置を変えると受容野の位置がそれに追随して変わるものがあり，関節受容器からの入力によって視覚受容野に変化が起きる場合があることを示唆している．このように身体中心座標系または身体部位に合わせた空間的位置をコードする細胞は身体の運動を制御するのに必要な情報変換を行っていると見ることができる．

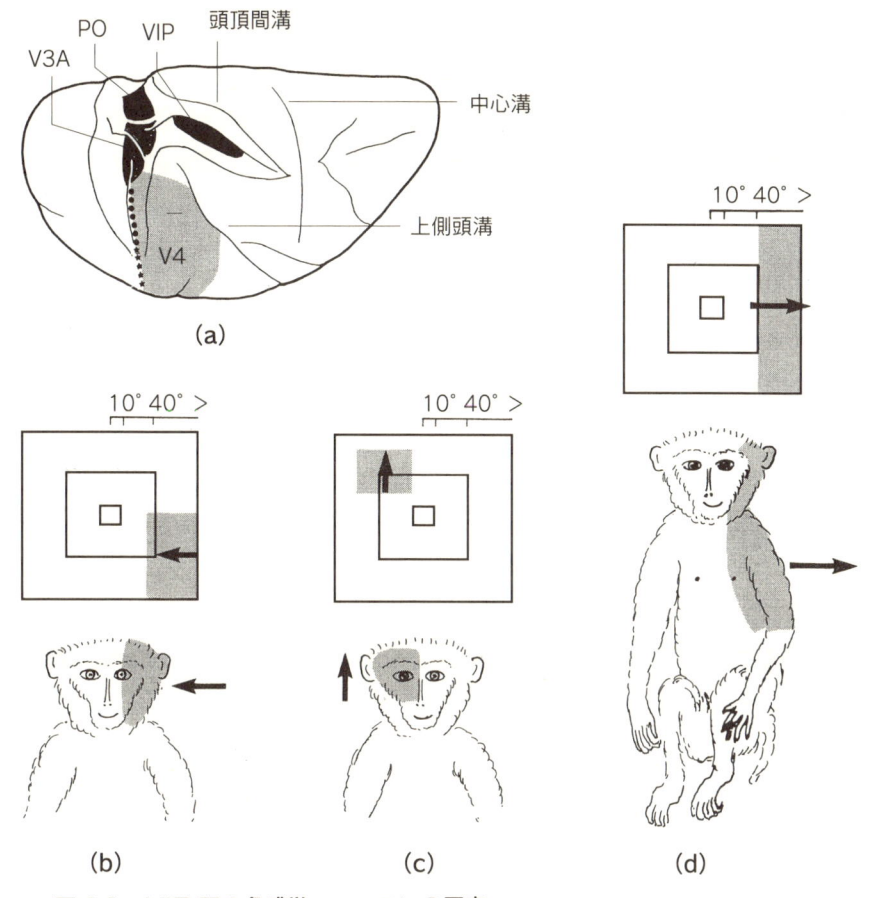

図11 VIP野の多感覚ニューロンの反応
a：視覚刺激Sに対する反応と受容野の範囲．右上方60°×60°位の広さ．b〜d：皮膚刺激Sに対する反応，右頭部に受容野．
(Duhamel et al 1990[37])

頭頂葉と立体視

　頭頂葉が立体視に関係していることを示唆する臨床神経心理学的な研究は今までにいくつか発表されている．Holmes と Horrax(1919)[41]は頭頂後頭領域の銃弾損傷で立体視を喪失し，物が平盤に見えると訴えた症例を報告している．しかしこの患者は視野の下半分に大きな欠損があったので第一次視覚野の損傷を伴っていた．Rothstein と Sacks(1972)[42]は偏光メガネを使った立体視のテストで頭頂葉損傷によって立体視が障害された症例を報告している．しかし今まで頭頂葉で両眼視差に感受性のあるニューロンを記録したという報告はなかった．我々が立体視に関心をもつようになったのは頭頂葉の中で手操作関連ニューロンの性質を調べるようになってからである．手操作関連ニューロンの中には操作対象を見たときに反応する視覚優位型ニューロンがあり，その中には三次元物体の形や軸の傾きなどに選択性の高いものが含まれていた(Taira ら 1990[43])．

1．長軸の三次元的方位のコーディング

　軸の傾きの識別は操作対象の傾きに手の傾きを合わせるために重要な情報である．頭頂葉の損傷で軸の傾きが見分けられなくなる症状が起きることは古くから知られていて"視覚座標の歪曲"などと呼ばれている(McFie et al 1950[44])．我々は頭頂間溝の後外側壁に沿って長い棒状の刺激に反応するニューロンを探索し，頭頂間溝の一番後ろの方で長軸の三次元的方位に選択性のある一群のニューロンを見つけた(大塚, 他 1995[45])．図12aはその一例で矢状面で後方に45°傾いたアクリル棒に最もよく反応し，前方に傾いた棒にはまったく反応しなかった．しかも一方の眼をかくすと左右いずれの眼でもほとんど反応しなかった(図12b)．したがってこれらのニューロンは両眼視差のある刺激に敏感に反応すると推定された．この他に垂直，水平，前後軸などいろいろな角度の軸に最適の反応を示すニューロンが記録された．これらのニューロンは細長い棒によく反応し，長さを変えて反応の違いを調べると長い刺激ほどよく反応し，長さ反応曲線は数十cm(57 cm の距離で)までの範囲で単調増加関数を示した．

　このような長軸方位選択性ニューロンは両眼視差の手がかりに反応していると思われるので，我々は三次元コンピュータ・グラフィックスで偏光フィルターを使って立体視ディスプレイ上に両眼視差のある刺激を提示して長軸方位選択性ニューロンの反応を調べた．その結果，両眼視刺激でも視差のある刺激にはよく反応するのに，視差のない刺激にはほとんど反応しないものがほとんどであった(Sakata et al 1998[46])．立体視の心理物理学的研究でよく

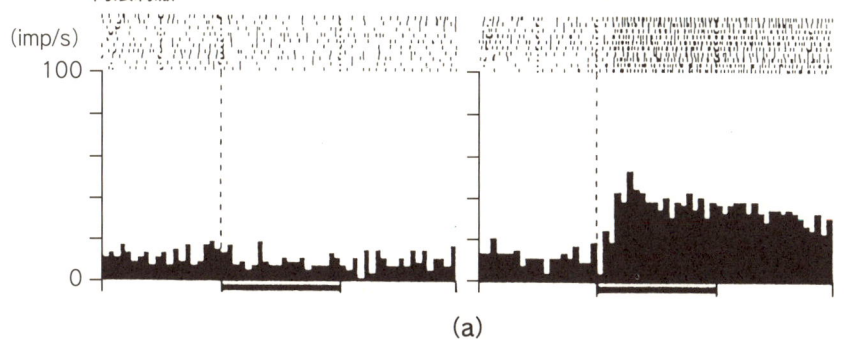

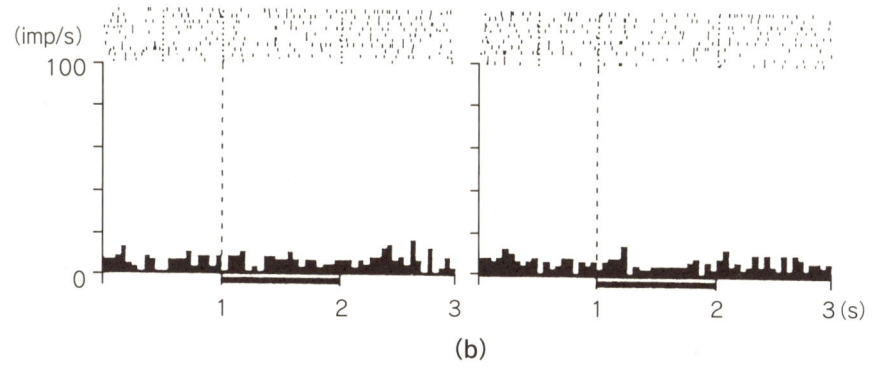

図12 長軸方位選択性ニューロンの反応
　　a, b：左側は前に45°傾いた光る棒への反応．右側は後ろに45°傾いた光る棒への反応．bについては右眼のみの刺激でも反応がなかった．太い横線が刺激の時間．

(c)

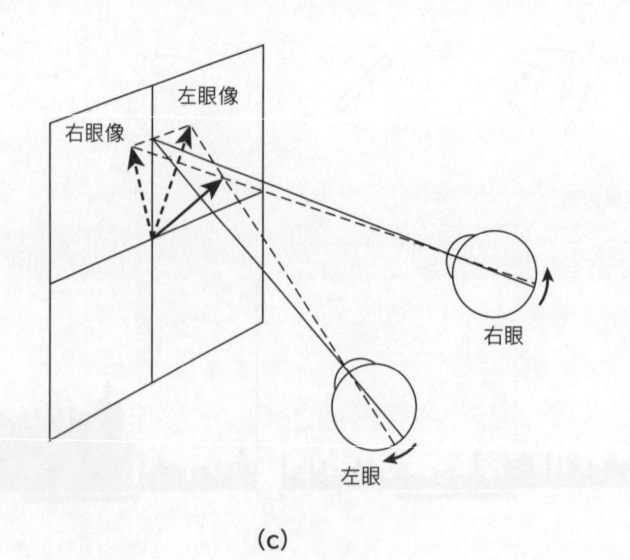

図12 長軸方位選択性ニューロンの反応（続き）
c：方位視差の模式図．矢状面で前後の傾きによって左右の網膜像に傾きの差が生じることを示す．

知られているように矢状面での前後の傾きの場合には図12cに示すように左右の網膜像の傾きの違い，すなわち方位視差（orientation disparity）によって軸の傾きを識別していることが明らかになった．水平面での左右の傾きは左右の網膜像の横の長さの違い，すなわち幅視差（width disparity）によって識別していると思われるが，この実例はまだ記録されていない．

2．平面方位選択性ニューロン

長軸方位選択性ニューロンが記録される頭頂間溝後部のCIP野には細長い刺激に反応する細胞の他に平たい板状の刺激によく反応する細胞も含まれていて，このようなニューロンは平面の傾きに選択性を示したので平面方位選択性ニューロンと名づけられた（Shikata et al 1996[47]）．

平らな四角板または円板によく反応した21個のニューロンのうち，17個のニューロンについて，立体視ディスプレイ上で平面の方位を変えて調べた．図13はその一例で刺激を水平軸のまわりに前後に回転して45°おきに反応を調べると後方に45°傾いた正方形のプレート（$10 \times 10 \times 2$ cm）に最も強く反応したが（図13a），同じ傾きの円柱にはまったく反応しな

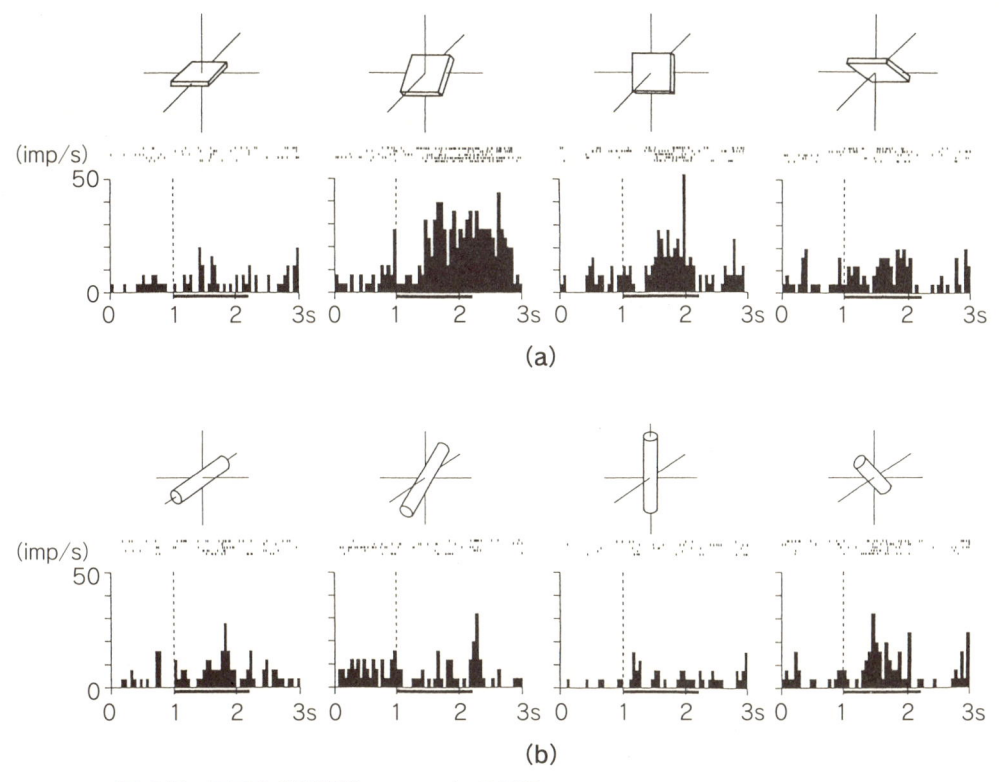

図13 平面方位選択性ニューロンの反応
a：立体視ディスプレイ上の正方形のプレート（10×10×2 cm）を角度を変えて提示したときの反応をラスターとヒストグラムで示す．左から順に水平，45度後傾，前額面，45度前傾のプレートに対する反応．b：円柱（20×3 cm）を角度を変えて提示したときの反応．角度はaと同じく左から順に水平，45度後傾，前額面，45度前傾．

かった（図13b）．

　17個のニューロンのうち13個が平面方位選択性ニューロンと分類された．これらのニューロンが細長い棒状の刺激ではなく，幅の広い面に反応していることを証明するために刺激の幅を変化させて反応を調べた．横でも縦でも，幅を狭くすると反応は小さくなった．

　静止した平面の傾きの知覚には両眼視差の手がかりが不可欠であるから，平面方位選択性ニューロンは両眼立体視ニューロンであるはずである．そのことを確かめるために両眼視刺

激と単眼視刺激に対する反応の違いを調べたが，全例で単眼視刺激に対する反応は両眼視刺激に対する反応より小さかった．

Marr(1982)[48]は視覚の計算論の中で平面の傾きは両眼視差の勾配から計算されると述べている．そのことを確かめるため立体視ディスプレイ上の刺激で遅延見本合わせ課題を行わせながら普通の正方形の他に形の手がかりを除いて純粋に両眼視差の手がかりだけにしたランダムドット・ステレオグラムによっていろいろな傾きの正方形の平面刺激を提示した．その結果，同じ頭頂間溝後部領域でランダムドットの平面に反応するニューロンが十数個記録

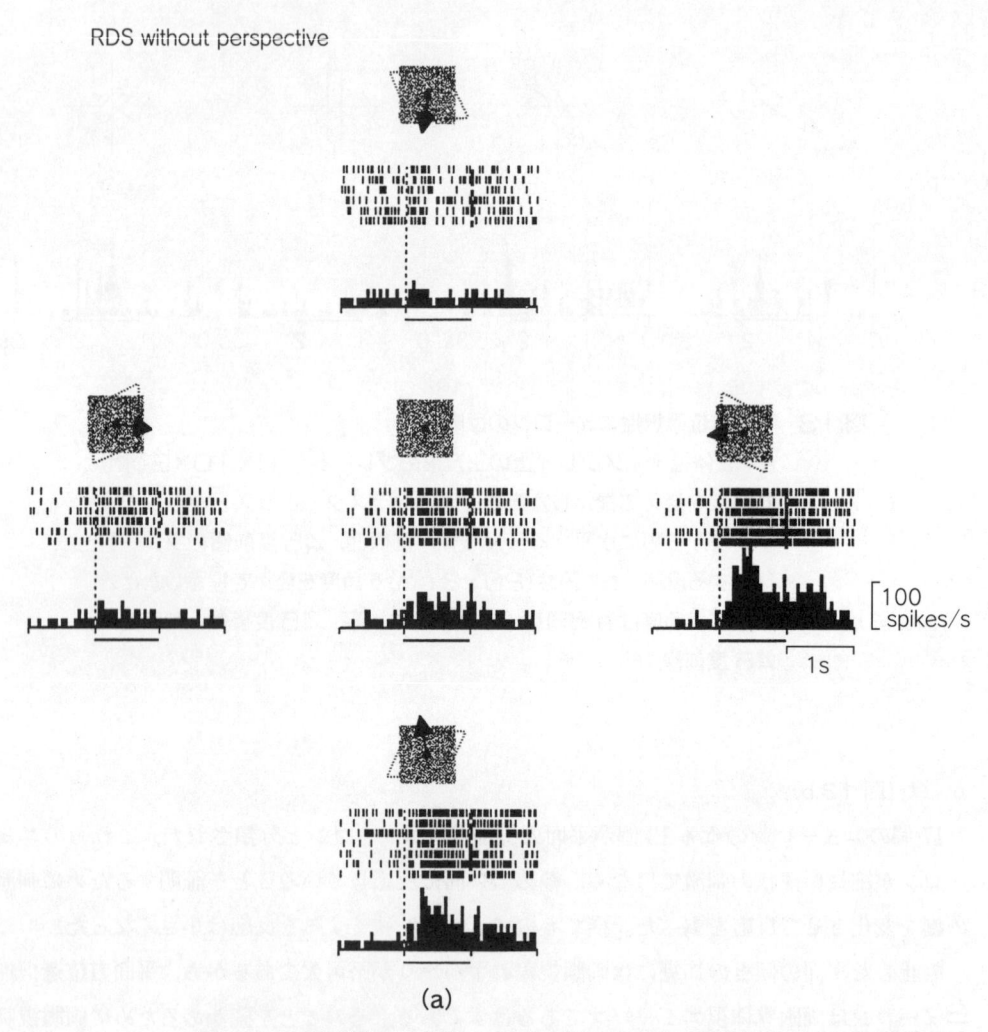

図14　ランダムドット・ステレオグラムの中の平面の方位に選択的な反応を示したニューロンの記録
　　　a：このニューロンは右辺が前方になるような横方向の斜面に最もよく反応した．b：左右の網膜上の像のずれが一定の勾配で増加することを示す．

第8章　視覚系の情報処理

された(Taira et al(in press)[49]).さらに遠近法の手がかりのまったくないランダムドットの正方形をサルに見せてその傾きを識別させたときに,ある傾きの平面に選択的に反応するニューロンが数個記録された.**図14a**はその一例で最適の方位は左斜め横向き45°(右が前)であった.このように斜め横向きの傾きのときは**図14b**に示すように中心から左右に離れるほど両眼視差が大きくなり一定の視差の勾配ができる.ランダムドットの平面の傾きに対する手がかりはこの視差の勾配以外にはないので,Marrの理論の通り純粋に両眼視差の勾配から平面の傾きを検出していると推定される.

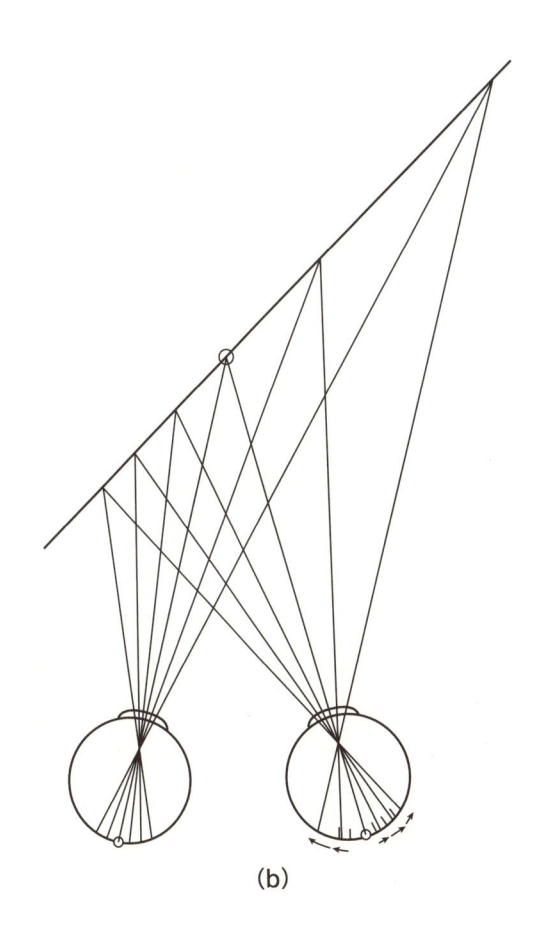

(b)

手動作の視覚的誘導

　手の運動の視覚的誘導が頭頂葉破壊で侵されることはBalint(1909)の頃からすでによく知られている．覚醒サルで頭頂葉のニューロン活動が記録されるようになってからまず最初に見つかったのが手の到達運動に一致して活動するニューロンであった．到達運動関連ニューロンは上頭頂小葉(5野)で多く記録された．肩や上腕など近位の筋肉の運動の調節には視覚だけでなく体性感覚，特に自己受容器からの信号が重要であるから体性感覚の入力を強く受けている5野に到達運動ニューロンが多いのはうなずける．

　サルの下頭頂小葉にはこの他に手の操作的運動に関連して活動するニューロンがあることは以前から知られていた(Mountcastle et al 1975[50])．しかしきちんとサルを訓練して手操作運動課題を実行させながらニューロン活動を記録するようになったのは最近になってからである(Taira et al 1990[43])．使ったスイッチは押しボタン，レバー，つまみ，溝つきつまみの4種類で，溝つきつまみスイッチは示指と拇指を使っていわゆる精密把握をさせるために作った．サルははじめ目の前のスポットがつくと出発点のキーを押しスポットの色が変わったらキーを離してスイッチに手を伸ばして押すか，または引いて1～2秒保持し，スイッチについたスポットの色が変わったら離す．このような手の動作に関連して活動するニューロンは下頭頂小葉の外側部で体性感覚野の手の領域のすぐ後ろの領域に分布していた．このような手操作関連ニューロンの多くは4種類のスイッチのうち一つを操作するときだけに特に強い反応を示した．頭頂連合野には視覚刺激に反応するニューロンが多いので，暗室内で小さなスポットだけを見てスイッチを操作させて視覚的要素を除いたときの反応を見ると，明暗による反応の違いのない運動優位型(図15a)と暗室で反応が小さくなる視覚運動型(図15b)があった．その他に暗室内でまったく反応が消失する視覚優位型もあり，視覚反応の一部は対象の視覚像によるもので，明るいところでスイッチを注視したときには手の動作と無関係に注視目標に反応を示す．この他に動く手の視覚像に対する反応もあると思われるが，この領域ではまだはっきり手の形に反応している視覚ニューロンは記録されていない．

　最近我々はAIP野の手操作関連ニューロンが真に三次元図形を見分けているのかどうかを確かめるため，スイッチの先に6種類の幾何学的立体(球，円錐，円柱，円環，四角板，立方体)を取り付け，サルにそれを摑んで引っ張る動作を訓練してAIPニューロンの反応を記録した(Murata et al 1996[51])．図16はその一例で視覚優位型のニューロンであったが，形に対する選択性が強く，円環を注視して摑むときにだけ強い反応を示した(Sakata et al 1996[52])．この他，四角板，円柱などに選択的に反応するニューロンが多く，立方体や球や

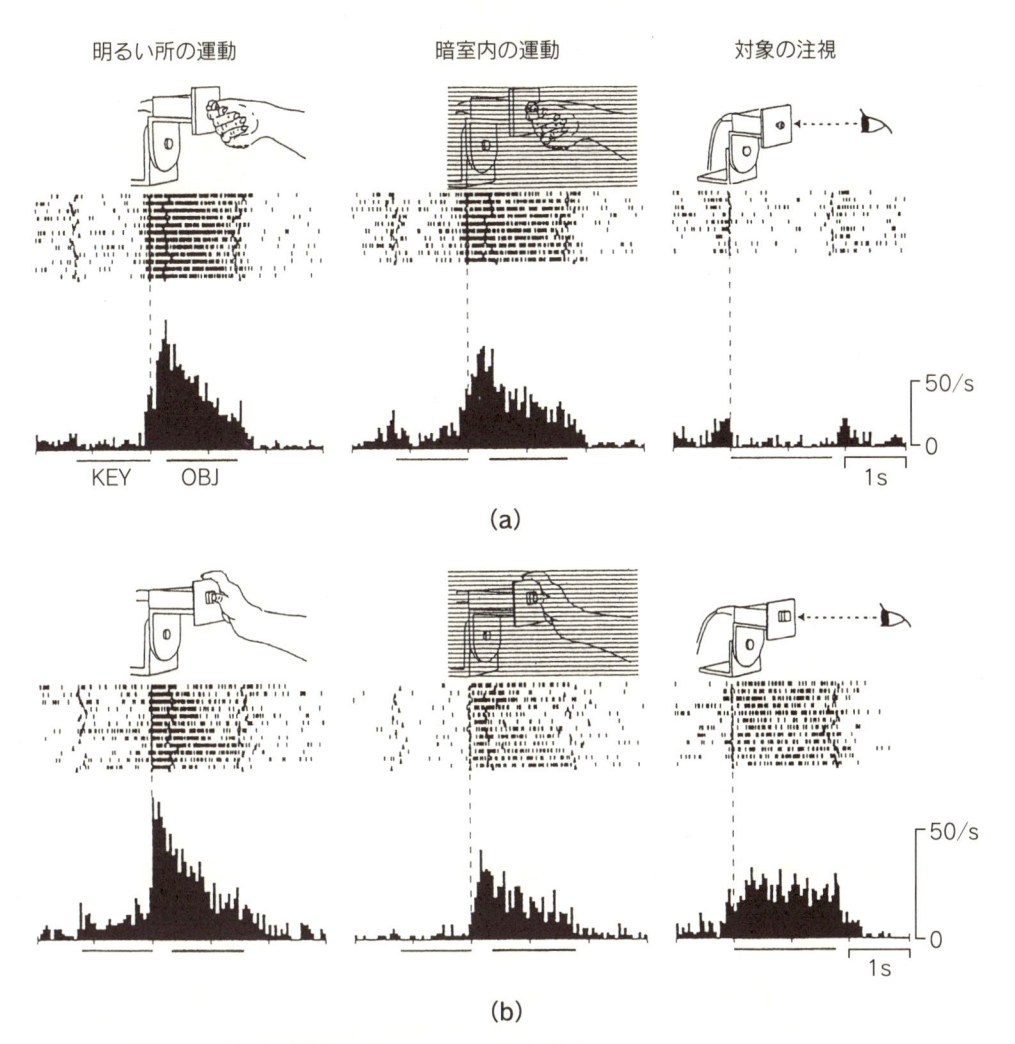

図15 手操作関連ニューロンの二つのタイプ
　　a：運動優位型．手の動作に一致した反応（OBJ）は明暗による差がない．b：視覚運動型．暗室内の運動のとき反応が減少する．またスイッチ（押しボタン）を注視しただけで反応する（視覚反応）．
（Taira et al 1990[43]）

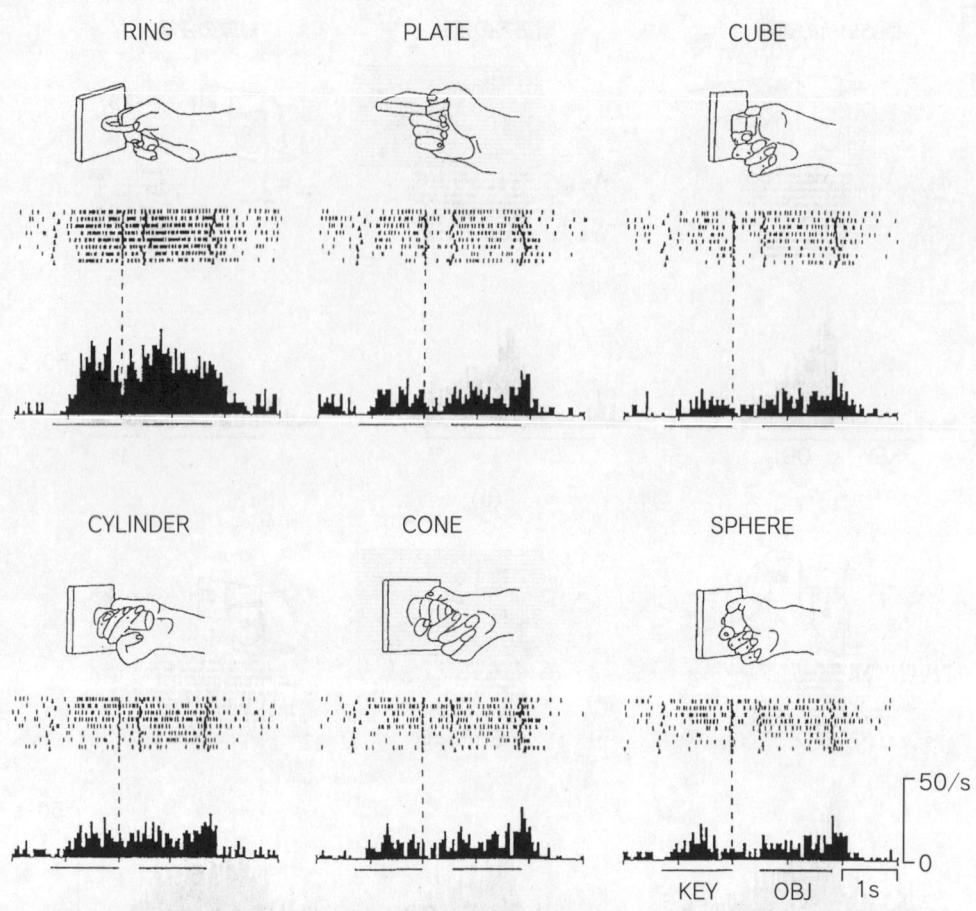

図16 幾何学的立体の形を識別する手操作関連ニューロンの記録
円環に選択的に反応し，他の五つの立体(四角板，立方体，円柱，円錐，球)には反応しない選択性の高い視覚優位型ニューロンの例．
KEY：対象注視期，OBJ：対象操作期．
(Sakata et al 1996[52])

第8章　視覚系の情報処理

円錐に反応するものもあった．

手動作の制御モデル

ところで我々と同じ頃にイタリアのRizzolattiら(1988)[53]は運動前野の腹側部(F5野)で同じようにいろいろな手の動作に先行して選択的に活動するニューロンを見つけた．手の運動指令はおそらく運動前野から出て運動野に送られるので，頭頂葉の運動優位型ニューロンはその指令が側路を通って送り返されたいわゆる遠心性コピーを受け取っているのであろう．そして頭頂連合野の手操作関連ニューロンの役割の一つは対象の形や大きさや傾きなどの空間的特徴に手の形や傾きを合わせることであろうと考えられる．

図17はそのような手の動作の大脳皮質性制御の流れをブロック図にまとめた概念的モデルである(Sakata et al 1995[14])．この図で視覚優位型ニューロンは操作対象の空間的特徴を

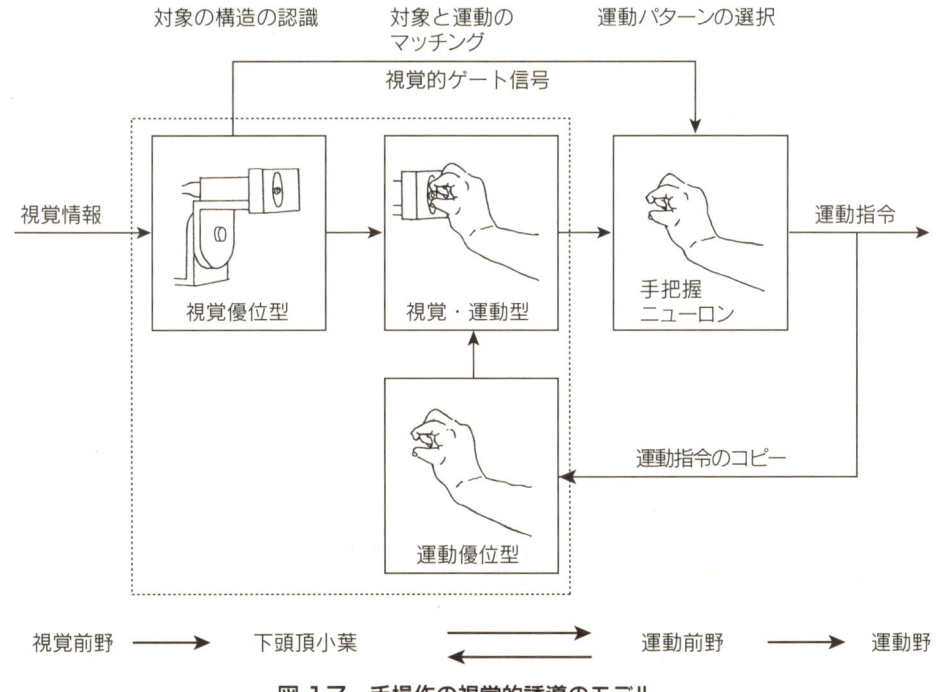

図17　手操作の視覚的誘導のモデル
説明は本文．
(Sakata et al 1995[14])

とらえて運動前野でそれに合った指令を出すニューロンにトリガー信号を送る．運動前野ニューロンは出した指令のコピーを頭頂葉に送り，それを運動優位型ニューロンが受けて，視覚運動型ニューロンに送り，そこで視覚優位型ニューロンからの信号と照合して，もしうまく合っていれば一種の正のフィードバック信号を運動前野に送って運動を継続させ，もし合っていなければ視覚運動型ニューロンの活動が減少して運動が中断される．

我々はその後，球，円柱，円錐，立方体，円環，四角板などの三次元物体を使って手操作関連ニューロンを調べているが，このうちのどれか一つの操作に関連して選択的に活動するニューロンが多く，また視覚的反応でも同様の高い選択性が見られた．おそらく視覚反応の三次元物体に対する選択性は頭頂葉の中でも，より視覚前野に近い領域で生じると推測される．このような三次元物体の空間的特性の神経コーディングは手の動作の誘導に必要な情報を読み取るように行われており，前に述べた Arbib の知覚の動作指向性という原則によく合う．

ま と め

以上，頭頂連合野を中心に空間知覚に関係する視覚ニューロンの性質について述べた．二つの視覚系のうち空間視の系統に属する頭頂連合野には多数の視覚関連領域がある．そのうち運動視に関係する V5(MT)野に隣接する V5A(MST)野周辺には奥行運動や回転運動に選択的に反応するニューロン群があり，この二つによって物体の三次元的運動が表現される．MST 野にはこの他に視覚的追跡ニューロンがあって眼で追跡している目標の動きをコードする．また背景のオプティカル・フローに反応するニューロンが自己の身体の運動方向をコードする．頭頂間溝底部で体性感覚野に接する VIP 野も V5 野からの投射を受けて運動視に関係している．ここには視覚と体性感覚の両方の刺激に反応する多感覚ニューロンが多く，しかも両方の受容野が重なっていて身体のどの部分に刺激があるか，または近づいてくるかを識別する．

空間的位置のコーディングには網膜信号と眼球運動信号の統合が必要である．LIP 野のニューロンの場合は受容野が網膜中心的で眼球運動信号が反応の増幅率を変える．しかし最近，上頭頂小葉の V6(PO)野で視線の方向と独立に自己中心的な位置をコードするニューロンが発見された．さらに V6 野に接する CIP 野では両眼視差の入力を受けて長軸の三次元的傾きを識別する軸方位選択性ニューロンが見つかった．CIP 野には平面の三次元的な傾きを識別する平面方位選択性ニューロンがあり，その一部は純粋に両眼視差の手がかりしかないランダムドット・ステレオグラムの中に含まれた平面の傾きに選択的な反応を示した．

したがって CIP 野では V3, V3A 野から入力される両眼視差検出ニューロンからの信号を統合して平面の傾きを計算していると考えられ，この領域が立体視の高次中枢であることを示している．一方頭頂間溝後壁の前部(AIP 野)には手操作関連ニューロンがあり，その中に操作対象の三次元構造や大きさ，軸方位などに選択性のある視覚ニューロンがある．

このようなデータから頭頂連合野には前からわかっていた V5(MT)野を介する運動視の系統の他に，V3, V3A 野を介して両眼視差信号を受ける「場所と構造」の系統があることが明らかになった．この二つの系統はいずれも手と眼と頭部および全身の動作に必要な情報をカテゴリー別に処理している．すなわち頭頂連合野における広い意味の空間視の情報処理は動作指向性である．

引 用 文 献

1) Gibson JJ：The perception of the visual word. Houghton mifflin, Boston, 1950.
2) Hubel DH, and Wiesel TN：Receptive fields, binocular interaction and functional architecture in the cat's visual cortex. J Physiol(Lond) 160：106-154, 1962.
3) Zeki SM：The functional organization of projections from striate to prestriate visual cortex in the rhesus monkey. Cold Spring Harb Symp Quant Biol 40：591-600, 1975.
4) Zeki SM：The representation of colours in the cerebral cortex. Nature(Lond) 284：412-418, 1980.
5) Zeki SM：Functional organization of a visual area in the posterior bank of the superior temporal sulcus of the rhesus monkey. J Physiol(Lond) 236：549-573, 1974.
6) Mishkin M, Ungerleider LG, and Macko KA：Object vision and spatial vision；two cortical pathways. Trends Neurosci 5：414-417, 1983.
7) Wilson FAW, O'Scalaidhe SP, Goldman-Rakic PS：Dissociation of object and spatial processing domains in primate prefrontal cortex. Science 260：1955-1958, 1993.
8) Zeki SM, and Shipp S：The functional logic of cortical connections. Nature(Lond) 335：311-317, 1988.
9) De Yoe EA, and Van Essen DC：Concurrent processing streams in monkey visual cortex. Trends Neurosci 11：219-226, 1988.
10) Livingstone MS, and Hubel DH：Anatomy and physiology of a color system in the primate visual cortex. J Neurosci 4：309-356, 1984.
11) Hubel DH, and Livingstone MS：Segregation of form, colar, and stereopsis in primate area 18. J Neurosci 7：3378-3415, 1987.
12) Maunsell JHR, and Van Essen DC：The connections of the middle temporal visual area (MT)and their relationship to a cortical hierarchy in the macaque monkey. J Neurosci 3：2563-2586, 1983.
13) Sakata H, Taira M, Kusunoki M, Murata A, and Tanaka Y：The parietal association

cortex in depth perception and visual control of hand action. Trends Neurosci 20 : 350-357, 1997.
14) Sakata H, Taira M, Murata A, and Mine S : Neural mechanisms of visual guidance of hand action in the parietal cortex of the monkey. Cereb Cortex 5 : 429-438, 1995.
15) Arbib MA（金子隆芳・訳）：ニューラルネットと脳理論（The Metaphorical Brain 2. Neural Networks and Beyond. John Wiley, New York）．サイエンス社，東京，1992.
16) Goodale MA, and Milner AD : Separate visual pathway for perception and action. Trends Neurosci 15 : 20-25, 1992.
17) Perenin MT, and Vighetto A : Optic ataxia ; a specific disruption in visuomotor mechanism. I . Different aspects of the deficit in reaching for objects. Brain 111 : 643-674, 1988.
18) Milner AD, Perrett DI, Johnston RS, Benson PJ, Jordan TR, Heeley DW, Bettucci D, Mortara F, Mutani R, Terazzi E, and Davidson DLW : Perception and action in "visual form agnosia". Brain 114 : 405-428, 1991.
19) 酒田英夫，泰羅雅登：頭頂葉における空間視のニューロン機構．神経研究の進歩 39：561-575, 1995.
20) von Holst E : Aktive leistungen der menschlichen gesichtswahrnehmung. Studium Generale 10 : 231-243, 1957.
21) Andersen RA, and Mountcastle VB : The influence of the angle of gaze upon the excitability of the light-sensitive neurons of the posterior parietal cortex. J Neurosci 3 : 532-548, 1983.
22) Andersen RA : Visual and eye movement functions of the posterior parietal cortex. Ann Rev Neurosci 12 : 377-403, 1989.
23) Galletti C, and Battaglini PP : Gaze-dependent visual neurons in area V3A of monkey prestriate cortex. J Neurosci 9 : 1112-1125, 1989.
24) Galletti C, Battaglini PP, and Fattori P : Parietal neurons encoding spatial locations in craniotopic coordinates. Exp Brain Res 96 : 221-229, 1993.
25) Van Essen DC, Maunsell JHR, and Bixby JL : The middle temporal visual area in the macaque ; Myeloarchitecture, connections, functional properties and topographic organization. J Comp Neurol 199 : 293-326, 1981.
26) Gattass R, and Gross CG : Visual topography of striate projection zone (MT) in posterior superior temporal sulcus of the macaque. J Neurophysiol 46 : 621-638, 1981.
27) Albright TD, Desimone R, and Gross CG : Columnar organization of directionally selective cells in visual area MT of the macaque. J Neurophysiol 51 : 16-31, 1984.
28) Sakata H, Shibutani H, Kawano K, and Harrington TL : Neural mechanisms of space vision in the parietal association cortex of the monkey. Vision Res 25 : 453-463, 1985.
29) Tanaka K, and Saito H-A : Analysis of motion of the visual field by direction, expansion/contraction, and rotation cells clustered in the dorsal part of the medial superior temporal area of the macaque monkey. J Neurophysiol 62 : 626-641, 1989.
30) Duffy CJ, and Wurtz RH : Sensitivity of MST neurons to optic flow stimuli. I . A continuum of response selectivity to large field stimuli. J Neurophysiol 65 : 1329-1345, 1991.
31) Leinonen L, and Nyman G : Functional properties of cells in anterolateral part of area 7

associative face area of awake monkey. Exp Brain Res 34：321-333, 1979.
32) Sakata H, Shibutani H, Ito Y, Turugai K, Mine S, and Kusunoki M：Functional properties of rotation-sensitive neurons in the posterior parietal association cortex of the monkey. Exp Brain Res 101：183-202, 1994.
33) Barlow HB, and Levick WR：The mechanism of directionally selective units in the rabbit's retina. J Physiol(Lond) 178：477-504, 1965.
34) Grüsser O-J, Pause M, and Schriter U：Localization and responses of neurons in the parietoinsular vestibular cortex of awake monkeys. J Physiol(Lond) 430：537-557, 1990.
35) Graziano MSA, Andersen RA, and Snowden RJ：Tuning of MST neurons to spiral motion. J Neurosci 14：54-67, 1994.
36) Duffy CJ：MST neurons respond to optic flow and translational movement. J Neurophysiol 80：1816-1827, 1998.
37) Duhamel J-R, Colby CL, and Goldberg ME：Congruent representations of visual and somatosensory space in single neurons of monkey ventral intraparietal cortex(VIP). In：J Paillard(ed), Brain and Space, Oxford Univ Press, Oxford, 1990, pp. 223-236.
38) Colby CL, Duhame J-R, and Goldberg ME：Ventral intraparietal area of the macaque；anatomic location and visual response properties. J Neurophysiol 69：902-914, 1993.
39) Rizzolatti G, Scandolara G, Matteli M, and Gentilucci M：Afferent properties of periarcuate neurons in macaque monkeys. II. Visual responses. Behavioural Brain Res 2：147-163, 1981.
40) Graziano MSA, and Gross CG：A bimodal map of space；somatosensory receptive fields in the macaque putamen with coresponding visual reeptive fields. Exp Brain Res 97：96-109, 1993.
41) Holmes G, and Horrax G：Disturbances of spatial orientation and visual attention, with loss of stereoscopic vision. Arch Neurol Psychiat 1：385-407, 1919.
42) Rothstein TB, and Sachs JG：Defective stereopsis in lesions of the parietal lobe. Am J Ophth 73：281-284, 1972.
43) Taira M, Mine S, Georgopoulos AP, Murata A, and Sakata H：Parietal cortex neurons of the monkey related to the visual guidance of hand movement. Exp Brain Res 83：29-36, 1990.
44) Mc Fie J, Piercy NF, and Zangwill OL：Visual spacial agnosia associated with lesion of the right cerebral hemisphere. Brain 73：167-190, 1950.
45) 大塚宏之，田中裕二，楠　真琴，酒田英夫：視覚対象の三次元的軸方位に選択性をもつサル頭頂連合野ニューロン．日本眼科学会雑誌 99：59-67, 1995.
46) Sakata H, Taira M, Kusunoki M, Murata A, Tanaka Y, and Tsutsui K-I：Neural coding of 3D features of objects for hand action in the parietal cortex of the monkey. Philos Trans R Soc Lond B Biol Sci 353：1363-1373, 1998.
47) Shikata E, Tanaka Y, Nakamura H, Taira M, and Sakata H：Selectivity of the parietal visual neurones in 3D orientation of surface of stereoscopic stimuli. Neuroreport 7：2389-2394, 1996.
48) Marr D：Vision. Freeman, San Francisco, 1982.

49) Taira M, Tsutsui K-I, Min J, Yara K, and Sakata H : Parietal neurons represent surface orientation from the gradient of binocular disparity. J Neurophysiol in press.
50) Mountcastle VB, Lynch JC, Georgopoulos A, Sakata H, and Acuna C : Posterior parietal association cortex of the monkey ; command functions for operations within extrapersonal space. J Neurophysiol 38 : 871-908, 1975.
51) Murata A, Gallese V, Kaseda M, and Sakata H : Parietal neurons related to memory-guided hand manipulation. J Neurophysiol 75 : 2180-2186, 1996.
52) Sakata H, Taira M, Murata A, Kusunoki M, Tanaka Y : Role of the parietal cortex in perception and memory of three-dimensional features of objects. In : K Ishikawa, JL McGaugh, and H Sakata (eds), Brain process and memory, Elsevier Science B. V., Amsterdam, 1996, pp. 377-395.
53) Rizzolatti G, Camarda R, Fogassi L, Gentilucci M, Luppino G, and Matelli M : Functional organization of inferior area 6 in the macaque monkey. II. Area F5 and the control of distal movements. Exp Brain Res 71 : 491-507, 1988.

視覚と触覚の相似と相違
―触覚による視覚代行はどこまで可能か―

和氣　洋美

　「もし眼が見えなくなったら」と想像して不安や恐怖を覚えたことはあるかもしれないが，「手や身体のどこかで物に触っても何も感じられなかったらどうなってしまうのか」などとは想像することすらなかったのではないだろうか．私たちの行動がそれだけ視覚に多く依存しているからである．

　ある日，筆者はカリフォルニアの浜辺で海苔でくるんだ「おにぎり」を頬張っていた．ふと見ると，隣の一団はインドの人々らしく皿に入っているカレーライス様の食べ物を右手でこねながら口に運んでいる．話しに聞いていた彼らの食事習慣を間近に見て，あらためて文化の違いに思いを致し，彼らは彼らで黒々とした塊を手に持って口に運ぶ私たち日本人家族を物珍しげに見ていた．周囲のアメリカ人は食べ物を手で鷲掴みする両家族の食事風景を奇異な眼で眺めていたに違いない．手は食べ物を口に運ぶための道具というだけでなく，味わうことにも参加しているのである．考えてみよう．手触り，肌触り，口触りなどの触覚が失われるばかりか，筋肉や関節の動きをも感じることができなくなったとしたら，私たちの生活は想像以上に困難になる．食べ物の臭いや味は感じられるが，触感がないために咀嚼すること呑み込むことがうまくゆかず，食事を楽しむどころか必要な栄養をとることすら難しい．筋・腱・関節の感覚，足の裏の感覚がないから座った姿勢から立ち上がること，逆に立っている状態から椅子に腰掛けることもままならない．熱い冷たいの感覚がないので一人では寒さから身を守ることもなく，火傷の自覚もない．このように，私たちの生活が潤いのないつまらないものと化してしまうばかりか，生命の維持にさえ重大な結果をきたすことになる．

　一方，視覚に頼ることができなくなってしまったら，失われた視覚に代わって，字を読む手，実物や絵を見る手，他人の表情を読む手，動きを感じとる手など，私たちは幾種類もの手を欲することになろう．一般に，失われたある感覚を正常に機能する他の感覚で補助ない

しは代行することを感覚代行という．視覚系に問題が生じたときは，視覚代行として触覚系や聴覚系が多く用いられる．「視覚の世界」と「触覚の世界」の関係について考察することは，科学的関心を満足させるばかりでなく，視覚代行にとっても意味のあることである．

視覚系と触覚系とが同じ法則で統括されているのか否か，同じ空間構造に通じているのか否か，両者が事物や事象について同等の情報を提供し得るか否か，疑問は多々ある．

視覚と触覚という二つの感覚系の相似と相違について，ここでは以下の四つの視点から考察する．第一は発達的展望，第二はそれぞれの感覚受容器および情報処理過程の特色，第三はそれぞれの感覚系を通して私たちに体験される現象の類似と相違の分析，第四は一方の感覚系がダメージを受けたとき他方が如何にそれをカバーし得るかという感覚代行の視点である．

視覚・触覚の発達と学習の意味

生まれたての赤ちゃんの視力は極めて低く，成人の視力の1/40程度であるからまだ辺りを鮮明に見ることはできないし，見える範囲も限られている．3カ月，6カ月と成長するとともに視力も視野も急速に発達し，視覚機能が充実してくる(図1)．

触覚系は視覚系より遅れて発達する．Piaget(1953)[1]によると触覚の発達段階は以下の通りである．

第1段階：反射的に手を握るが拇指は参加しない．

第2段階：繰り返し握ったり掴んだりするが，見る，しゃぶるといった他のスキーマとの協応はない．手はまだ環境を操作するための道具としては使われない．

第3段階：眼が手の動きに引きつけられるようになるにつれて視覚が次第に関与するが，まだ視覚が手をコントロールするまでにはいたらない．手が視野内にとどまることが多くなればなるほど次第に視覚が手に影響を与え始める．

第4段階：この段階になって初めて，視覚にコントロールされた手の動きが起こる．したがって，手が見えているときと見えていないときとでは明らかに手の動きが違う．手は，見えているものを掴むために動く．この行動は生後3～4カ月児の特徴である．この段階の限界は眼-手の協応が，手が掴むべき対象とともに視野に入っているときだけ起こることである．

第5段階：対象が視野に入っているが，手は見えていないというとき，手はものを掴むために視野の中にもってこられる．つまり，対象が見えていることが，手がどこにあろうとそれを探す役目を果たすのである．

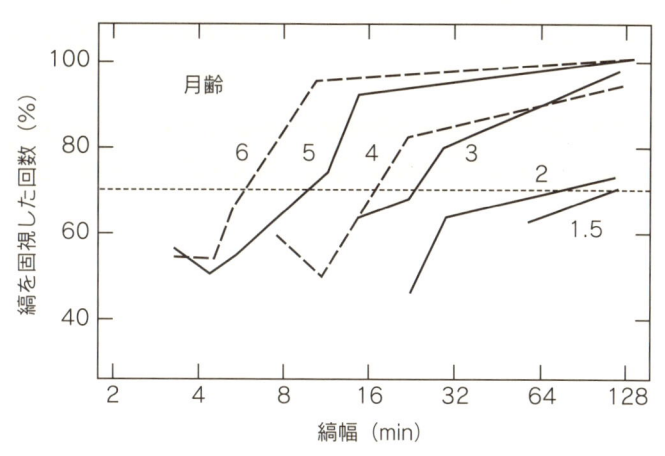

図1 選好注視法によって測定された縞視力の発達
(Teller et al. 1974)

　以上のように，触覚は発達するにつれて視覚とのかかわりを深めてゆくが，視覚にコントロールされるようになる段階まで手は何もしないというのではなく，発達初期の無目的に思える「手を伸ばす」「握る」といった行動を通して，興味を惹きそうな情報を取り込んでいるのである．

　触覚の発達初期では口が手以上に触経験の重要な器官の一つである．Gesellら(1949)[2]は，ものの大きさ，形，肌理などを探索する手段として赤ちゃんが口を使うことを指摘し，Piagetらも赤ちゃんがものを調べるために口にもっていく傾向があることを報告している．手と口の協応は非常に早くからあり，「見る」という行動は対象を手に摑んで口に運ぶときの副産物であるといっても良い．その後，視触は統括的になり探索と呼べるような行動へと発達する．乳児はもはやじっとして動かない対象をただ見ているだけではなく，見ている対象をひっくり返したり，突っついたり，表面を撫でたり，部分を操作したりして確かめる．

　視触の関連性の発達は古来から哲学者および心理学者の関心事である．以下の設問が，その論議を刺激することとなった．「生まれつきの盲人が今は成人して，同じ金属のほぼ同じ大きさの立方体と球体を触覚で区別することを教わり，それぞれに触れるとき，どちらが立方体で，どちらが球体かを告げるようになったとしよう．それから，テーブルの上に立方体と球体を置いて，盲人が見えるようになったとしよう．問い．盲人は見える今，触れる前に視覚で区別でき，どちらが球体で，どちらが立方体かを言えるか」．これはLocke[3]の著述

『人間知性論(Locke 1690)』の中で紹介され，今ではモリヌークス(Molyneux)の疑問として知られている．Lockeとその友人モリヌークスの答えは一致して「否」であった．なぜなら，触覚によって得られる印象が視覚的印象とどのように対応するのかという経験を，まだ一度もしていないからである．触る経験，見る経験をそれぞれ重ねることによって，触った何かと見た何かに同じラベルを貼ることが学習されなければならない．彼らの視覚と触覚がそれぞれ独立な感覚であるという考え方は，今日のPiagetらの考え方に通じる．Piagetは視覚と触覚は初めは別個のシステムとして独立に発達し，6カ月頃までに視覚に誘導されて両者が組織化されると考える．これに対しBower(1974)[4]に代表される立場は，感覚は誕生時には未分化な一つの単体であり，触覚と視覚には基本的に区別がないというものである．したがって何れの感覚系を通して情報が運ばれてこようが乳児はそれらを区別することはなく，モダリティー間の区別は以後の経験によって発達する．

しかし，どちらにしても生後6カ月位までに手の動きが視覚のコントロールのもとに置かれるようになるという点については理論的立場の相違を超えて一致するところである．6カ月児では明らかに触覚情報より先に視覚情報がものの認識を仲介するといえる．ものを握るという課題で，それを曇りガラスで隠してしまうと，7.5カ月児までは隠されたものが再び見えるようになるまでは，ただ握っているに過ぎない．触っているだけでは，ものがまだ存在し続けているということにはならない，つまり，触覚だけではものの存在を認識できないのである．それ以上の月齢児では覆いを取り除いてものを取り出そうとする．覆いを透明な布に変えると6カ月児でも覆いをどけてものを見ようとする．触覚に視覚情報を付加すると行動は促進される(Gratch and Landers 1971[5], Bower et al. 1970[6])．

一方，対象を見ることはできるが触ることはできない条件と，視触両方を使って対象を調べることができる条件を比べると，12カ月児では両条件に差はないが，8カ月児の場合には視覚のみの条件より視触両条件の方が探索が長く行われた(Harris 1971)[7]．ということは低月齢児では視覚だけではなく，触覚的に触っていることが対象が存在しているという考えを促進するのに役立つと結論できる．探索中に視覚に併せて触情報を使うことができることが，対象に対する全体的な情報処理過程に貢献する．

大切なのは触覚は発達初期には主観的役割を帯びるだけだが，後に客観的役割を担うようになるということである．すなわち，幼児期の初期には，しゃぶる，握るといった触覚的な行動によって生じる刺激を感受することを楽しむに過ぎないが，後に物理的世界について触覚系が運んでくる情報に基づいて対象を外在化するために，触覚系が活用されるようになる．年長児になると外界の事物についての情報を得ようと組織的，規則的なやり方で触運動を行

うようになる．ここでは触覚的探索のストラテジー(方略)の役割が重要である．ある同じものを探索するのに同じ年齢の子どもでも，うまい方略を使える子や，使えない子がいるのは何故だろう．方略についての学習を効果的にするような訓練をすれば認知システムの発達を促すことができるだろうか．このことは，触覚による視覚代行として図形情報の有効な伝達方式を模索する際にも，特に問題になる．だが，触覚情報の符号化や貯蔵など触覚記憶系についての研究は極めて少ない．触覚の発達と学習には未解決な重要な課題が残されている．

視覚・触覚の受容器と情報処理過程

1．視野・触野とパラレル処理・シリアル処理

日常生活の中で私たちは「眼で見てわかる」とか「手で触ってわかる」という言い方をするが，いうまでもなく眼や手は外界の刺激情報を私たちの内部に取り入れる窓口に過ぎず，それぞれの処理経路の最終段階である脳のレベルで事物や事象についての認識が得られるのである．

受容すべき外界の刺激からみて眼は離れた受容器である．視野は広く，自己の身体の前方にひらける大きな領域を一瞥でとらえることができるが，受容器自体の分布は眼球内の網膜に局限されている．ヒトの視覚の受容器には錐体と桿体の2種があり，前者は主として色の解析，後者は明暗の解析に関係する．網膜の中心窩・視角2°以内には専ら錐体が分布し，その周囲視角10°位まで広がるにつれて錐体は減少し桿体が増加する．見つめている外界の対象は中心窩とその近傍に写り，最終的な処理の結果，鮮明なピントのあった映像が認められる．桿体だけが分布する周辺部では対象の細部や色情報の伝達は望めないが，動きに関しては鋭敏であり，周辺はモニターとして役立っている．いずれにしろ両視細胞が光刺激を受容することにより光電変換が起こり，情報は電気的信号として大脳中枢へと伝達される．

触覚は圧覚，温度感覚，痛覚とともに皮膚感覚の一部であり，身体に何かが触っているという印象，触っているもの，あるいは自分から触った対象が何であるかについての知覚印象をもたらす．視覚とは対照的に，皮膚感覚の受容器は広く身体の皮膚面全体に分布するが，受容すべき刺激は接触する皮膚面からしか入力されないので，視野に該当する触覚の領域(触野)は大変に狭く限定されている．そのために一定時間内に入力される情報量は少なく，合目的的に手を動かして触りたいものを求めるか，一定の意図した順序で連続的に刺激が入力されなければならない．外界を触覚によって知ろうとするとき，私たちは手でまさぐる操作をするが，手は最も感度が高い身体の部位であるので利にかなっている．ヒトの手には2種類の受容器，すなわち刺激の始めと終わりにのみ応答する速順応型(RA)と，刺激の間ずっ

と応答が持続する遅順応型(SA)とがあり，それぞれに小さく境界が鮮明なI型受容野と，広く境界が不鮮明なII型受容野とがある．これらの受容器は形態学的にマイスナー小体，メルケル細胞，パチニ小体，ルフィニ終末に対応すると推定されている．指先は手掌に比べて感度が鋭敏な上，空間分解能にも優れ，2点弁別閾で表すと手掌の1/3以下である(図2)．指先の分解能が高い理由の一つは受容器の密度が高いことにある．振動刺激であれば閾値はさらに低くなる．

上述のように，外界の刺激を一度に受容することができる容量を比較すると，視野は広く同時に大量の情報を入力できるのに対し，触野は接触する面のみに狭く限られるので一定時間内に入力される情報量は少ない．その意味で，その後の情報伝達方式は視覚系ではパラレル処理，触覚系ではシリアル処理である．とはいえ解像力の点からいうと，視覚でもピントのあった映像をとらえることのできる網膜の部位は狭く，中心窩とその近傍の範囲に限られる．したがって，視覚はパラレル処理とはいわれるものの，特に"能動的に見る"場合には視覚にも時間的な過程が含まれる．一方，触覚によるパターン認識が劣るのが専ら触野の狭さに起因するのであれば，触察時間を長くして狭さを相殺すれば視覚と同じように正確になると期待されるが，実際にはそうはならない．順次に入力される情報を高次中枢まで伝達するためには中間処理段階で作動記憶の参加および情報の統合が不可欠であり，認知的要因が複雑に絡まってくる．

同じことは視野制限下での視覚についてもいえ，視野を狭めると知覚や行動が触覚と似てくることはいくつかの研究で裏付けられている(Loomis et al. 1991[8])，Wake et al. 1982[9])，和氣ほか 1977[10]))．Loomisらは，見える範囲(窓)を人差し指1本分の触野と同じ広さに制限し，窓の向こうで動く線画を観察させて何の絵であるか答えさせた．この視覚での成績は人差し指の腹で線画を触らせたときのものと変わらず低かった．次に視野と触野をともに指2本分に拡大したところ，視覚での成績は急激に改善されて80%の正解が得られたが，触覚では成績の向上は認められなかった(図3)．

一般に，複数の指に同時に入力された刺激の統合は見られない(Craig 1985[11])，Hill 1973[12]))．しかし，身の回りの三次元物体を5本の指で探ると人差し指1本で同じことを行うより良い成績が得られるという研究結果もある(Klatzky et al. 1993[13]))．被験者の指の関節は筋肉や関節の動きから生じる情報入力をカットするために添木によって制約されてはいるが，各々の指に加わる圧は変化すると考えられ，それらの情報が統合されて知覚精度を高めたものと思われる．また5本の指を全部使うことで触野が拡大され，周囲の指が探索のためのガイド役を果たしたとも考えられ，このことは視覚において周辺視が外界認知のための

第9章　視覚と触覚の相似と相違

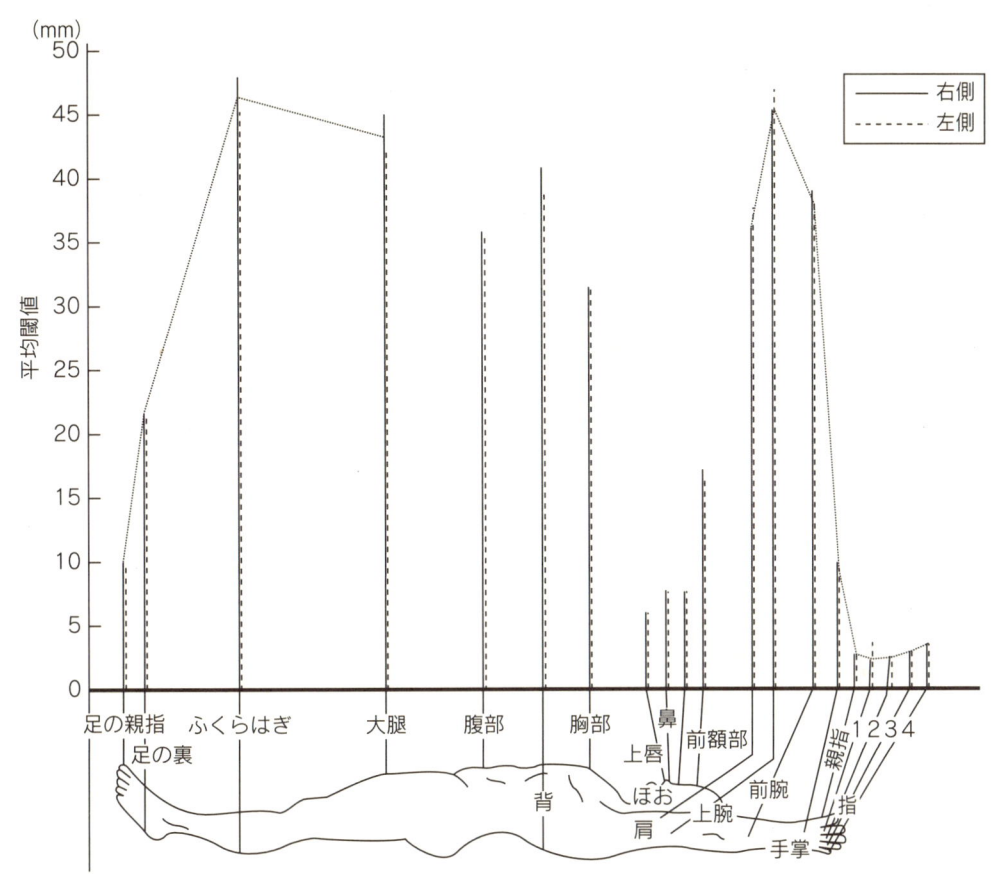

図2　女性の2点弁別閾
男性も傾向は同じである.
(Weinstein 1972)

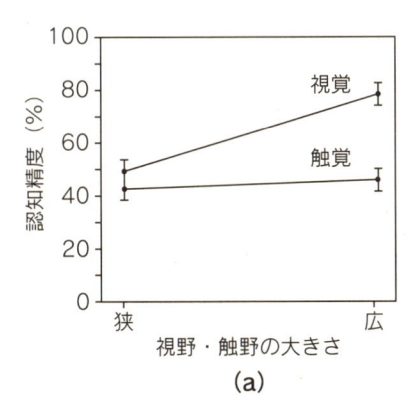

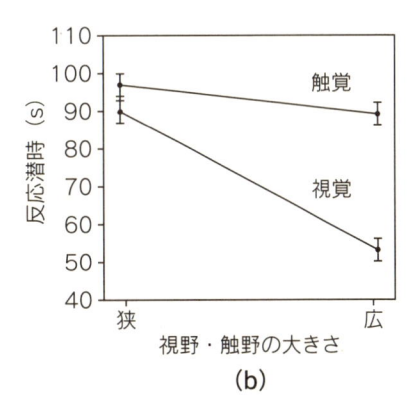

図3　a は視野および触野を拡大したときの認知精度の変化, b は反応潜時の変化を示す. 狭い触野は1本指, 広い触野は2本指. 視野はそれぞれ触野の大きさに該当する.
(Loomis et al. 1991[8])

ガイド，モニター役を担っているのに似ている．

2. 視触の優劣

「百聞は一見にしかず」という慣用句に象徴される通り，視覚は他の感覚より優れた感覚系であると考えられがちである．その理由として，私たちの日常的な行動が視覚情報に多く依存していること，視覚が刺激の受容を意図的にカットする(瞼を閉じることによって)ことのできる唯一の感覚であること，視覚が遠隔受容であるために視対象の外在化がたやすく，通常，見ている主体の眼は意識されず見られている対象の認識のみが生じることなどが考えられる．さらに，触覚が視覚によって助けられるという以下の実証的データもまた，視覚優位の考えに荷担する．Heller(1985)[14]は指先でモールス符号や点字を読む際に，同時にステンドグラスでぼかされたそれらのシンボルを見ることができるようにした．この条件では被験者は触知している自分の手の動きを見ることはできるが，シンボルそのものを見ることはできない．それでも視覚情報がまったく与えられないときに比べて触読は顕著に改善された．では，触覚情報と矛盾する情報が同時に視覚的に与えられる場合はどうだろうか．RockとHarris(1967)[15]は，網膜像を1/2に縮小するレンズをかけさせることによって視覚からの情報と触覚からの情報とが食い違うような事態を作り，被験者に一辺1cmの硬いプラスチック製の正方形を見ながら同時にそれを触るように教示して，そのときの大きさの印象を描画またはマッチングによって答えさせた．その結果では，触覚情報は完全に無視され，大きさの評定は専ら視覚に左右された(図4)．正方形が長方形に見える装置が用いられたときには触覚的にも長方形に感じられたが，眼を閉じた瞬間に摑んでいるものが正方形に変形したように感じられた．このように，視触にもたらされた矛盾で知覚や行動に混乱が起きる心配はない．視覚印象が運動感覚や皮膚感覚の印象を抑えて，視覚優位の単一の印象ができ上がるからである．

視触の関係において，これとは逆に「百見は一触にしかず」ということがありはしないか．視覚情報と触覚情報とが同時に与えられたときに視覚情報を抑えて触覚情報の方が役立つという事態もあるのではないか．「ツルツルしている」「ザラザラしている」などの肌理の識別は手で触る方がはるかに良くわかる．ごく初期の乳ガンを手触りで自己検出したという話は少なくない．ものの厚みについてはどうであろうか．和氣と和氣(1998)[16]は，薄い刺激対象として複数の厚みの異なるトレーシングペーパー，厚い刺激対象として片方の手指を使って調べることのできるアクリル製の立方体の箱を用い，触覚のみ，視覚のみ，見ながら手でも触る視触両用の3条件で厚み判断の正確さを調べた．結果は，厚いものの判断は見た目の方

第9章 視覚と触覚の相似と相違

(a)
縮小レンズ　対象　視覚印象

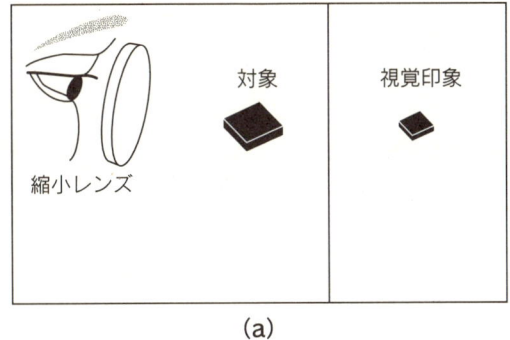

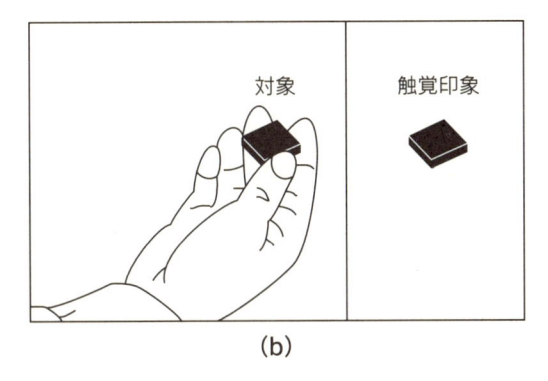

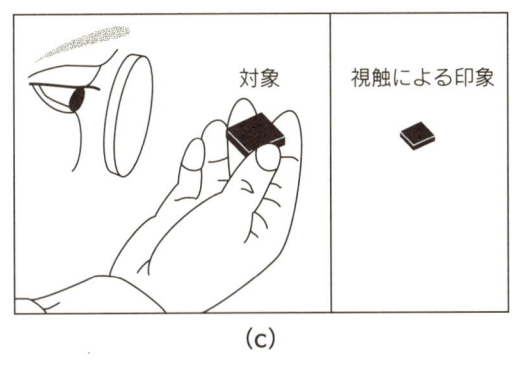

(b)
対象　触覚印象

(c)
対象　視触による印象

図4　縮小レンズを装着した被験者の視覚印象と触覚印象
　a：縮小レンズによってものは小さく見える．b：見ないで触るとそのままの大きさに感じられる．c：縮小レンズを通して見ながら対象に触ると，視覚印象に支配されて小さく感じられる．
(Rock and Harris 1967[15])

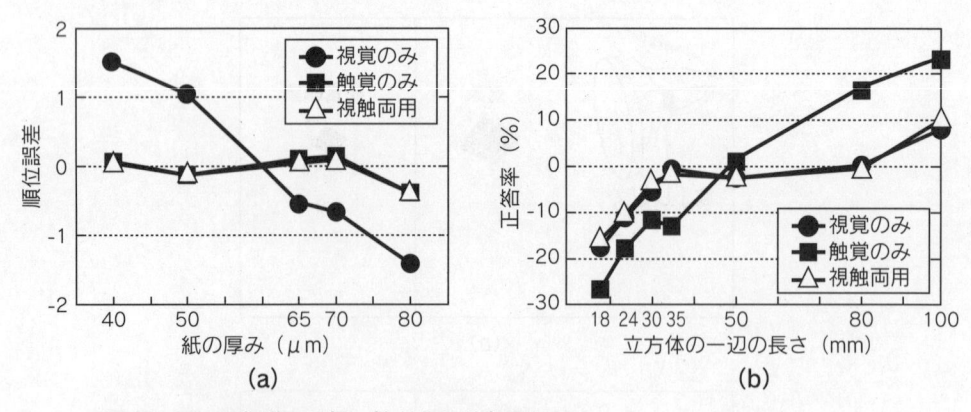

図5 厚みの知覚には視・触どちらが有用か？
a：紙厚の識別における順位誤差．紙の厚みの違いは眼で見るよりも手触りで良くわかる．b：立方体の厚み識別における正答率．箱の厚みの違いは眼で見た方が良くわかる．
（和氣と和氣 1998[16]）

が正確なのに対し，薄いものの判断は手で挟むという操作による方が正確であった．視触両方を使用したからといって成績が加重されて良くなるということはなく，厚いものでは視覚の結果と等しく，薄いものの識別においては触覚の結果と等しかった（**図5**）．"厚い"から"薄い"への変化のどこかで，視覚優位から触覚優位に切り替わる厚さがあると考えられるが，その変化点を特定するためには今後の心理物理的な検討を必要とする．

3．能動触と受動触

手を使って対象を的確に知るためには，ただ触るだけではなく手指を適切に動かすと良い．Katz(1925)[17]によれば，視覚において光が不可欠であるように，触覚においては"動き"が不可欠である．対象にただ手を置いただけでも面の印象は得られるが，硬いとかザラザラするなど面の性質を識別し，その固有の対象を認識するためには手の動きがなければならない．

このように，外界から空間的情報を得るために手指を動かして自分から外界を探索し，感覚印象を得る触覚方式は能動触といわれる．能動触では皮膚や皮下組織に限らず，筋や腱，関節などにある深部受容器も同時に刺激されるので脳に伝達される情報は複雑である．これに対して静止している手指や身体に対象が接触するときに得られる触覚印象は受動触による

ものであり，皮膚の受容器の興奮のみに依存する(Gibson 1966)[18]．受動触と能動触との違いを視覚に対応づけるならば，固視点を見つめながら刺激を観察する事態と，眼を動かして自由に観察する事態との違いに似ている(Goldstein 1984)[19]．

　Gibson(1962)[20]は触覚における動き情報の重要性を強調する立場をとり，能動触が受動触より優れた触知覚モードであると主張する．直径約2.5cmのクッキー用の型の周りを指で自由に走査したとき(能動触)の正答率が，同じクッキー型を手掌に押しつけるか，押しつけながら回転したとき(受動触)の正答率に比べて顕著に高いという彼の得た結果がその根拠として示された．その後の，条件をさらに厳しく統制したいくつかの研究がGibsonの主張を支持した．しかし，MageeとKennedy(1980)[21]の結果はそれに反するものである．彼らは被験者が凸状の図形に沿って指を動かす能動触の条件と，被験者自身は指を動かさず実験者が被験者の手をもって動かす条件とを比較し，後者の方が成績が優れることを示した．被験者自身が手の運動をコントロールする能動触であっても常に情報の収集に成功するとは限らない，つまりどこから探索を開始すべきかの決定を誤ったり，凸状の線や点に導かれて指を動かす途中で線を見失ってしまうことなどがあるからである．手の動きを第三者が適切にコントロールし，情報が適切に取り込まれれば，受動触であっても，さらにまた皮膚感覚を伴わず筋肉運動感覚だけであっても対象を正しく認知することができる．彼らの結果は，手の位置や手の動きから生じる情報が，少なくとも比較的大きな触パターンの把握にとっては皮膚感覚情報よりも一層有効であることを示唆し，適切な筋肉運動感覚情報が受動的に与えられる方が能動触よりもかえって有効になることを示すものである．

　その後，技術の進歩により触覚刺激を皮膚面に提示する方式(ディスプレイ・モード)が多彩となり，受動触条件についても細かく検討することができるようになった．図6aには受動触の各種ディスプレイ・モードが時間経過に沿って図解されている．静止モードで提示されるパターンを手掌の方も動かさずに受動的に触読するのが最も困難である(図6b)．しかし，受動触であってもパターン全体を動かす走査モードでは触読の成績は良くなり，パターンを固定して特定のスリットの部分だけが皮膚を刺激し，そのスリットを順次移動するスリット走査モードにおいては，さらに顕著に改善される(Loomis and Lederman 1986)[22]．ShimizuとWake(1982)[23]は触文字は筆順モードにおいて最も高い可読性が得られることを示した．以上，受動的な触パターン知覚にとってはパターンを構成する要素をスリットや筆順で一部ずつ連続的かつ継時的に提示するのが望ましい．特に，点字やオプタコンによる文字読みのように皮膚感覚への依存度が高い事態では，能動触か受動触かという触覚モードの違いよりもむしろ，刺激の提示方式の違いが大きく影響する．

(a)

静止モード
走査モード
スリット走査モード
部分モード
仮現運動モードⅠ
仮現運動モードⅡ
筆順モード

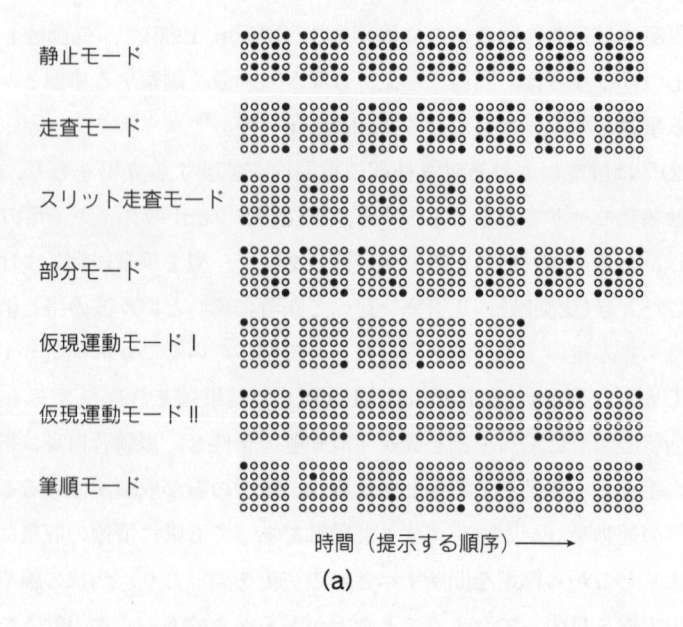

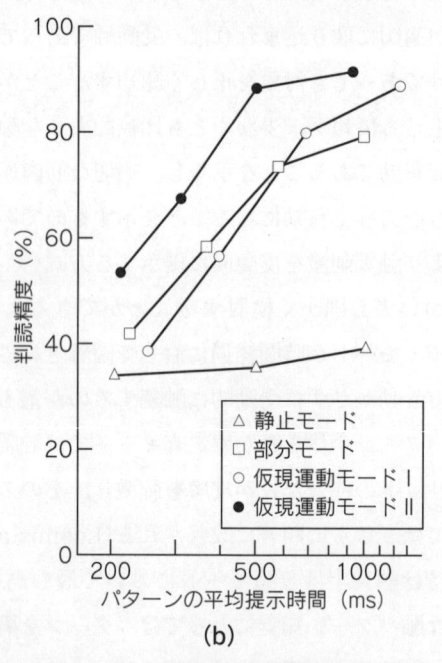

時間（提示する順序）──→

(b)

図6 各種ディスプレイ・モードと触文字判読の精度
a：7種のディスプレイ・モード．ここでは"×"の字を刺激として提示している．b：手掌で触読した結果．静止モードでの読みの精度は低いが，他のモードでは高くなる．一部ずつ連続的に刺激が入力される部分モードでは精度が改善され，仮現運動のように始めの刺激と終わりの刺激だけを適当な時間間隔で与えるとさらに判読の精度が上昇する．

視覚と触覚の現象的相似と相違

　視覚モダリティーと触覚モダリティーとが等価な情報を伝達するか否かに関する明快な答えは未だに与えられていない．この問いに答えるには，真の触知覚者（視覚経験をまったくもたない先天盲）と真の視知覚者（触覚経験をまったくもたない晴眼者）の知覚特性を比較する必要がある．しかし後者を発見することは不可能である．さらに，異なるモダリティー間の統合は生後の極めて初期に生じ，晴眼者においては，どちらの感覚モダリティーも既に相互に改善されてしまっていることも問題解明を困難にしている．

　にもかかわらず，触覚に関する先人の研究を概観すれば，晴眼者内での視触の類似，閉眼晴眼者と先天盲・後天盲の触覚における類似などが示されている．それぞれ視触の等価性に答えるという点からいえば不完全であり含まれる問題はさまざまであるが，以下にそのいくつかを取り上げ考察を試みよう．

1. 視覚と触覚の次元

　Katz(1911[24], 1935[25])は色の現れ方を注意深く観察・記述・分類し，明確な定位がなされない青空の青のような色を面色(film colour)，自動車の赤のように物体の表面に密着して現れる色を表面色(surface colour)，空間に充満して現れる色を空間色(volume colour)と表現した．さらに色の現れ方の分類になぞらえて，触覚モードもまた触質，表面触，空間触などの幾種類かに分けることができるとした．触質(film touch)は，走る車の窓から手を出して強烈な空気の流れを手に受けたとき，手や棒を液体に突っ込んでかき回すとき，砂や粉の中で指や棒を動かすときなどに得られる感触である．明確な定位を欠き，また空間性も乏しい．形は漠然としているが厚みが感じられ，堅い感じよりもむしろ弾性・粘性がその特性として挙げられる．表面触(surface touch)は金属，ガラス，木のような固い物体の表面に指や棒の先で触るときに経験される感触である．距離と方向を伴う2次元の広がりとして空間の中に明確に位置づけられ，これによって素材の識別ができる．空間触(volume touch)とは布や毛布など軟らかい素材を通して固体に触るとき，固体と手の間の空間を感じる．たとえば本に毛布をかぶせ，その上から本に触ると，本の輪郭が大体わかると同時に，本と触っている手との間の厚みを感じる．この感覚によって医者は触診や打診で皮膚の下にある内臓器官を知ることができる．

2. 異方性

眼前に提示される棒が鉛直軸に対してどの程度傾いているかを評価させると,視覚では垂直・水平方向判断の精度は高く,斜め方向で誤差が大きく,45°は両者の中間になることが知られている(古崎と和氣 1970)[26]. 触覚の場合,閉眼晴眼者や後天盲では水平垂直で視覚と同様に精度良好であるが,45°方向で他の斜め方向よりも誤差が少ないという傾向は現れない(Wake et al. 1982[9], 和氣ほか 1976[27]). 視野を制限し,触覚で手が線分をまさぐるのと同様に,眼や頭部を動かして線分を探索しなければならないようにすると周期特性が触覚と同じになり,45°で特異的に精度が良いということはみられなくなる(和氣ほか 1977)[10].

3. 幾何学的錯視

物理的2次元空間における大きさ,角度方向,湾曲などは私たちの知覚世界に忠実には反映されず,知覚の歪みが生じる.これは幾何学的錯視として視覚の世界では周知の事実であるが,触覚でも同様の現象は認められる.皮膚面でも錯視が観察されることは Revesz によって既に1934年に報告されているが[28],組織的研究は最近になってからである.ミューラー・リヤー(Muller-Lyer)錯視については,Hatwell(1960)[29]が8歳から17歳までの盲人で,Tsai(1967)[30]はさらに年齢層の高い盲人被験者群で主線の長さの錯視を確認している.どちらも視覚に比べて量的にわずかではあるが,盲人の錯視量は閉眼晴眼者のそれよりは大きい.この他,ポッゲンドルフ(Poggendorff)錯視,デルボフ(Delboeuf)錯視,水平垂直錯視などに関する研究が少数見られる(Lucca et al. 1986[31], Pasnak and Ahr 1970[32], Day 1990[33], Wong 1977[34]).

触覚の錯視量が視覚より少ないことについては,パラレル対シリアルという視覚と触覚の情報入力の違いが問題になる.Tsai の盲人被験者は刺激全体を大きく包括的に観察した点で視覚の観察の状態に似ていて,利き手の人差し指だけを使って図形として与えられている線を連続的に辿るという観察の仕方をした閉眼晴眼者よりは錯視量が多かった.視覚でも当該の大きさなり長さなりを過度に分析的態度で観察すると錯視効果が減少したり,本来とは異なる変位効果が生じることがわかっている(盛永と池田(和氣) 1965)[35].幾何学的錯視では同時に与えられる刺激布置の全体が影響をもつのであるから,刺激の取り込み方がどうであるかが錯視の生起にとって大きな問題である.

4. 文字認知

アルファベット,カタカナ,点字など数種の文字を指先で読ませたときの正答率と,ほか

された同形同大の文字の視覚による読みの結果とを比較すると，一定のぼけ条件で視覚の正答率が触覚と一致する．Loomis(1981)[36] は低域通過型空間フィルタを通してぼけを与えられた図形の視覚的認知は触覚的認知の近似モデルであるから，解像度の低い分だけ触文字を拡大すれば視覚と同じ読書精度を期待することができると考えて，触覚の解像度を近似することができるガウス関数を示した．筆者らは，ひらがなの触読に及ぼす文字の大きさの効果を細かく調べている．TVSS(Tactile Vision Substitution System)方式の自己保持型触覚ディスプレイと立体コピーによって作成されたひらがな文字とを幅広い年齢層の被験者に読ませ，高齢者を除けば文字を拡大するにつれて正答率が増大し100%に達することを確認した(和氣と和氣 1988)[37]．

上記のように視覚では触覚より細かい文字を読むことができるが，誤って読まれる文字の種類については，混同マトリックスの類似が示す通り，両感覚で似ている．Craig(1979)[38]によると，触覚の混同マトリックスと視覚の混同マトリックスとの間の相関は高く，0.88であった．

5．仮現運動

少し離れた2光点を交互に点滅させると，各光点は実際には動いていないにもかかわらず，1個の光点が往復運動をしているように見える．この現象はベータ運動といわれ，仮現運動の代表的なものである．今世紀の初めにゲシュタルト心理学者はこの現象を支配する法則を求めて多くの研究を行い，Kolte や Noihouse は2光点間の距離，各光点の提示時間，点滅の時間間隔などの最適条件を明らかにした．映画を楽しむことができるのも，街頭や電車の車内などで電光掲示板上に必要な情報を得ることができるのも，これらの研究の成果である．

ところで，皮膚上の2点を連続して刺激する際にも，小さなものが跳ねるような，あるいは擽るような動きが感じられることがある．これが触覚の仮現運動である．古くは単一圧刺激が用いられていたために最適な条件下でも運動を観察できなかったり，できても顕著ではなく，不安定な現象であるとされていた．近年になって振動刺激素子が用いられるようになると触覚の仮現運動も明瞭に観察されるようになった．これまでに指の先端や手掌，背中，大腿部，前腕部など身体のいろいろな部位での仮現運動が報告されている．仮現運動に影響を与えるいくつかの刺激変数のうち，特に重要な変数は提示時間と時間間隔(SOA)である(Kerman 1975[39]，Sherrick and Rogers 1966[40]，和氣ほか 1978[41])．図7に示すように，最適SOAは提示時間が長くなるにつれて長くなる傾向が認められ，低い振動周波数刺激を用いた場合には，視覚の結果と良く一致する．振動刺激の周波数と仮現運動との関係につい

ては，10 Hz から 200 Hz の範囲内で周波数が増大するにつれて仮現運動が報告される SOA の範囲が次第に狭くなること，視覚では第 1 刺激と第 2 刺激との間に空白時間があっても運動が観察されるが，触覚の場合には両刺激間に重なりのある場合にのみ運動が報告されることなど，視覚とは異なる点のあることが明らかにされた．

また，上記について，先天盲，後天盲，閉眼晴眼者による触覚の仮現運動の報告に差が認められないことから，触覚の仮現運動は視覚経験の有無とは独立に成立すると考えられる (Wake et al. 1982)[42]．

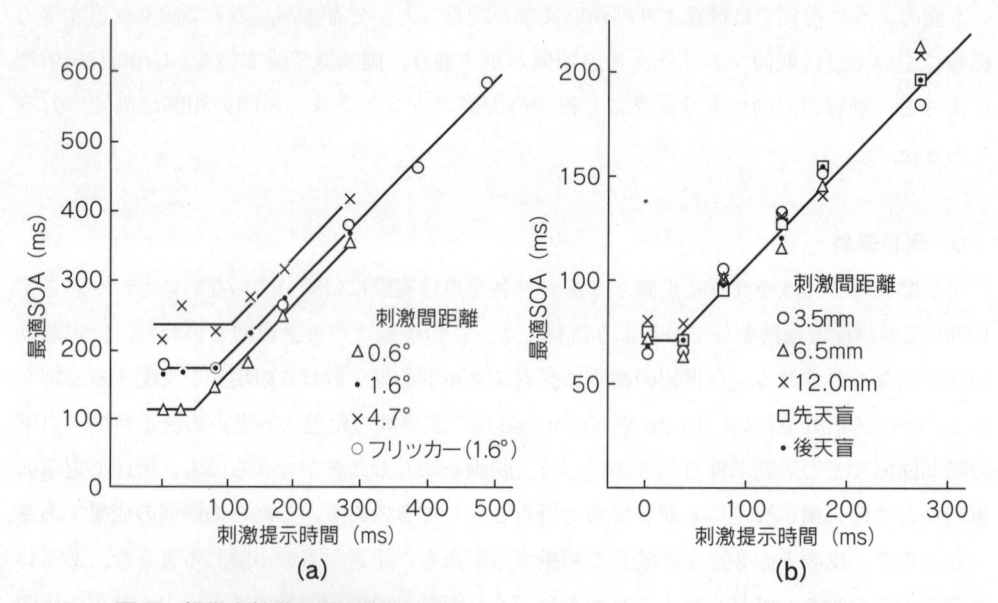

図 7 視覚と触覚の仮現運動

a：視覚の仮現運動，b：触覚の仮現運動．いずれも刺激提示時間に対する最適 SOA（提示時間間隔）がプロットされている．両者の結果は良く一致し，刺激提示時間が長くなると最適 SOA も長くなる．a の刺激間距離は視角．フリッカーは，はやい速度で 2 点を同時に点滅させる．この場合も仮現運動が起こる．
(Wake et al. 1992[42])

触覚による視覚代行

1. 視覚代行とは

　視覚に障害のある人たちは，障害が重度であれば，聴覚や触覚など正常に機能している視覚以外の感覚系を通して外界の情報を入手しなければならず，多くの点で行動を制約されている．また，残存視覚を有する人であっても，適切な補助具を使用して視覚機能の拡大を図る必要がある．このように被った障害のために社会的なハンディキャップを負ってしまうことを極力避けるために，視覚障害者の視覚を目的に応じて補助・代行することを視覚代行といい，そのための様々の機器，器具，用具を総称して視覚代行器という(和氣 1988)[43]．

　触覚による視覚代行の研究は19世紀末に端を発するが，本格的な取り組みは1970年代以降である．わが国では1973年に感覚代行研究会が発足し(市川ほか 1984)[44]，心理学，工学，生理学，医学などの広い分野からの研究者と，現場で指導・教育に従事する者とが一堂に会して，視覚代行に限らず，幅広く感覚代行に関する学際的研究を進めていく土壌が与えられた．

2. 点字および普通文字の触読

　視覚代行の目的は主として歩行などの可動性を高めることと，知的活動を支援することに大別される．このうち知的活動の補助・代行に求められるのは，文字や図形情報を触覚や聴覚で伝達することである．そのために種々の機器が試作され，一部は実用化されている．

　文字に関しては，19世紀初頭にBrailleによって発明された点字が今では全世界に普及している．点字は普通文字を一定の約束に従ってコード化し，1音を縦3点，横2点の六つの凸点以内で表現している．一般的な点字機器は1行32セルが数行並んだ点字盤と打点針からなる．打点針で右から左へと打たれた文字を，読むときには表裏を逆にして左から右へと読むのである．点字の平均的な読み速度は熟達した人で1分間に80語程度である(Nolan and Kederis 1969)[45]．普通文字を眼で読むときの1分間の平均速度は300語程度(Foulke 1982)[46]，読書に必要な最小速度は1分間に15〜20語といわれている(Goldish and Taylor 1974)[47]．

　点字タイプライターは1セルの複数の点を一度に打つことができるので時間が節約でき，書字機器として有用である．点字はコード化された文字なので，点字本の制作に際し点訳奉仕のみに依存していた時代には，必要な文字情報が得られるまでに時間がかかってしまうという難点があったが，今日では普通文字原稿をスキャナーで読み込み，瞬時に紙面に点字で

出力させる機器も市販されている．また，点字印刷機は教科書など複数の点字本を増刷するのに役立っている．紙を利用せず触覚素子をコンピュータで制御して点字を打ち出すペーパーレス・ブレイルも開発され，資料の収納・保管が少ないスペースで容易に行えるようになった．ごく最近では視覚障害者のパソコン利用率が増大し，入力は通常のキーボードから，出力は点字セルと合成音声の併用という使用形態が定着し，そのためのソフトやデータベースも充実されつつある．

以上，点字関係は充実したとはいうものの，一方で晴眼者が普通に使用している文字を点訳せずにそのまま触覚的に読みたいという要望もある．こうしたニーズにあわせてオプタコン(Optical-to-Tactile Converter)がデザインされた(Linvill and Bliss 1966)[48]．利用者がカメラを手に持って読書材料を走査しながら，もう一方の手の人差し指の第一関節までの領域で，文字に対応して出力される縦24本×横6本の触覚素子の振動を感受し，文字を触読することができる．

これに対し，TVSSは，盲人に各種の図形，実物，風景などを知覚させる目的で開発された．外界の情報を小型カメラで受像し，マトリックス状に配列されコンピュータで制御される触覚素子上に出力して，皮膚に伝達する機器である．背中，腹部，額，手掌など利用する身体の部位にあわせて軽量化，小型化が計られ，実用や研究に供されている．盲人や閉眼晴眼者による触覚の解像力のテスト，文字や幾何学図形の判別に関する研究が行われている(Loomis 1974[49]，Bach-y-Rita et al. 1975[50]，和氣と和氣 1980[51])．触覚用に浮き上がり図形を作成する機器としては，他に立体コピー機やレーズライターがある．前者は発泡インクを添付した専用の用紙に任意の図形をコピーし加熱すると，熱吸収の違いから黒い部分のみが発泡して，その突起した部分を手で感受することができるというものである．後者のレーズライターは個人使用の安価な用具で特殊なゴム様の下敷きと用紙とからなる．下敷きの上に紙をのせ，ボールペンの先端などで任意のパターンを描くと，圧の加えられた部分が反発して突起してくるので，軌跡をそのまま読みとれば良い．

3．絵を見る手と絵を描く手

目隠しをしてコーヒーカップや眼鏡など身の回りの事物に触るとき，それが何であるか簡単に言い当てることができる(Klatzky et al. 1993[13]，Klatzky et al. 1985[52])．対象のエッジや形状の他に固さ，温度，肌理などが同時に手がかりとして含まれるからである．これに対して実物を表した凸状の線画を指で認知することは，馴染みのものであっても困難である．前述のように各種の触覚素子を組み込んだ新しいディスプレイが開発されて図形情報の提示

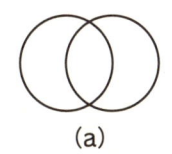

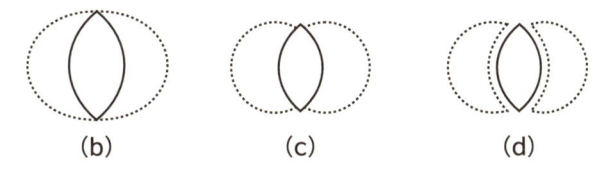

図8 視覚では，aは2円が重なっていると見られる．しかし触覚では，2円の重なりは認められず，「小さな楕円と大きな楕円」(b)，「三日月と楕円」(c, d)などと認知される．

も多彩になったが，主として人間の側の限界が横たわり，触覚による図形の効率的な認識の可能性については，まだまだ暗中模索の観がある．たとえば，晴眼者にとって迷わず「2円が交差している」と見える図8が，先天盲の触覚的世界では「小さな円と大きな楕円」「三日月と楕円」などと認知される．図形が複雑であったり，重なりや透視図的情報が含まれていたりすると，視覚の世界と触覚の世界では，随分と異なる処理が行われるのである．2次元的表象である図形を識別することは触覚本来の仕事ではなく，触覚の不得意とするところであるから，そういう仕事はさせない方が良いという考えもある．しかし，情報入手の少なからぬ部分を触覚に頼らざるを得ない視覚に障害のある人々のことを考えるとき，絶望視されているとはいえ，諦めるわけにはゆかない．どうしてか？　以下にその理由を述べよう．

　現実の世界では見る対象は大きすぎたり小さすぎたり，他の物と重なって陰になってしまっていたり，瞬間に過ぎ去ってしまったりするかもしれない．その点，絵は一定の対象を他のものから分離して強調することができ，好きな時間それをゆっくりと確かめることができる．絵本は間接経験のかたちで外界の対象の認識を助けることに役立つ．絵本の絵に対する興味は生後8カ月から10カ月位で認められるようになるが，3歳，4歳の「あれ何？これ何？の知りたがりの時期」以降においては，さらに想像力や空想の発現を助長することにも貢献する．絵本に代表される視覚的表象は，乳幼児の言語の発達，知識の拡大，想像力や空

想力の伸張に重要な役割を果たすのである．眼の見えない子どもでは，月や星のように遠すぎて手のとどかないもの，大きすぎて手や身体の一部で全体に触ることの困難なもの，炎のように触ると危険なもの，動き去ってしまうもの，変化しつつあるものなどを知覚することはできない．盲児の発達と教育を考えるとき，実物の表象としての触画を通して間接経験を保証することは極めて大切である．そうでなければ盲児は，視覚が欠如しているという困難に加え，間接経験が制限されるという二重の困難を背負わされることになる．どのような図形表現が触認識を改善することにつながるのか，筆者の永年の関心事である(和氣 1988[53])，和氣 1992[54])．そのためには視覚が提供し他の感覚が提供し得ない情報は何であるか，なぜ提供できないのかを明らかにすることが大切である．しかし，すでに述べた通り視覚経験のある者の触覚的認識は視覚化の過程を免れることができず，純粋に触覚の世界の出来事とみなされることはできないという難しさがある．

4．歩行補助

視覚障害者の歩行を補助する用具として，古くから白杖が用いられているが，情報の検出範囲が杖の届く領域内に限定されるのが難点である．その不足を補うものとして，大きく二つの方式による機器が考えられている．一つは環境情報を眼の代わりにTVカメラなどを用いて入力し，音の強弱や高低などの音パターンとして出力したり，触覚的に出力する方式である．これに対して，もう一つの方式は機器から何らかの信号を発信し，物体からの反射を受信して障害物を検出しようとするものである．後者としては超音波を利用するソニックガイドや電磁波を発信するレーザーケーンなどが研究開発されている．レーザーケーンは杖にレーザー光の発信機能とその反射を受信し触覚的に出力する機能をもたせたものである(Benjamin 1973[55]，Fornaeus and Jansson 1974[56])．レーザーは指向性が高く，出力も大きいので物体の検出力が高いという利点をもつ反面，価格，寿命の点で問題を残す．

以上，触覚による視覚代行には未だ多くの課題が残されてはいるが，視覚と触覚の世界に関する永年の研究努力が，着実に生かされ，生活福祉に役立てられつつあることも事実である．

引用文献

1) Piaget J：The origin of intelligence in the child. Routledge & Kegan Paul, London, 1953.
2) Gesell A, Ilg F, and Bullis GF：Vision；its development in infant and child. Hoebor, New

York, 1949.
3) Locke J(大槻春彦・訳):人間知性論(An essay concerning human understanding. 1690). 岩波書店,東京,1972.
4) Bower TGR:Development in infancy. W. H. Freeman, SanFrancisco, 1974.
5) Gratch G, and Landers WF:Stage IV of Piaget's theory of infant's object concepts; a longitudinal study. Child Development 42:359-372, 1971.
6) Bower TGR, Broughton JM, and Moore MK:The coordination of visual and tactual input in infants. Perception and Psychophysics 8:51-53, 1970.
7) Harris PL:Examination and search in infants. British Journal of Psychology 62:469-473, 1971.
8) Loomis JM, Klatzky RL, and Lederman SJ:Similarity of tactual and visual picture recognition with limited field of view. Perception 20:167-177, 1991.
9) Wake T, Yamashita Y, Shimizu Y, and Wake H:Effect of Orientation on Tactile Sensitivity of Blind Person. Bulletin of the Faculty of General Education, Utsunomiya University 15:61-76, 1982.
10) 和氣典二,山下由己男,和氣洋美:微小視野による光線分の方向弁別. 日本心理学会第41回大会発表論文集:128-129,1977.
11) Craig JC:Attending to two fingers; Two hands are better than one. Perception and Psychophysics 38:496-511, 1985.
12) Hill JW:Limited field of view in reading lettershapes with the fingers; Proceedings of the conference on cutaneous communication systems and devices. Psychonomic Society, Inc., 1973, pp. 95-105.
13) Klatzky RL, Loomis JM, Lederman SJ, Wake H, and Fujita N:Haptic identification of objects. Perception and Psychophysics 54(2):170-178, 1993.
14) Heller MA:Tactual perception of embossed Morse code and braille; The alliance of vision and touch. Perception 14:563-570, 1985.
15) Rock I, and Harris CS:Vision and touch. Scientific American 216:96-104, 1967.
16) 和氣洋美,和氣典二:視覚と触覚—ものの厚みを知るにはどちらのシステムがより有効か?—. 神奈川大学心理・教育研究論集17:80-91,1998.
17) Katz D:Der Aufbau der Tastweld. Zeitshrift fur Psychologie, 1925, Erganzungsband, 11. Translated in English in:L. E. Kruger, Tactual perception in historical perspective; David Katz's world of touch, In:W. Schiff and E. Foulke(Eds), Sourcebook of haptic perception, Cambridge University Press, Cambridge, England, 1982.
18) Gibson JJ:The senses considered as perceptual systems. Houghton Mifflin, Boston, 1966.
19) Goldstein EB:Sensation and Perception. 2nd ed, Wadsworth Pub Co., California, 1984.
20) Gibson JJ:Observation on active touch. Psychological Review 69:447-491, 1962.
21) Magee LE, and Kennedy JM:Exploring pictures tactually. Nature 283:287, 1980.
22) Loomis JM, and Lederman SJ:Tactual perception. In:K. Boff et al(eds), Handbook of perception and performance, Wiley, New York, 1986.
23) Shimizu Y, and Wake T:Tactile sensitivity to two types of stimulation; Continuous and discrete shifting of a pointstimulus. Perceptual and Moter Skills 54:1111-1118, 1982.

24) Katz D : Die Erscheinungsweisen der Farben und ihre Beeinflussung durch die individuelle Erfahrung. Zeitschrift fur Psychologie, 1911, 7. Erg. Bd.
25) Katz D(Trs. by R. B. MacLeod and C. W. Fox) : The world of colour. Kegan Paul, London, 1935.
26) 古崎　敬, 和氣洋美 : 基準系の移動と直線の傾きの知覚. 日本心理学会第34回大会発表論文集 : 161, 1970.
27) 和氣典二, 清水　豊, 山下由己男, 和氣洋美 : 視覚代行のための触覚の研究―盲人の方向弁別とそれに及ぼすanchor刺激の効果―. 日本心理学会第40回大会発表論文集 : 389-390, 1976.
28) Revesz G : System der optischen und haptischen Raumtauschungen. Z Psycho Physiol 131 : 296-375, 1934.
29) Hatwell YG : Etude de quwlques illusions geometriques tactiles chez les aveugles. L'Annee Psychologique 60 : 11-27, 1960.
30) Tsai LS : Muller-Lyer illusion by the blind. Percet Mot Skills 25 : 641-644, 1967.
31) Lucca, Alk Dellantonio A, and Riggio L : Some observations on the Poggendorff and Muller-Lyer tactual illusions. Perception and Psychophysics 39 : 374-380, 1986.
32) Pasnak R, and Ahr P : Tactual Poggendorff illusion in blind and blindfolded subjects. Percept Mot Skills 31 : 819-834, 1970.
33) Day RH : The Boudon illusion in haptic space. Perception and Psychophysics 47 : 400-404, 1990.
34) Wong TS : Dynamic properties of radial and tangential movements as determinants of the haptic horizontal-vertical illusion with an L figure. J Exp Psychol : Human Perception and Performance 3 : 151-164, 1977.
35) 盛永四郎, 池田(和氣)洋美 : 錯視における偏位の矛盾とディメンジョンの問題. 心理学研究 36 : 231-238, 1965.
36) Loomis JM : On the tangibility of letters and braille. Perception and Psychophysics 29 : 37-46, 1981.
37) 和氣洋美, 和氣典二 : "ひらがな" の能動触知覚における加齢の効果. 神奈川大学心理・教育研究論集 6 : 75-122, 1988.
38) Craig JC : A confusion matrix for tactually presented letters. Perception and Psychophysics 26 : 409-411, 1979.
39) Kerman JH : The effect of number of stimulators on the optimal interstimulus onset interval in tactile apparent movement. Perception and Psychophysics 17 : 263-267, 1975.
40) Sherrick CE, and Rogers R : Apparent haptic movement. Perception and Psychophysics 1 : 175-180, 1966.
41) 和氣典二, 斎田真也, 清水　豊, 和氣洋美, 久米祐一郎 : 仮現運動からみた触空間の有無. 第4回感覚代行シンポジウム論文集, 1978, pp. 81-87.
42) Wake T, Saida S, Shimizu Y, and Wake H : Tactile and visual apparent movement. Bulletin of the Faculty of General Education, Utsunomiya University 25(2) : 1-15, 1992.
43) 和氣洋美 : 視覚代行(特集 : 人間工学における感覚代行). 人間工学 24(3) : 143, 1988.
44) 市川　宏ほか・編著 : 視覚障害とその代行技術. 名古屋大学出版会, 名古屋, 1984.

45) Nolan CY, and Kederis CJ : Perceptual factors in braille word recognition. American Foundation for the Blind, New York, 1969.
46) Foulke E : Reading Braille. In : W. Schiff and E. Foulke(eds), Tactual Perception ; A source book. Cambridge University Press, Cambridge, England, 1982.
47) Goldish LH, and Taylor HE : The optacon ; A valuable device for the blind persons. New Outlook for the Blind 65 : 49-56, 1974.
48) Linvill JG, and Bliss JC : A direct translation reading aid for the blind. Proc IEEE 54 : 40-51, 1966.
49) Loomis J : Tactile letter recognition under different modes of stimulus presentation. Perception and Psychophysics 16 : 401-408, 1974.
50) Bach-y-Rita P, Scadden LA, and Collins CC : Tactile Television System. Smith-Kettlewell Institute of Visual Sciences, 1975.
51) 和氣洋美,和氣典二:指頭による触文字知覚.第6回感覚代行シンポジウム論文集,1980, pp. 63-67.
52) Klatzky RL, Lederman SJ, and Metzger VA : Identifying objects by touch ; An "expert system". Perception and Psychophysics 37 : 299-302, 1985.
53) 和氣洋美:触認識に関する発達的研究.昭和61年度・62年度科学研究費補助金(一般研究C)研究成果報告書,1988.
54) 和氣洋美:触覚的パターン認識のための知覚的表象に関するモダリティー間の比較研究.平成3年度・4年度科学研究費補助金(一般研究C)研究成果報告書,1995.
55) Benjamin JM : The new C-5 laser cane for the blind. Carnahan conference on the electronic Prosthetics, 1973, pp. 77-82.
56) Fornaeus LL, and Jansson DG : The Swedish laser cane ; development and evaluation. Report on European Conference on Technical Aids for the Visually Handicapped, 1974, pp. 61-65.

参考文献

Bower T(古崎愛子・訳):乳幼児の知覚世界―そのすばらしき能力―(育ちゆく子ども:0才からの心と行動の世界;4).サイエンス社,東京,1979.
市川 宏,他・編著:視覚障害とその代行技術.名古屋大学出版会,名古屋,1984.
小柳恭治:触覚の世界(「心身のはたらきとその障害」シリーズ3).光生館,東京,1978.
大山 正,今井省吾,和氣典二・編:新編 感覚・知覚ハンドブック.誠信書房,東京,1994.
William Schiff and Emerson Foulke(ed) : Tactual Perception ; A Sourcebook. Cambridge University Press, Cambridge, England, 1982.

10 摂食に必要な口腔知覚と情報処理

小川 尚

はじめに

　何か物を摂食しようとするとき，我々はそれを見て過去の経験に照らして旨そうだと感じ，あるいは料理中の音を聴いて味を予想し，匂いを嗅いで食欲を増進させ，いよいよ口に入れるのである．口に入れた物を咀嚼し，飲み込むかどうか決めるのが口腔内の感覚・知覚であって，これには味覚，舌や口蓋などの触覚，咀嚼に伴う咬筋の活動や歯牙間の触覚，咀嚼・消化で分解された揮発物質が後鼻孔から入って起こす嗅覚など，さまざまな感覚・知覚が含まれる．味覚と後鼻孔性嗅覚によりフレーバ(風味)が生じ，体性感覚によってテキスチャー(食物の舌触り)が生じる．

　はじめに口腔知覚に関する研究の歴史を概観し，かつその構成感覚の伝導路を紹介したのち，大脳皮質における口腔知覚の発生機構を述べることにする．

1. 口腔知覚研究小史

　味覚と嗅覚は生命の維持に欠くことのできない基本的な感覚であり，原生動物の化学走行性に起源を遡ることができる．この混合で生じる風味は快感とも関連するもので，食物の評価に重要であり，料理の工夫や食品工業・発酵工学の発達とともに研究された(Gorman 1964)．近代的な味覚や嗅覚研究の始まりは，Mueller や Helmholz の感覚を種と質に分類する説に基づき，それぞれ質がいくつあり，どのようなものがこれに当てはまるかに関してである．味質の数については19世紀の終わりから20世紀のはじめにかけ，von Vintschgau(1879)や Oehrwall(1890)らが局所麻酔薬の影響や内省により四つの基本味(甘味，塩味，酸味，苦味)が区別され，脂っこさやヒリヒリ感，辛味は触覚や痛みによるとしたこと，

von Skramlik がこれら基本味を混合することで任意の味を作り出すことに成功したことで一応片付いた(von Skramlik 1926)．しかし，東洋では淡い味やうま味があり，うま味はグルタミン酸やイノシン酸で特異的に起こり，欧米人でも認知できることから基本味として認められてきている．一方，嗅覚の質に関しては，1970年代の Amoore の研究により7〜8個の匂い(汗の匂いなど)にまで絞り込むことができた(Takagi 1989)．しかし，最近の分子生物学的研究によると嗅覚受容体の数は数千個に及ぶといわれている．味覚や嗅覚の心理学的研究は，大学・研究所や企業で盛んに行われている．神経生理学的な研究は，味覚ではケンブリッジ大学の Adrian 教授の所で Pfaffmann(1941)がネコの単一鼓索神経線維の研究を行ったことに端を発する．一方，嗅覚では日本の細谷らが戦前台湾で嗅電図を記録したのに始まる(Takagi 1989)．

一方，食物のテキスチャーは重要な感覚であり，皮膚感覚の研究の進歩などに伴い心理学的(あるいは官能検査上の)研究も進んできた．たとえば，Kramer(1964)はテキスチャーを機械的特性，立体的特性，その他(水分や脂含量)などに分類している(Amerine et al 1965参照)．テキスチャーに関与する口腔内を支配する体性神経線維の神経生理学的研究は，Adrian の弟子である Zotterman(1935)が舌神経について，Pfaffmann(1939)が歯槽神経について行った研究から始まった．皮膚上でのテキスチャー(手触り)知覚に関する研究が行われつつあるが，食物のテキスチャーに関する脳内機構についてはまだ進んでいない．

2. 口腔感覚の伝導路

舌や口蓋の味細胞で受容された味覚情報は鼓索神経などの末梢味覚神経により延髄孤束核吻側部にある第一次味覚中継核へ送られ，そこからさらに脳のさまざまな部位に送られる．その中で味の認識に関与する系として，ヒトを含む霊長類では孤束核から直接視床後内側腹側核小細胞部(VPMpc)を経て同側の大脳皮質第一次味覚野へ到達する経路がある．末梢味覚神経束自体にも多くの触神経が混じっているし，ある種の味覚神経線維は温度変化にも応答するので，味覚伝導経路によっても口腔の体性感覚情報が大脳に伝えられる．一方，口腔の体性感覚に関する系は，主に三叉神経の下顎枝・上顎枝の支配領域に存在する触・圧受容器や温度受容器，侵害受容器から発する．これらの受容器で受けた体性感覚情報は，延髄の主感覚核や三叉神経脊髄路核を介して視床後内側腹側核(VPM)本体を通って大脳皮質第一次体性感覚野に至る．

後鼻孔性嗅覚は，口腔内で咀嚼により食塊から揮発した化学物質が咽頭から後鼻孔を介して鼻腔に逆流して鼻粘膜に達して嗅刺激を起こすことによって発生するものである．中枢伝

導路は通常知られている嗅覚伝導路である．すなわち，嗅覚情報は嗅神経により嗅球に達し，次いで前梨状葉などの嗅皮質に達する．さらに，前脳無名質・視床背内側核を経て，あるいは直接前頭眼窩野に達する経路がある．

大脳皮質第一次口腔再現野

口腔再現領野は体性感覚野と味覚野とに分けることができる．両者に味覚も触覚も再現している．

1．サルの第一次体性感覚野口腔再現領野と第一次味覚野の場所

口腔体性感覚を司る三叉神経の投射領域については早くから解明されていたが，霊長類の大脳皮質味覚野の位置についてはさまざまな議論があり，ヒトの臨床病態からの類推がなされてきた．しかし，視床味覚中継核を破壊しても大脳皮質にはっきりした変性が認められないとか，あるいは逆に視床味覚中継核ニューロンを変性させることのできる大脳皮質領域が見出せないでいた(Roberts and Akert 1963)．この研究の閉塞状態を破ったのは，リスザルを用いた電気生理学的研究であった(Benjamin and Burton 1968, Benjamin et al 1968)．しかしながら，リスザルの脳は簡単で，外表面には外側溝を除いてほとんど皺がないため，ヒトの大脳皮質との比較が困難である．このため，最近はニホンザルやアカゲザルなどマカク属サルを用いた研究が行われている．

マカク属サルを用いて，舌を支配する3本の神経束，すなわち三叉神経舌枝(舌神経)，鼓索神経および舌咽神経舌枝を電気刺激しながら同側の前頭弁蓋部で誘発電位を記録すると，前頭弁蓋部外側面の area 3 では主に体性感覚を伝える舌神経を含めて3本の神経刺激に対しそれぞれ大きい誘発電位が記録される．一方，前頭弁蓋部と島境界部位では舌神経刺激による誘発電位は小さく，味覚神経とされる鼓索神経と舌咽神経の刺激で大きい電位を生じる(Ogawa et al 1985)．この所見はリスザルの所見と類似していて，前頭弁蓋部外側部は第一次体性感覚野(SⅠ)の口腔再現領野であり，一方，外側溝内の前頭弁蓋部と島の境界部は第一次味覚野と見なすことができる(図1)．本論文では，後者を Sanides(1968)の命名にしたがって area G と呼ぶが，解剖学者によっては多少異なった名称を用いているし，細胞構築上でのみ同定した研究では位置が多少前方にずれている．

上述の二つの口腔再現領野は神経解剖学的にも視床の異なった核から投射を受けている．視床後内側腹側核(VPM)本体にトレーサを入れると標識が area 3 に見つかるし，この皮質領野を破壊するとVPMニューロンの細胞体に変性が見られる(Kusama et al 1985)．一方，

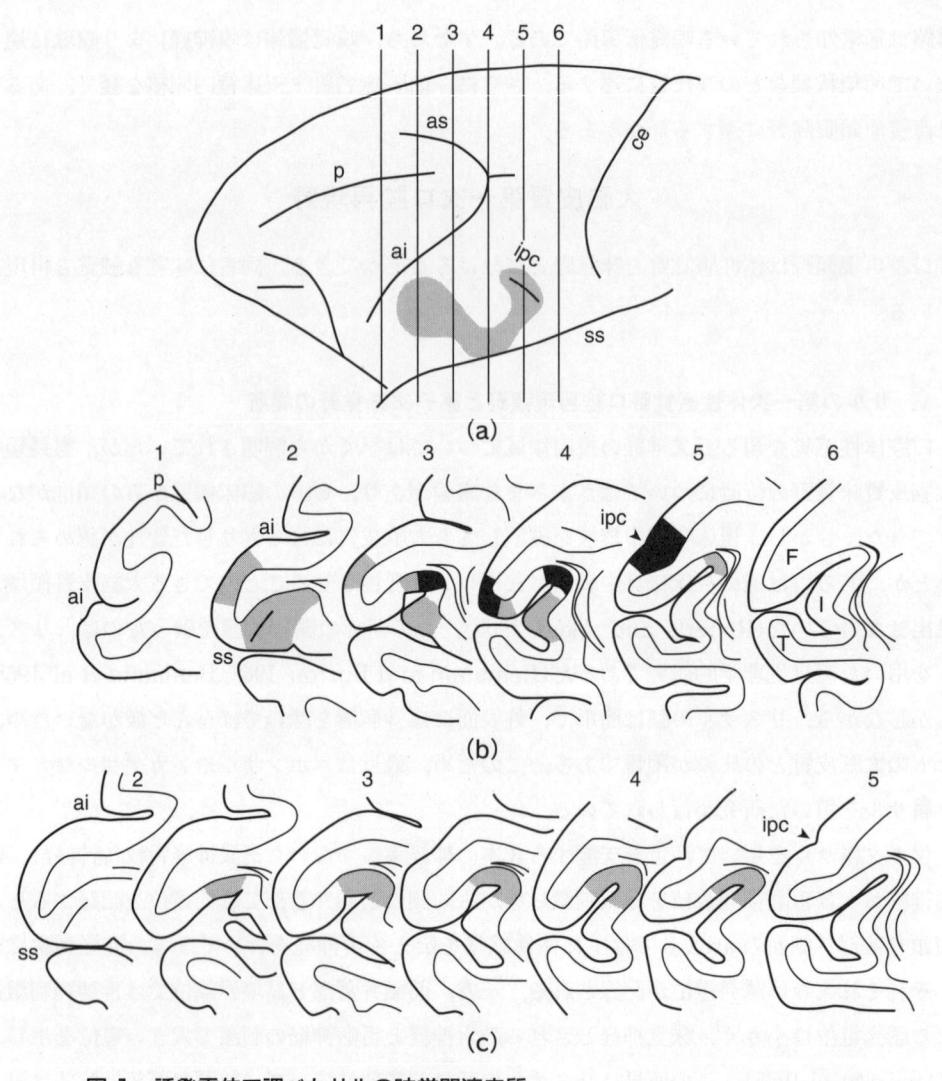

図1 誘発電位で調べたサルの味覚関連皮質

a, b は味神経刺激に対して応答が発生する場所を示す．a は大脳皮質左半球の外側面，b は a の 1〜6 のレベルで切った前額断面．影の部分で応答が得られ，黒の部位では特に大振幅電位が得られた．c は細胞構築学的ならびにチトクローム酸化酵素染色により area G と認められた部分．

ai：弓状溝下行枝，as：弓状溝上行枝，ce：中心溝，ipc：下中心前溝，p：主溝，ss：外側溝，F：前頭葉，I：島，T：側頭葉．
(Ogawa, Ito and Nomura 1985 より Fig. 2 を改変)

視床味覚中継核である視床後内側腹側核小細胞部(VPMpc)にトレーサを注入すると，area 3 の口腔再現領野と area G の2ヵ所にラベルが見出される(Pritchard et al 1986)．この両野を同時に破壊しないと VPMpc の細胞体に変性を生じない(Benjamin and Burton 1968)ことから，視床の同じニューロンが二つの皮質野に枝分かれして投射していることが示唆される．

2領野とも組織化学的に高いチトクロム酸化酵素活性を示すので，その活性を利用して組織化学的に同定することができる(Ito and Ogawa 1991)．この酵素は視床からの特殊投射を受ける部位で活性が高いので，上述の所見はこの二つの場所がともに第一次感覚野であることを支持している．

2. ヒトの大脳皮質味覚野

ヒトの大脳皮質味覚野についての研究は，従来脳障害に伴う味覚脱失の臨床的研究と外科手術時に脳の直接電気刺激を行うことによる味覚誘発部位を探索することにより行われてきた．その結果，ヒトの大脳皮質味覚野は中心溝下端の area 43 にあって，対側性の口腔での味覚受容を再現する(Bornstein 1940)とか，あるいは外側溝内の島皮質または前頭弁蓋部と島の移行部(Penfield and Jasper 1954)が候補領野として挙げられてきた．Motta(1959)は味覚脱失を示す脳疾患者の脳血管造影を行い，中大脳動脈の基部に血行障害があるときに同側性に味覚障害が起きることを報告した．

最近，ポジトロン断層撮影法(PET)，機能的磁気共鳴イメージ法(fMRI)や脳磁図法(MEG)など非侵襲性脳イメージ法の発達により，ヒトの味覚関連領野についても研究が行われている．しかし，第一次味覚野を決定するには時間の情報が必要で，専ら MEG による研究に依存している．

Kobayakawa ら(1996)は立ち上がりの速いパルス状の味刺激を舌先に与え，誘発される MEG の変化を超伝導量子干渉素子(SQUID)を用いて検出した．この誘発脳磁図は味刺激により潜時が変わり，しかも反応時間と相関があること，水では生じないこと，さらに甘味受容阻害剤であるギムネマ酸でサッカリン誘発脳磁図の潜時の延長と振幅の減少，またはその消失を生じることから，純粋に味覚で誘発されたものと同定した．その初期成分の電流源と方向からなるダイポール(一般に大脳新皮質では第Ⅳ層に入力があり，第Ⅴ層の錐体細胞の軸索に興奮を生じる．この軸索は皮質表面に垂直に走っていて，その方向に電流が流れるため，ダイポールを生じる)を算出してその位置を決めることができる．このダイポールをMRI 上にプロットすると，中心溝より後方の前額面で頭頂弁蓋部と島の移行部にあって(図

2),ダイポールの向きも妥当であった.また,刺激によっては,中心溝下端にもダイポールが現れる.

　舌に触刺激を加えて,MEGを記録すると中心溝下端と外側溝内の味覚野の両方にダイポールを同定できる(小早川 未発表).また,触刺激が生じるような条件で溶液を舌に落としてやると味覚野に味覚刺激よりも短い潜時の誘発磁場を生じる(Murayama et al 1996).すなわち,ヒトでも口腔再現皮質は体性感覚野と味覚野に存在することがわかる.

　サルとヒトの味覚野の位置の違いについて系統発生学的に考えると,ヒトの味覚伝導路はサルと同様に同側性で,また第一次味覚野は外側溝内で弁蓋部皮質と島皮質の境界にある.しかし,リスザル,マカク属サル,ヒトになるにしたがい,第一次味覚野の中心溝に対する相対的位置が変わり,徐々に後方に移動し,リスザル,マカク属サルでは中心溝の前にあるのに対し,ヒトでは中心溝の後ろにある.これは恐らく前頭連合野がヒトで急激に発達したために起こったものであろう.一方,ヒトにおける味覚の同側性投射を支持する所見はMotta(1959)の報告しかない.これは今後解決すべき問題である.

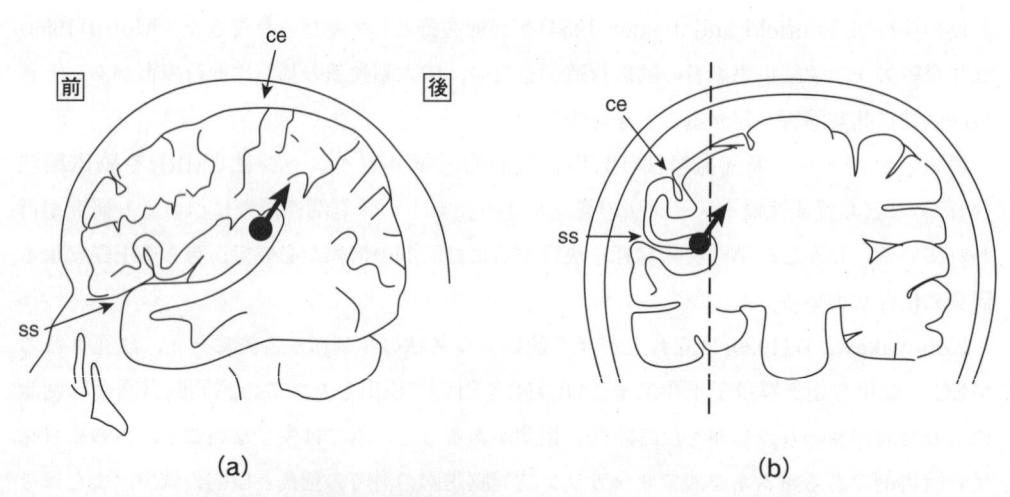

図2　ヒトの大脳皮質第一次味覚野
脳磁図により推定されたダイポールの位置.代表例を脳のMRI像上にプロットしてある.黒点はダイポールの起源,太い矢印は電流の方向を表す.細い矢印は代表的な二つの脳溝を指す.
ce:中心溝,ss:外側溝.aは矢状断像,bは前額断像.
(小早川,未発表)

3. 第一次口腔領野（味覚野を含む）におけるニューロンの性質

舌，口蓋，歯（または歯肉）はこの領野に再現されている（図3）(Ogawa et al 1989, Ito and Ogawa 1994). 舌に受容野をもつ触ニューロンが最も多く，また広く分布している．これに反し，口蓋に受容野をもつものは少なく，散発的に分布する．味覚ニューロンは触ニューロンの間に混在して存在し，麻酔下では体性感覚野の area 3 にわずかに記録され，area G や隣接する area 1-2 に主として見出される．味，触刺激のいずれでも駆動できないニューロンが多く見られる．

area G に限らず，脳の中で味覚ニューロンのみが集中して存在する場所は見つかってい

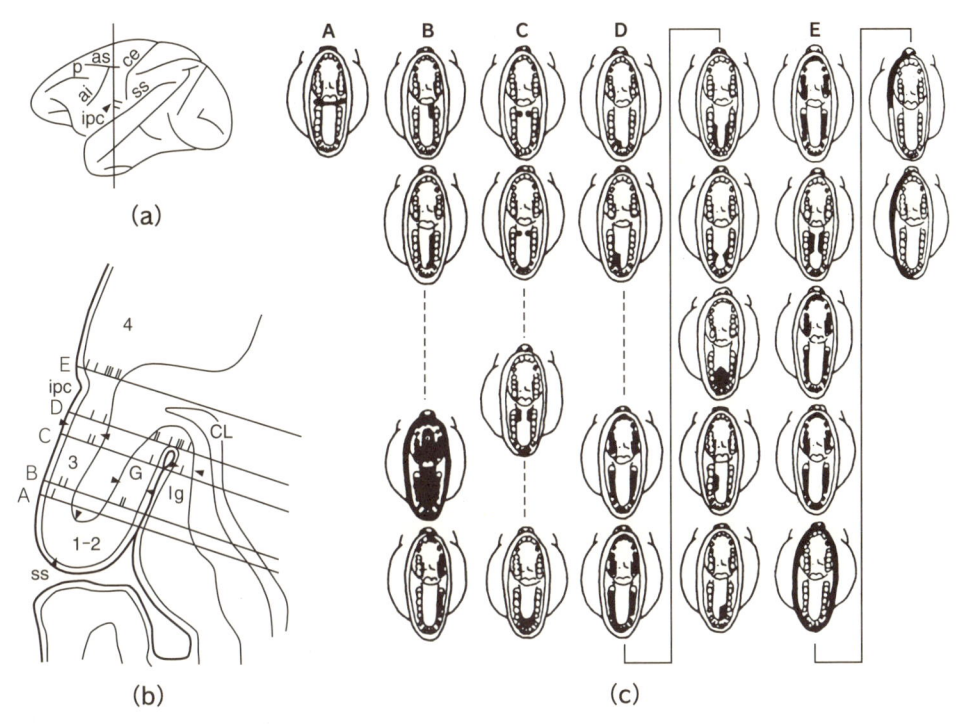

図3 麻酔下マカク属サルの第一次体性感覚野における口腔再現

a は電極を刺入した前頭面の位置．b における A～E の斜線は電極刺入痕跡で，その上にニューロン活動記録位置（小さい上向きの線）を示す．c は b の電極刺入痕跡 A～E で記録されたニューロンの触受容野．口腔内または口唇に受容野がある．

ai：弓状溝下行枝，as：弓状溝上行枝，CL：前障，Ig：顆粒性島皮質．
1-2, 3, 4 はブロードマン（Brodmann）の領野を表す．
(Ogawa, Ito and Nomura 1989 より Fig. 5 を引用)

ない．末梢味覚神経が既に触線維を多数含んでおり，ラット(Ogawa et al 1992)におけるのと同じようにどの中継核のレベルでも味覚ニューロンと触覚ニューロンとが混在していると考えられる．このことは食物の味が舌触り，温度などと同時に受容され，その影響を受けるものであることと関係があると思われる．味覚野は食物のテキスチャーの総体的認識に関与しているのかもしれない．ただし，サルのarea Gの味覚ニューロンは，ラットのそれ(Ogawa et al 1992)と異なり，他感覚種の刺激にはほとんど応答せず(Ogawa et al 1989)，独立して処理されていると考えられる．

　area Gのニューロンは麻酔の有無によらず味刺激に応答する．甘い，塩辛い，酸っぱい，苦いの4基本味のいずれか，あるいは複数に応答し，全体として4基本味を再現している（図4b）．多種類の呈味物質をさまざまな濃度で刺激として用いた研究で，第一次味覚野ニューロンの応答が閾値や混合効果などヒトの心理物理学的特性とよく一致することがわかった．また，ヒトでは呈味物質の混合で味の変化が起こるが，同様のことが第一次味覚野ニューロンの応答においても起こる(Miyaoka and Pritchard 1996, Plata-Salaman et al 1996)．

　覚醒時に味液や固形の飼料を与えて口腔再現領野ニューロンの活動を調べると(Ito and Ogawa 1994)，触ニューロンはどの味刺激にも一過性に応答し(図4a)，味覚ニューロンは特定の味にのみ応答する(図4b)．味覚や触ニューロンの他に，手をサルに近づけたときに活動する接近ニューロンやサルの眼前で手を振ったときに反応するニューロンなど視覚関連性のニューロンが記録される(Sudakov et al 1971, Ogawa et al 1989, Scott et al 1986)．また，咀嚼筋の活動時に活動が盛んになるニューロンがあるが，この中には咬筋筋電図活動の初期にのみ活動する一過性ニューロンと咬筋活動期間中活動する持続性ニューロンがある(Ito and Ogawa 1994)．しかし，活動が筋電図に先行する運動ニューロンか，逆に筋電図に遅れる感覚性のものかどうかは確かめられていない．

　SIやarea Gにおいては，ニューロンは単一感覚種の反応のみを示しており，これらの領野ではそれぞれの感覚種情報が独立に処理されていて，恐らくは刺激の基本的な性質の同定を行っていて，ここまでは感覚の形成にかかわっているものと考えられる．

　口腔の再現領野は，第二次体性感覚野(Robinson and Burton 1980)や頭頂腹側野(Parietal ventral area)(Krubitzer et al 1986)にも見られる．ここでは両側性の再現があることが知られている．

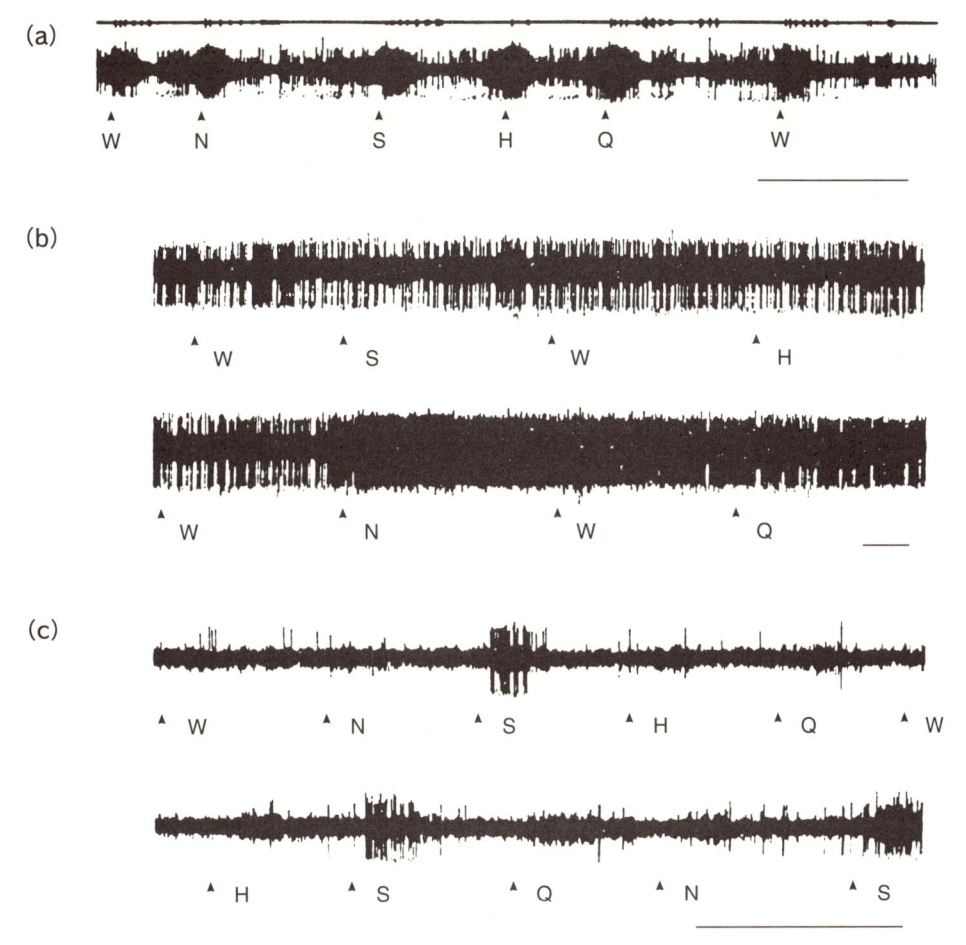

図4 覚醒下のマカク属サル口腔再現野の単一ニューロン活動

aは触ニューロン．上のトレースは咬筋の筋電図，下のトレースはニューロン活動．口腔内に与えたすべての味刺激に対して同じパターンで応答している．咬筋の活動とは無関係．area 3から記録．bとcは味覚ニューロン．bは食塩に対して持続的に，cは蔗糖に対して一過性に応答．いずれも，area Gから記録．N，S，H，Q，Wは，それぞれ食塩，蔗糖，塩酸，塩酸キニーネ，蒸留水を表す．下線の長さは5秒間．

(Ito and Ogawa 1994よりFig. 1とFig. 2を引用)

高次の口腔再現領野と味覚野

　口腔触刺激や味刺激に応答するニューロンは一次感覚野にのみ限局して存在しているのではない(Ito and Ogawa 1994)．area G に外接する前頭弁蓋内部皮質(area 1-2)と area G に内接する島皮質，また前頭弁蓋外側部の area 3 の吻側に隣接する運動前野腹側の中心前弁蓋皮質(PrCO)，および前頭眼窩皮質(OFC と OFO)でも触ニューロンや味覚ニューロンが見出される．

　大脳皮質の味覚関連領野の中で，area G は VPMpc からのみ投射を受けている．したがって，高次味覚領野への味覚性入力は area G を経由すると考えるのが一般的である．しかし，area G と他の皮質間線維結合はごく一部を除いて不明のままである．area G に隣接する島皮質からは扁桃核に投射する．情報の流れから見た高次味覚野の階層性については今後の研究を待たねばならない．

1. area 1-2

　この領野は area 3 と area G の間にあって，VPMpc や area G からの投射があるのかどうか不明である．中心後回の area 1 と area 2 に相当するが，二つに分けることができないため，この名称がある．この領野では味覚ニューロンを記録できる割合が島よりも大きく，また多くの味覚ニューロンは食塩に最もよく応答する．島ではニューロンによって最大応答を示す基本味が異なっており，特定の味刺激にのみよく応答することはない．area 1-2, 島と area G との境界を細胞構築学的に区切ることは難しい上，両野のニューロンは area G ニューロンと類似なため，多くの研究がこれら総てを一次味覚野ニューロンとして，領野間の差異を検討していない．一般に，組織学的に異なる領野は異なった機能を担うと考えられるので，area 1-2, 島，area G のそれぞれについての詳細な感覚生理学的解析が望まれる．

2. PrCO

　PrCO は area 3 の前方で，area 6 腹側部のさらに腹側部にある．area 6 腹側部というのは Rizzolatti ら(1981)が口周囲の体性感覚ニューロンを見出したところである．

　覚醒下で記録すると，水や味溶液が口腔に与えられたときに一過性に応答するニューロンが多数見られる．このうちの相当数のものは，舌に受容野をもつ触ニューロンであることが確かめられている．これらは恐らく動物の注意に関係しているかもしれない．麻酔下では PrCO から味覚ニューロンを記録することはできないが，覚醒下で調べると多くの味覚ニュ

ーロンが記録でき，その中には蔗糖に最大応答を示すものが多いことが特記される(Ito and Ogawa 1994).

3. 前頭眼窩野

　前頭眼窩野は解剖学的には視床背内側核大細胞群から投射を受ける領野をいうが，図5のOFOまたはOFCを指し，ブロードマン(Brodmann)のarea 12およびarea 13をいう．生理学的には，高木と彼の共同研究者ら(Takagi 1989)が嗅覚ニューロンを記録したところに相当する．最近は，視覚ニューロン(Thorpe et al 1983)や味覚ニューロン(Rolls 1989, Ito and Ogawa 1994)も記録されている．また，この領野への入力線維についても明らかにされてきた(Barbas 1993, Carmichael et al 1994)．前頭眼窩野は背内側核や扁桃核，前梨状葉から嗅覚情報を受け，前頭弁蓋内側部から島にかけての広い領域から味覚情報の投射を

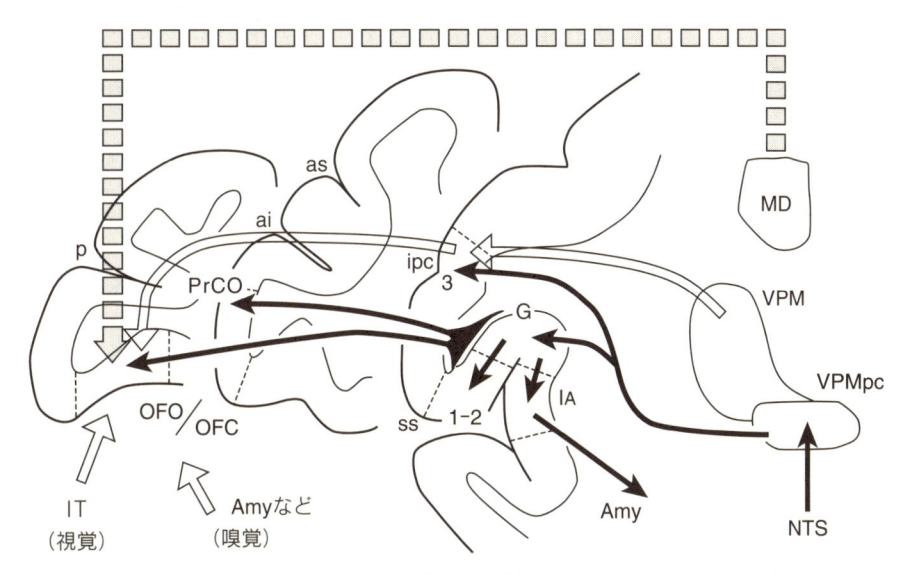

図5　サルの大脳皮質第一次体性感覚野，第一次味覚野および他の感覚(連合)野から前頭眼窩野などへの経路
Amy：扁桃核，IA：前側島皮質，IT：下側頭回，MD：視床背内側核，NTS：弧束核，OFO/OFC：前頭眼窩野，VPM：視床後内側腹側核，VPMpc：視床後内側腹側核小細胞部，ai：弓状溝下行枝，as：弓状溝上行枝，p：主溝，ss：外側溝，ipc：下中心前溝．

受け(Baylis et al 1995)，SIやSIIから触覚入力を，さらに下側頭回や上側頭溝の皮質から視覚情報の入力を，聴覚連合野から聴覚性入力を受けていて(Rolls 1998)，解剖学的にも視覚・聴覚・嗅覚・味覚・触覚など多感覚種の連合野として働くと考えてよい．

粘度の異なる水溶液を口に与えると，少数の前頭眼窩野ニューロンは粘度の程度に依存して反応する(Rolls 1998)．すなわち，口腔の触刺激に応答するものがあることを示唆している．

前頭眼窩野の味覚ニューロンは非常に特異的である．たとえば，あるニューロン群ではサルがグルコースに飽食するに伴ってグルコースに対する応答が減弱するが，その間甘味ジュースに対する応答には変化がない．逆にジュースに飽食するときはジュースに対する応答だけが減弱する．これは個体レベルで見られる感覚特異性飽満(sensory specific satiety)に対応したニューロン活動である(Rolls 1989)．Rollsは満腹中枢のある視床下部由来の線維によって閂門制御(gate control)が行われていると想定している．

また味質弁別(Go-NoGo)タスク下では，手がかり刺激の物理化学的性質ではなく行動的反応に依存した応答をする味覚ニューロンが見つかる(Ifuku et al 1996)．このようなニューロンはサルの主観的な判断を反映している可能性がある．

視覚と嗅覚両入力を受けるニューロンや嗅覚と味覚両入力を受けるニューロンが存在する(Ogawa 1994, Rolls 1998)．図6は，視覚と味覚入力を受けるニューロンの例を示す．基本味を口に入れてやると応答があるので味覚入力を受けることがわかるが，餌を見せたときに応答があり，咀嚼後飲み込む時期に恐らく味覚性の応答が見られている．

複数の感覚種の入力を受けるニューロンの中に，視覚と味覚あるいは嗅覚と味覚の連合学習に関係するものも存在する(Rolls 1989, Rolls 1998)．この際，視覚刺激や嗅覚刺激の提示に正しく反応すると味刺激すなわち報酬が与えられる．視覚と味覚の連合は早く成立するが，嗅覚と味覚の連合は長い時間を要する．また，報酬を受けないときにだけ活動が増大するニューロンも存在する(Rolls 1998)．すなわち，刺激が生物にとって意味があるかどうかを弁別するニューロンが存在していることを意味している．

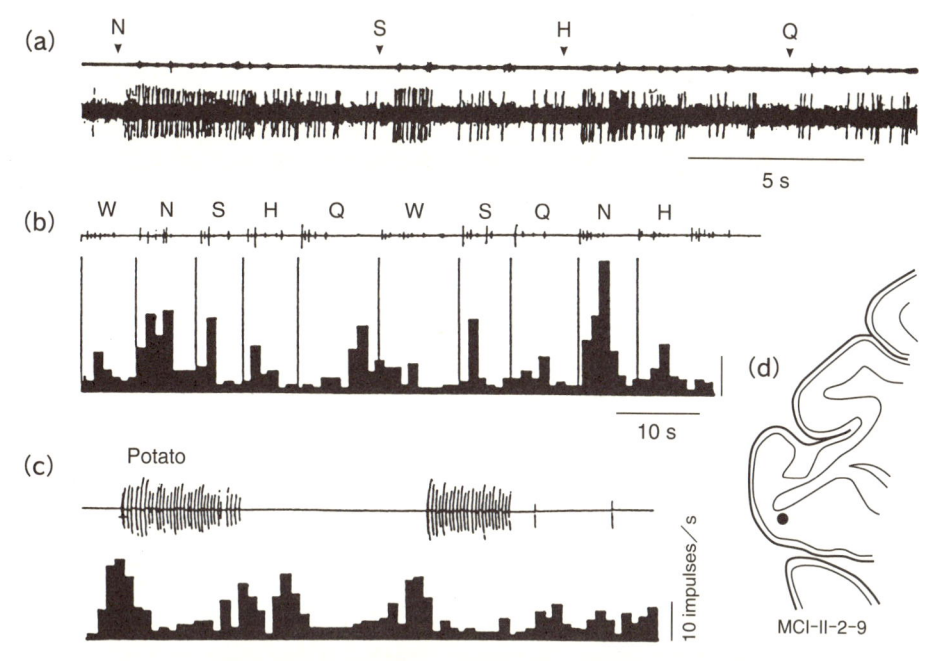

図6 マカク属サルの高次味覚野 OFO ニューロンにおける咀嚼前後の反応

aとbは4基本味であるN(食塩), S(蔗糖), H(塩酸), Q(塩酸キニーネ)と水に対する反応. 最大応答は食塩刺激で起きている. cはサルにサツマイモの切片を見せてから口の中に入れてやると, 見たときと咀嚼が終わったときに反応が見られる. 上のトレースは咬筋の筋電図, 下のトレースはニューロン活動(スパイク頻度のヒストグラムで表す). dは記録部位(●印).
(Ito and Ogawa 1994 未発表；ただし, Ogawa 1994の Fig.6として使用済み)

4. 扁桃核

大脳辺縁系に属する旧皮質で，前梨状葉から入力を受けるばかりでなく，前頭眼窩野と同様に各種連合野から入力を受けていて，多種感覚種性の連合が起こる格好の場所を形成している．扁桃核から視床背内側核を介して前頭眼窩野に投射がある．扁桃核ニューロンも生物にとって意味のある刺激と意味のない刺激に対して弁別的に応答したり，報酬のあるものとないものを区別する(Ono 1993)．

ヒト脳における高次味覚・嗅覚活動

先にも述べたように，PET や fMRI など非侵襲的な方法で，ヒトの味覚弁別活動時の脳賦活部位が検索されている．

1. 味覚関連領野

Kinomura ら(1994)はヒトの舌先に味刺激を与えて食塩と水の弁別をさせたときの脳賦活領域を PET で調べ，大脳右半球では中側頭回，舌状回，帯状回，海馬，海馬傍回，尾状核頭部と視床，左半球では上側頭回，横側頭回および島皮質に賦活領野を見出し，これらの領域を味覚関連領野としている．

Small ら(1997)は PET で，クエン酸を弁別したときの賦活領野を調べ，両側の尾外側前頭眼窩野と右側の前内側側頭葉と右側の尾内側前頭眼窩野に賦活部位を見出し，さらに右側の前内側側頭葉を障害された患者では認知閾値が有意に上昇することを見ている．

Kobayakawa ら(1999)は賦活される領野が刺激後どのような時間経過で起こるのかを MEG で調べ，area G に引き続いて海馬，海馬傍回，上側頭溝付近の順で賦活されることを報告している．MEG では眼窩回や脳底に近いところの賦活が困難なことから，Small らが見出したような場所の賦活は調べられていない．

2. 嗅覚関連領野

Kobal 一派は MEG により，嗅覚刺激で上側頭溝付近に賦活が生じることを見出した(Kettemann et al 1996)．一方，外池ら(1997)は前頭眼窩回に賦活があると報告している．PET を除くと非侵襲的に前頭眼窩回の賦活を見出すのは困難であり，今後いろいろな方法で研究が進むことを期待したい．

まとめ

　口腔内の触覚と味覚は隣接した伝導路，あるいは同じ伝導路を通って大脳皮質第一次体性感覚野と味覚野に投射されるが，サルにおいては触覚と味覚は独立に処理され，お互いの干渉や統合などが起きることが非常に少ない．一方，咀嚼に伴う後鼻孔性の嗅覚や視覚の情報はこれらとまったく伝導路を異にしているので，上記の一次感覚野で統合が起きることはない．すなわち，一次感覚野までは感覚は起こっていても，知覚は恐らく生じていないと考えられる．口腔の触覚・味覚，嗅覚と視覚が統合されるのは大脳皮質前頭眼窩野と扁桃核である(図5)．この二つの領野では，嗅覚や視覚情報と味覚の連合による生物に意味のあるもの，無意味なものを識別している．恐らく，このような領野とそれ以降の領野で認知あるいは知覚が生じていると考えられる．ヒトでは，味覚の識別に関与する場所として，さらに内側頭葉や上側頭回がある．現在神経生理学的にタスク中のサルの大脳皮質からニューロンを記録し，あるいは非侵襲的手法で認知行動中のヒトの大脳皮質賦活領野の検索が行われている．

　摂食に対する口腔感覚の役割を究明する上で，これらの領野における個々の知覚と，複数感覚種間の連合に関する研究が一層進展することを期待したい．

参考文献

Amerine MA, Pangborn RM, and Roessler EB : Principles of Sensory Evaluation of Food. Academic Press, New York, 1965.

Barbas H : Organization of cortical afferent input to orbitofrontal areas in the rhesus monkey. Neuroscience 56 : 841-864, 1993.

Baylis LL, Rolls ET, and Baylis GC : Afferent connections of the caudolateral orbitofrontal cortex taste area of the primate. Neuroscience 64 : 801-812, 1995.

Benjamin RM, and Burton H : Projection of taste nerve afferents to anterior opercular-insular cortex in squirrel monkey (Saimiri sciureus). Brain Res 7 : 221-231, 1968.

Benjamin RM, Emmers R, and Blomquist AJ : Projections of tongue nerve afferents to somatic sensory area I in squirrel monkey (Saimiri sciureus). Brain Res 7 : 208-220, 1968.

Bornstein WS : Cortical representation of taste in man and monkey. I. Functional and anatomical relations of taste, olfaction and somatic sensibility. Yale J Biol Med 12 : 719-736, 1940.

Carmichael ST, and Price JL : Architectonic subdivision of the orbital and medial prefrontal cortex in the macaque monkey. J Comp Neurol 346 : 366-402, 1994.

Carmichael ST, Clugnet MC, and Price JL : Central olfactory connections in the macaque monkeys. J Comp Neurol 346 : 403-434, 1994.

Faurion A, Cerf B, LeBihan D, and Pillias KM : fMRI study of taste cortical areas in humans. In : Abstract for ISOT and AChems XIC, 1997, p. 1.

Gormann W : Flavor, Taste, and the Psychology of Smell. Charles C Thomas, Springfield, 1964.

Ifuku H, Ohgushi M, Ito S, and Ogawa H : Task-related neurons in the frontal operculo-insular cortex in the monkey engaged in NaCl-water discrimination go-nogo task. Jpn J Physiol 46 (suppl) : S 127, 1996.

Ito S, and Ogawa H : Cytochrome oxidase staining facilitates unequivocal visualization of primary gustatory area in the fronto-operculo-insular cortex of macaque monkeys. Neurosci Lett 130 : 61-64, 1991.

Ito S, and Ogawa H : Neural activities in the fronto-opercular cortex of macaque monkeys during tasting and mastication. Jpn J Physiol 44 : 141-156, 1994.

Kettemann B, Jousmi V, Portin K, Salmelin R, Kobal G, and Hari R : Odours activates the human superior temporal sulcus. Neurosci Lett 203 : 143-145, 1996.

Kinomura S, Kawashima R, Yamada K, Ono S, Itoh M, Yoshioka S, Yamaguchi T, Matsui H, Miyazawa H, Itoh H, Goto R, Fujiwara T, Saitoh K, and Fukuda H : Functional anatomy of taste perception in the human brain studied with positron emission tomography. Brain Res 659 : 263-266, 1994.

Kobayakawa T, Endo H, Ayabe-Kanamura S, Kumagai T, Yamaguchi Y, Kikuchi Y, Takeda T, Saito S, and Ogawa H : The primary gustatory area in human cerebral cortex studied by magnetoencephalography. Neurosci Lett 212 : 155-158, 1996.

Kobayakawa T, Ogawa H, Kaneda H, Ayabe-Kanamura S, Endo H, and Saito S : Spatio-temporal analysis of cortical activity evoked by gustatory stimulation in humans. Chemical Senses 24 : 201-209, 1999.

Krubitzer LA, Sesma MA, and Kaas JH : The organization and connections of somatosensory cortex in marmosets. J Neurosci 10 : 952-974, 1986.

Kusama T, Fujioka M, Miyakawa Y, and Fujii M : Connections of the fronto-parietal operculum and the postcentral gyrus with the posterior ventral thalamic nucleus, especially its medial nucleus, in monkeys. J Hirnforsch 26 : 317-331, 1985.

Miyaoka Y, Pritchard TC : Responses of primate cortical neurons to unitary and binary taste stimuli. J Neurophysiol 75 : 396-411, 1996.

Motta G : I centri corticali del gusto. Boll Sci Med 131 : 480-493, 1959.

Murayama N, Nakasato N, Hatanaka K, Fujita S, Igasaki T, Kanno A, and Yoshimoto T : Gustotory evoked magnetic fields in humans. Neurosci Lett 210 : 121-123, 1996.

Ogawa H, Ito S, and Nomura T : Two distinct projection areas from tongue nerves in the frontal operculum of macaque monkeys as revealed with evoked potential mapping. Neurosci Res 2 : 447-459, 1985.

Ogawa H, Ito S, and Nomura T : Oral cavity representation at the frontal operculum of macaque monkeys. Neurosci Res 6 : 283-298, 1989.

Ogawa H, Hasegawa K, and Murayama N : Difference in receptive field features of taste neurons in rat granular and dysgranular insular cortices. Exp Brain Res 91 : 408-414, 1992.

Ono T, Tamura R, Nishijo H, and Nakamura K : Neural mechanisms of recognition and memory in the limbic system. In : Ono T, Squire LR, Raichle ME, Perret DI, and Fukuda M (Eds), Brain Mechanisms of Perception and Memory; from Neuron to Behavior, Oxford Univ Press, NY and Oxford, 1993, pp. 330-355.

Penfield W, and Jasper H : Epilepsy and the Functional Anatomy of the Brain. Little Brown and Co., Boston, 1954.

Pfaffmann C : Gustatory afferent impulses. J Cell Comp Physiol 17 : 243-258, 1941.

Plata-Salaman CR, Smith-Swintosky VL, Scott TR : Gustatory neural coding in the monkey cortex; mixtures. J Neurophysiol 75 : 2369-2379, 1996.

Pritchard TC, Hamilton RB, Morse J, and Norgren R : Projections from thalamic gustatory and lingual areas in the monkey (Macaca fascicularis). J Comp Neurol 244 : 213-228, 1986.

Rizzolatti G, Scandolora C, Matelli M, and Gentilucci M : Afferent properties of periarcuate neurons in macaque monkeys. I. Somatosensory responses. Behav Brain Res 2 : 125-146, 1981.

Roberts TS, and Akert K : Insular and opercular cortex and its thalamic projections in Macaca mulatta. Schwizer Archiv Neurol Psychiat 92 : 1-43, 1963.

Robinson CJ, and Burton H : Somatotopographic organization in the second somatosensory area of M fascicularis. J Comp Neurol 192 : 43-67, 1980.

Rolls ET : Information processing in the taste system of primates. J Exp Biol 146 : 141-164, 1989.

Rolls ET : The orbitofrontal cortex. In : Roberts AC, Robbins TW, and Weiskrantz L (Eds) : The Frontal Cortex, Executive and Cognitive Functions, Oxford University Press, Oxford, 1998, pp. 67-86.

Sanides F : The architecture of the cortical taste nerve areas in squirrel monkey (saimiri sciureus) and their relationships to insular, sensorimotor and prefrontal regions. Brain Res 8 : 97-124, 1968.

Scott TR, Yaxley S, Sienkiewicz ZJ, and Rolls ET : Gustatory responses in the frontal operculum of the alert cynomolgus monkey. J Neurophysiol 56 : 876-890, 1986.

Small DM, Jones-Cotman M, Zatorre RJ, Petrides M, and Evans AC : A role for the right anterior temporal lobe in taste quality recognition. J Neurosci 17 : 5136-5142, 1997.

Sudakov K, Maclean PD, Reeves A, and Marini R : Unit study of exteroceptive inputs to claustrocortex in awake, sitting squirrel monkeys. Brain Res 28 : 19-34, 1971.

Takagi SF : Human Olfaction. University of Tokyo, Tokyo, 1989.

Thorpe SJ, Rolls ET, and Baylis GC : The orbitofrontal cortex; neuronal activity in the behaving monkey. Exp Brain Res 49 : 93-115, 1983.

Tonoike M, Yamaguchi M, Kaetsu I, Kida H, Seo R, and Koizuka I : Ipsilateral dominance of human olfactory active centers estimated from the event-related magnetic fields measured by 122-channel whole head neuromagnetometer using odorant stimuli synchronized with respirations. Abstract of ISOT and AChemS XIX, 1997, p. 4.

von Skramlik E : Handbuch der Physiologie der Niederen Sinne. Georg Theime, Leipzig, 1926.

Zotterman Y : Action potentials in the glossopharyngeal nerve and in the chorda tympani. Skand Arch Physiol 72 : 73-77, 1935.

11 人と「もの」との ハプティック・インタフェース

赤松 幹之

感覚運動統合による人間と対象とのインタラクション

　人間のまわりには様々なものがあり，それが人間にとっての環境を構成しており，人間はその外部環境とインタラクション（相互作用）しながら生きている．このように人とものとは互いにやりとりしている（インタラクション）が，この人間と機械や製品とが接触する部分をヒューマン・マシン・インタフェースと呼ぶ．人間が機械の状態を知ったり機械側からの情報を受け取るためのディスプレイや，機械や製品を操作するためのボタンやスイッチなどの操作系が機械側のヒューマン・インタフェースである．これに対し，人間側でディスプレイなどから情報を受け取るのが感覚系であり，ボタンなどを操作するために機能するのが運動系であり，外部の環境とのインタフェースとして感覚系と運動系がある．

　人間の情報処理は，感覚系－中枢神経系－運動系というモデル化がなされるが（図1），この図式から外部からの情報にしたがって行動する受動的な情報処理システムとして人間をとらえがちである．しかしながら，我々の行動というものは，いつも熱いから手を引っ込めるといった受動的な行動をしているわけではなく，探索的な行動をしたり予測や期待をしながら，能動的・積極的に環境に対して働きかけている．すなわち，感覚情報によって運動するばかりでなく，運動によって感覚情報を得たりして，感覚と運動とを統合しながら，外界と相互にかかわりあっていると考えられる．

　手や指を能動的に動かして対象に触れるときには視覚と触覚と運動とが相互に作用しているということは実験的に見ることができる．形は視覚で知覚でき，指でさわってでもできるが，心理物理実験で調べてみると，この視覚による知覚と運動感覚による知覚の対応関係は，能動的にさわる運動をしたり，その指でさわる運動が目で見えたり，またさわっている形の

縁の触覚刺激があると，より正しく獲得される．その一方，視覚だけでなく触覚もあることによって，指でさわる運動が速くなる．すなわち，視覚と触覚と運動とは相互に結び付きを強めるように働いている(Akamatsu 1992)[1]．

　運動によって対象に働きかけたときに得られる感覚情報は，変化した対象や環境の状態を伝える視覚情報に加えて，対象に触れることによって生ずる触覚(皮膚感覚)や手などが動くことによって生ずる力覚や運動感覚(筋感覚・関節感覚)などの体性感覚，さらに遠心性コピーと呼ばれる運動指令が脳内で感覚系に直接伝えられる情報である．視覚は外感覚と呼ばれることがあるように，自身から遠くにあるものからの情報である．これに対し，体内の感覚である内感覚は内臓感覚，筋感覚，関節感覚などである．一方，皮膚感覚は人間と対象すなわち内と外との接触面の感覚である．このことから考えると，外感覚である視覚と運動との間にあるのが皮膚感覚そして筋・関節感覚である．一方運動指令は運動を起こし，筋・関節感覚，皮膚感覚そして視覚を変化させるとともに，遠心性コピーとなって感覚系に脳内でフィードバックされる．このように，感覚と運動とは脳内のループ(遠心性コピー)，四肢内のループ(筋・関節感覚-運動系)，体表面のループ(皮膚感覚-運動系)，外界を通るループ(視覚-運動系)と内から外までの多重のループを形成しており(赤松 1993)[2]，それらが相互に影響しあうことで感覚と運動との統合を行っていると考えられる(図2)．

　感覚と運動との統合は，対象に働きかけることと対象からの情報との統合であり，人間と対象物との統合につながるものである．現象学派のMerleau-Pontyは「身体は雰囲気の中で，まだ漠然とした促しでしかない知覚対象と，眼や手の探索運動を通じて"シンクロナイズ"し始める」「物が我々に与えられるのは，雰囲気の中で身体と物とがシンクロナイズするときである」と述べており，感覚と運動との統合によって知覚の主体と知覚される「もの」の循環的同調が我々にとっての「もの」の知覚であるとしている(Merleau-Ponty 1967)[3]．知覚とは感覚情報と過去にもっているテンプレートとのマッチングの結果得られるrecognition(再認)というものではなく，身体の統一性の相関項としての相互感覚物なのであり，感覚運動統合による人と「もの」との統合状態ということができる．そして，そのとき，「もの」と我々とは全体として一つのシステムとなり，それによって我々は自由にふるまえるのである．

　このように，「もの」が自己と一体化されたものと知覚されるためには人と「もの」との統合すなわち感覚運動統合がなされなければならないが，そのためには，上述のように運動による対象への能動的な働きかけとそれに伴う皮膚感覚や筋・関節感覚そして遠心性コピーが重要な役割を果たすと考えられる．これら皮膚感覚系，筋・関節感覚系および遠心性コピ

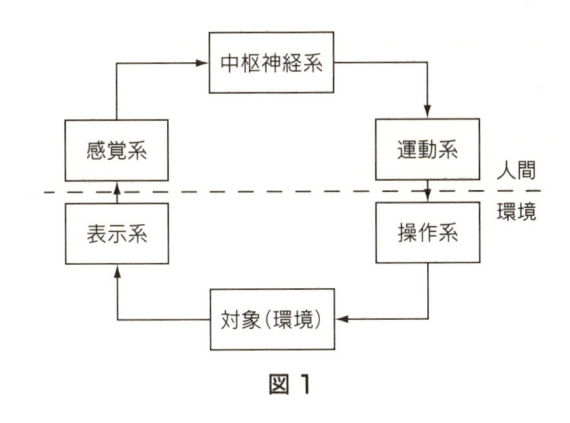

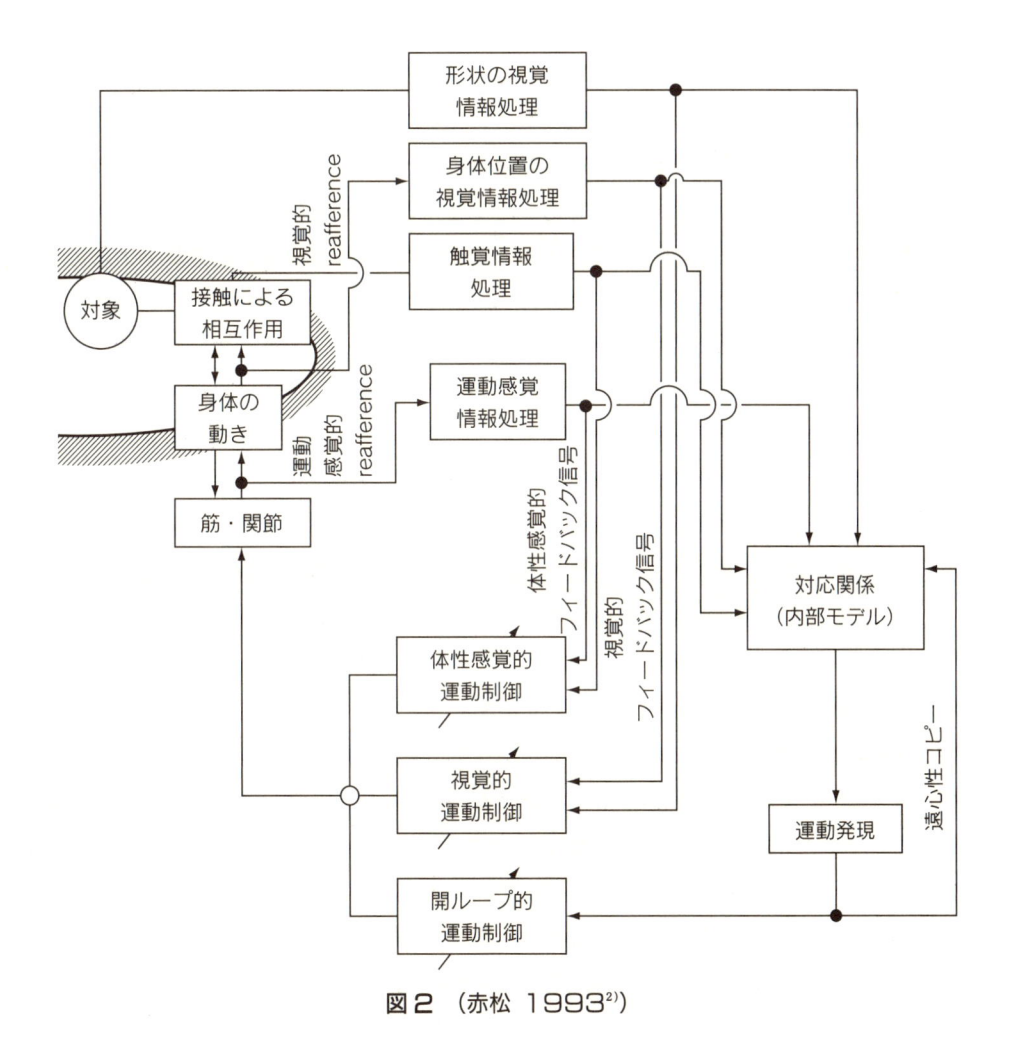

第11章 人と「もの」とのハプティック・インタフェース

図1

図2 (赤松 1993[2])

ーから生ずる触覚・力覚・運動感覚・運動指令(いわば随意感)は,実際に手で対象とかかわっているときには分けて知覚することは困難であり,我々はそれを「手応え」と呼んだりする.そこで,これら運動によって対象とかかわりあっているときの感覚を総称して,ハプティックスと呼んでいる.本稿では,感覚運動統合によって「もの」を知覚するのに必要なハプティックスの観点から人と「もの」とのインタフェースがどのようになっているか,道具に始まり機械そしてコンピュータといった「もの」の変遷によってどのように変化してきたか概観してみる.そして,「手応え」を人に与えるために開発されてきた触覚や力覚ディスプレイなどのハプティック・ディスプレイやハプティック・インタフェースを紹介する.

人と道具や機械のインタフェース

　サルやチンパンジーなどの霊長類であっても,遠くのものをとるための枝や,ものを割るための石などを道具として用いる.古代人が用いていた道具の一つは石器であるが,やがて農業のための道具すなわち鍬・鎌といった農具の使用が始まった.これらの道具は遠くのものをとったり,素手では掘れないものを掘ったりといった手の機能の拡大であり,その使い方は手で握って操作するというものである.したがって,「もの」である道具と人とのインタフェースは「にぎり」であり,操作はこの「にぎり」を介した多自由度の手の運動である.このとき道具は人の手の多自由度の運動という操作をほとんど直接的に対象物に伝えている.道具と対象物とが接した反力は,再び道具の「にぎり」を介して直接的に人に戻る.すなわち道具から人へのフィードバックは「手応え」すなわち体性感覚的(触覚・力覚などの皮膚感覚や筋・関節などからの力覚・運動感覚)フィードバックである.一方,道具が対象物に働きかけた結果は,多くの場合視覚的に確認される.操作を直接に環境へ伝え,その操作結果を手応えという形で得ることから道具からのハプティックス情報は触覚から運動情報まで得られ,人と道具とは強いループを構成しているといえる(図3).

　道具の一つの大きな発展はアリストテレス派の作といわれている「てこ」である.「てこ」とは「小さい重さが大きな重さを動かす」ものであり,人からの操作をそのまま伝えずに,力や動きの上での変換を行って,対象へ働きかけている.この変換を行っているという点から見ると,てこは道具から機械への第一歩である.インタフェースの観点から見ると,操作面は「にぎり」であるが,ペンチを見ればわかるように,てこの原理を用いたものは運動の自由度が制約を受けている.しかし,フィードバックに関しては「手応え」を得ている.

　やがて歯車を用いた水車製粉機が生まれた.水車製粉機は人や動物ではない他のものの動力を用いているという意味で画期的である.すなわち,動力と伝動と作用部が一体となった

第11章 人と「もの」とのハプティック・インタフェース

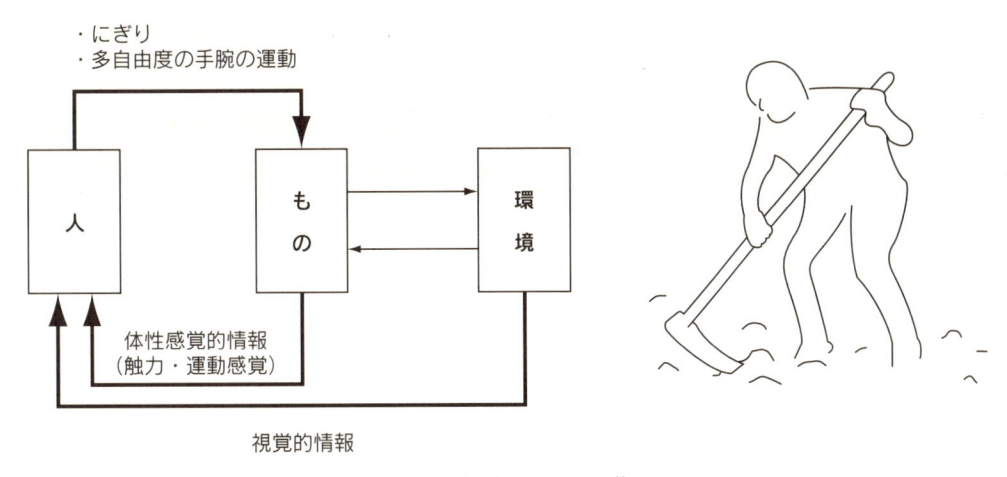

図3 (赤松 1995[4])

「機械」と呼べるものなのである．そして18世紀後半になるといわゆる機械である紡績機が登場し，広まっていった．機械における動力源の大きな変化は蒸気機関の登場であり，それまで用いられていた水力との最も大きな違いは，動力そのものも人間が好きなときに動かしたり，その量を調節することができるようになったということである．こうなると人の機械への働きかけは，動力を調節する作業すなわち機械の操作・制御となった．操作や制御は手の動作によって行うが，手を伸ばしてレバーを押し引きしたりダイヤルを回すといった単純な動作であり，それらの操作の「手応え」から対象の状態を知ることは難しくなった．そして，操作の結果機械がどういう状態になったかの監視，および対象物(環境)がどう変化したかの確認は主に視覚的情報に頼ることになった．しかし，視覚的な監視というインタフェースの形は，いわば機械を人から離れたものとして見るということである．そして電気の登場により制御などの操作も機械式のレバーから電気的スイッチになり，機械に働きかける運動の自由度は極めて小さいものとなった．さらに機械式であればレバーやバルブを介した部分の機械の状態の「手応え」があり，ハプティックス情報の有用性が残っていたのが，電気式になると機械本体ではなくスイッチやダイヤル自身からの皮膚感覚的フィードバックが中心となり，スイッチ機構に基づいてのON/OFFの確認ができる程度となった．

人とコンピュータとのインタフェース

コンピュータの発明は第二次世界大戦における大量計算の需要がきっかけであったが，

IC化そして，LSI化への発展を経て，マイクロ・コンピュータとなり，我々の生活の中に入ってきた．元々は計算をするためのものであったコンピュータは文書処理機械となってオフィスに入り込み，また，その計算能力を利用してコンピュータは機械の制御部分に用いられるようになって工場へ入り込んできた．その結果，動力や電動部の制御も，また機械の作動結果の監視もコンピュータを介することが多くなってきた．このように人は様々な場でコンピュータと接して生活をすることになったのである．

初期の電子計算機はパンチカードやテープでプログラムやデータの入力を行っていた．このときには，入力行為と計算作業が切り離された状態であり，直接的に人と計算機がインタフェースを構成しているとはいえない状態であった．しかし，1960年代前半には，コンピュータの計算能力の高さから，リアル・タイムで人間とコンピュータとが対話することが可能となり，その能力を様々なところに利用しようという動きが起きてきた．その一つが文書処理であり，もう一つが図形(グラフィック)処理である．リアルタイム処理では人間とコンピュータが直接やりとりをすることから，人とコンピュータの間にインタフェースが構築されることになった．

リアルタイム処理をしていても初期はコンピュータ言語を用いており，コンピュータへの入力は，文字や記号で構成されているコンピュータ言語を打ち込むためのキーボードであった．この場合人からコンピュータへの操作はキーボードのキー押しという動作であり，コンピュータから人へは文字や数字の表示という，視覚的フィードバックであった(図4)．この点から見ると，機械を操作・制御するためのボタン押しと監視作業という，機械のヒューマン・インタフェースと一見類似している．しかし，手を伸ばしてボタンを押す動作やダイヤルをひねる動作に比べて，腕を固定して指の小さな運動のみで行うキーボード操作は運動の自由度は小さいものである．一方，機械の制御のためにコンピュータが用いられている場合の多くは，ほとんどの情報がコンピュータを介したものであり，環境や対象物から直接の情報は激減した．機械という「もの」の登場により人と対象とのつながりが希薄になったものが，コンピュータの導入によって環境や対象物が人から切り離されることとなった．

こういったキーボードとディスプレイのインタフェースに対して，文書処理や図形操作に向いたインタフェースを構築しようという動きが1960年代後半に始まった．そうして開発されたインタフェース装置がライトペンであり，ジョイスティック，マウス(1967)，タブレット(1964)，タッチスクリーンである．これらはキーボードに替わる入力操作のための新しいインタフェース装置となり，アルファベットなどの文字や記号だけでなく図形を表示できるグラフィック・ディスプレイが新たなる出力のためのインタフェース装置となった．

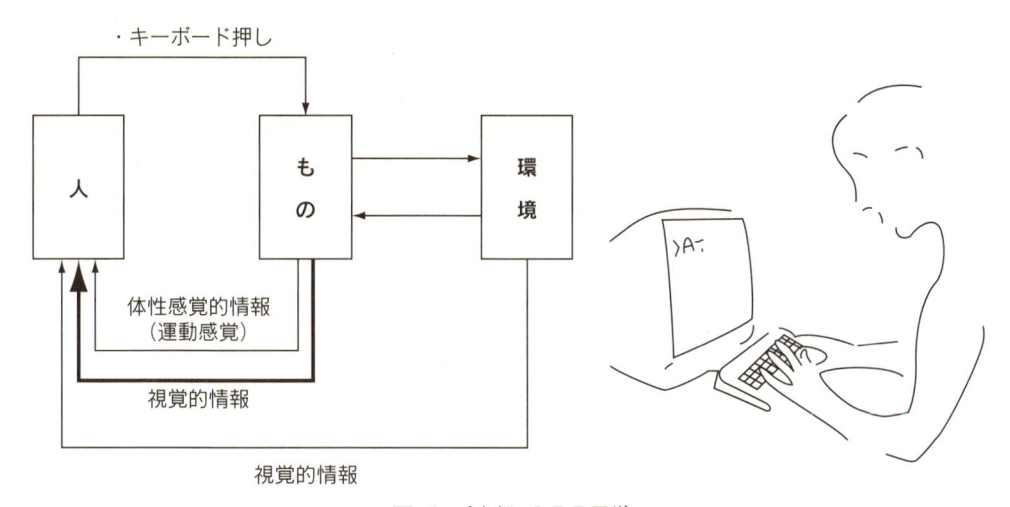

第11章 人と「もの」とのハプティック・インタフェース

図4 (赤松 1995[4])

　これらを背景として，1970年代中頃にゼロックスのパロアルト研究所が人間とコンピュータとのインタフェースのあるべき姿として提唱したのがWYSIWYGの概念と直接操作(Direct manipulation)の概念である．WYSIWYGとは，What You See Is What You Get——すなわち見えたとおりのものが手に入るという考え方であり，この目に見えるものを直接手を動かして操作しようというのが直接操作の考え方である．このための技術要素がグラフィック・ディスプレイとマウスなどの入力装置である．このグラフィックと直接操作のインタフェース，すなわちグラフィック・ユーザ・インタフェース(GUI)は多くの人たちに受け入れられた．GUIではディスプレイ上に表示されているものは文字や数字だけではなく，絵やシンボルが用いられる．そして，操作はマウスを動かすという2次元的な腕の動きである．マウスの操作は2次元平面上で手を伸ばしてマウスボタンを押すという操作であり，スイッチに手を伸ばしてON/OFFするという機械の操作に類似している．キーボード作業で減った運動の自由度がGUIの登場で再び自由度が増加したのである．
　GUIをもつコンピュータの操作はキーボードを用いたインタフェースに比べて自由度が増大し，機械類の操作に類似してきた．しかし，それ以前の道具の使用時のように運動は自由度の高いものではない．もっと自由度の高い運動でコンピュータ操作をできるための装置の一つがデータ・グローブと呼ばれる入力装置である．これは最初MITのメディアラボが中心となって開発したもので，ヘッド・マウント・ディスプレイなどの3次元ディスプレイ

と組み合わせることによって，視覚的3次元空間に対象物が呈示され，それに手を伸ばして操作する動作をすると，それにしたがって対象物が変化するというインタフェースが構築される．これはバーチャル・リアリティ(仮想現実感)と呼ばれ，模擬的にリアルなものを再現する技術としてとらえられているが，人間とコンピュータのインタフェースの形態という観点から見ると，操作と表示を3次元化することでの自由度を大きくする技術と見ることができる．

このようにグラフィック・ユーザ・インタフェースという考え方によって，コンピュータの操作は機械の操作さらには道具による操作に近づこうとしている．たとえばマウスを握ることは，道具による作業において大きな特徴であった「にぎり」に類似したものである．またバーチャル・リアリティでは大きな自由度の運動で操作できるようになってきた．しかしながら，道具による作業における感覚情報の特徴である「手応え」というものが欠けている．「手応え」すなわちハプティックスによる対象とのかかわりあいは対象と人間とが統一的につながるために必要なものであった．そこで，コンピュータのヒューマン・インタフェースに触覚や力覚情報を導入しようとする研究が行われている．

触・力覚ディスプレイをもつコンピュータ・インタフェース

マウスを使ってカーソルを動かしてアイコンなどのターゲットをポインティングする操作は，指先でボタンを押す動作のアナロジーである．指でボタンを押すときには視覚的に指がボタンに到達したことを確認するだけでなく，指先の触覚によってボタンとの接触を確認している．これに対し，マウスによるポインティング操作では視覚的にカーソルの到達を確認するのみであり，感覚情報の観点から見るとボタン押し動作とは異なっている．この点を補うのが筆者らの開発したマルチ・モーダル・マウスである(Akamatsu and Sato 1994)[5]．

このマウスでは，マウスボタンにある小さな穴からピンをソレノイドで突き出させて，ボタンの上に置かれた示指の腹部に触覚刺激を加えることで触覚情報を呈示する．また，マウス底部に小型電磁石を付けてあり，鉄板などの上で操作しているときに通電することでマウスの移動抵抗を変えて，力覚情報を呈示する．この触覚ディスプレイと力覚ディスプレイによって，カーソルがアイコンなどのターゲットに入ったときに指先に触覚を与えるとともにマウスの移動抵抗を高くするようにする．このようにすることで，指先が実際のボタンに触れたかのような触覚的・力覚的印象をもたせることができる(図5)．

このようにして，カーソルのターゲットへの到達を触・力覚情報によって呈示してやると，印象が変わるだけでなく，ポインティング操作の成績が向上する．ポインティング操作の全

触覚ディスプレイ

ソレノイド＝
触覚ディスプレイ

マグネット＝
力覚ディスプレイ

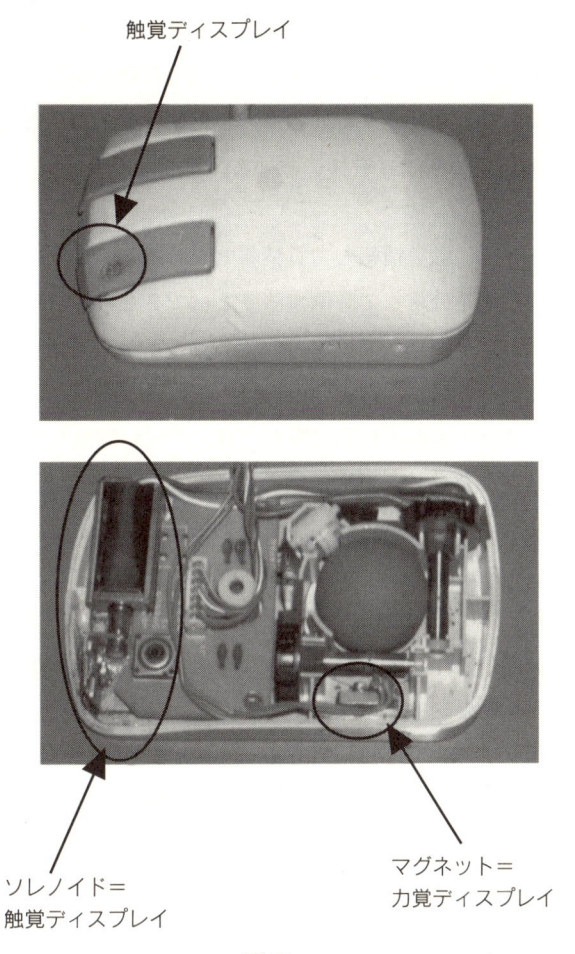

図5

　操作時間を見ると触・力覚情報があると短くなるが，操作時間を分解して分析すると，カーソルがターゲット範囲に入ってから止まるまでの時間(カーソル停止時間)およびカーソルがターゲット範囲に入ってからマウスボタンをクリックするまでの時間(クリック時間)に時間の短縮があることがわかる．さらに，ターゲットの範囲内のクリック位置の分布を調べてみると，触・力覚情報があるとターゲットのより広い範囲でクリックを行うようになる．いわばターゲットの有効サイズが大きくなる効果がある．
　これらの効果が触覚や力覚といったハプティックスにかかわる感覚情報の効果であるか調べるために，他の感覚情報を用いて同様の情報を呈示する実験を行った．カーソルのターゲ

ット到達情報をビープ音という聴覚情報で行った場合と,ターゲットの明るさの変化という視覚的情報で行った場合を比較すると,クリック時間の短縮には触覚情報だけでなく聴覚情報や視覚情報も有効であり,クリック範囲の拡大の効果は触・力覚と同程度に視覚情報も有効である(図6).しかしながら,いずれにおいても最も効果的なのは触・力覚情報である(Akamatsu et al 1995)[7].

通常,ものに触れるときに触覚情報と力覚情報とを分離することは困難であることから,触覚情報と力覚情報の効果を分離して評価することはできない.一方,マルチ・モーダル・マウスは構造上触覚と力覚を独立して呈示可能であることから,個別に効果を調べることができる.そこで,触覚のみの呈示,力覚のみの呈示,および触覚と力覚の同時呈示の三つの条件を比較すると,クリック時間の短縮に関しては,触覚情報は有効であるが力覚情報はその効果がない.また触覚と力覚とを同時に呈示しても,触覚のみとほぼ同程度の効果である.一方,カーソル停止時間には触覚と力覚いずれも効果はあることは認められるが,その効果は力覚情報の方が大きい(Akamatsu and MacKenzie 1996)[6].また触覚と力覚とを同時に呈示しても,力覚のみとほぼ同程度の効果である.以上のように,ポインティング操作という機械におけるボタン押し操作とアナロジカルなタスクにおいて,触覚や力覚というハプティックスに関する情報が効果的であることがわかる.

マルチ・モーダル・マウスはON/OFF情報を対象としていたが,ターゲットに対するカーソルの位置情報を呈示できるマウス形インタフェース装置をドイツのグループが開発した.これはマウスの両側面の指のあたる部分に振動するボタン状の触覚ディスプレイをつけたものである.ターゲットがカーソルの右側にある場合には右側のボタンの方が,左側にある場合には左側のボタンが強く振動する.また左右のボタンが前後方向にずれて配置されていることから,ターゲットが前方向にあるときには前方方向に寄った右ボタンの方を強く振動させる.このようにすることでポインティング・タスクの全操作時間の短縮が見られ,また最終的なターゲットへの位置決め時間が短縮される(Gobel et al 1995)[8].

先に述べたマルチ・モーダル・マウスを用いても,ターゲットへの接近情報を呈示することが可能である.ソレノイドおよび電磁石に間欠的に信号を送ってやるとマウス操作者には振動感覚が知覚される(Akamatsu et al 1994)[9].これをターゲットへの接近情報呈示に応用することができる.すなわち,マウスカーソルがターゲットに近づいたときに振動の振幅を大きくすることで,ターゲットへ近づいていることが触覚的にもわかるようになる(赤松 1995)[4].

タッチ・パッドはノートパソコンのポインティング装置として広く用いられているが,マ

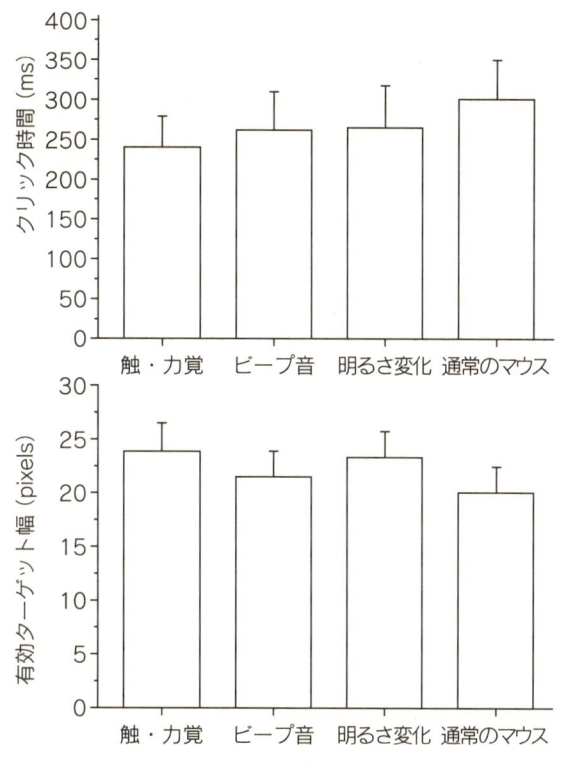

図 6 (Akamatsu and MacKenzie 1996[6])

ウスボタンに相当するクリックするためのボタンはタッチ・パッドのすぐ近くに置かれており，指を使い分ける必要がある．そこで，パッドをそのまま強く押すことでクリックできるものがある．ところがこの場合，パッドに指を押しつけてもボタンを押したときのクリック感がないために「手応え」を感じることができない．このクリック感を擬似的に生じさせるものが tactile touchpad である．これは，タッチ・パッドの背面に電磁リレーがついた構造をしており，タッチ・パッドへの押しつけ圧がある値を超えたときにリレーが働く．この振動が指先に加えられてクリック感を感じることができる．この触覚ディスプレイの効果をポインティング操作で調べてみると，tactile touchpad ではポインティングに要する時間が短くなる．その一方でエラー率はやや高まるが，操作時間とエラー率を総合した評価指標である throughput で見ると，触覚情報が有効であるといえる．また，主観的にも好まれている (MacKenzie and Oniszczak 1998)[10]．

マウスやタッチ・パッドへの触・力覚ディスプレイの導入はポインティング・タスクのためのハプティックス情報呈示といえる．一方，GUI における作業の中でアイコンなどのオブジェクトを移動させる作業があるが，これは通常マウスボタンを押しながらマウスを動かすドラッグと呼ばれる操作で行われる．一方，日常生活ではものを移動させることは指で対象物をつかんで腕を動かして行われる．これに対して，ドラッグ操作はこの動作のアナロジーになってはいない．そこでつかみ動作を行うことが可能で，対象物をつかんだ手応えを触・力覚的に呈示することができるインタフェース装置として「つかみマウス」が考案されている(Akamatsu 1997)[11]．これは親指と示指のつかみ動作で動かせる相対する可動部があるマウスである(図7)．可動部の動きは電磁クラッチにより動きが拘束できる力覚的刺激が与えられる．またマルチ・モーダル・マウスと同様に，内蔵されたピンにより指先に触覚的刺激を与えられるようになっている．画面上のカーソルはピンチ状をしており，親指と示指との動きに応じてそれが開閉する．そして指先を狭めてオブジェクトをつかんだ状態になると，「つかみマウス」の指先部からピンが出て指先に触覚が生ずるとともに可動部の動きが止められ，ものをつかんだ「手応え」が得られる．そして，オブジェクトの大きさに応じて動きを止める位置を変えることで，オブジェクトの大きさが「手応え」から知覚できる．また，触覚の呈示タイミングと力覚の呈示タイミングを変えることでオブジェクトの硬さ感を変えることもできる．

マウスを用いた GUI よりも大きな自由度で操作できるのがバーチャル・リアリティによるインタフェースであるが，バーチャル・リアリティの場合，操作の自由度は高くなったが，実際に対象物を手で取り扱っているのとはフィードバック情報が異なる．そのため，3次元インタフェースにも触覚・力覚情報を呈示できるようにしようという研究も行われている．データ・グローブ使用のときに接触感覚を与えることを考えたのは Zimmerman ら(1987)[12]で，データ・グローブの指先の部分にピエゾによる触覚ディスプレイをつけた．これを装着して仮想のオブジェクトに触れると触覚ディスプレイが働き，ものに触れた感覚を与える．しかしながら，実際にものをつかんだときには，そのものによって指の動きが拘束されて力覚が生ずる．そこで，自由度の大きい動きに対して指の動きを拘束して力覚を与えることのできる力ディスプレイが岩田によって開発された(Iwata 1990)[13]．この他，3次元的に指を動かしたときに力覚を呈示できる力ディスプレイとしては，指先につけたリングとストリングで構成されている広瀬らの力ディスプレイ(Hirose et al 1992)[14]，三方に張ったストリングによって力覚を呈示する SPIDER，福井らの直交座標系を構成するアクチュエータを用いた力ディスプレイなどがある．現在は，アーム構造をもちモーターによって6自

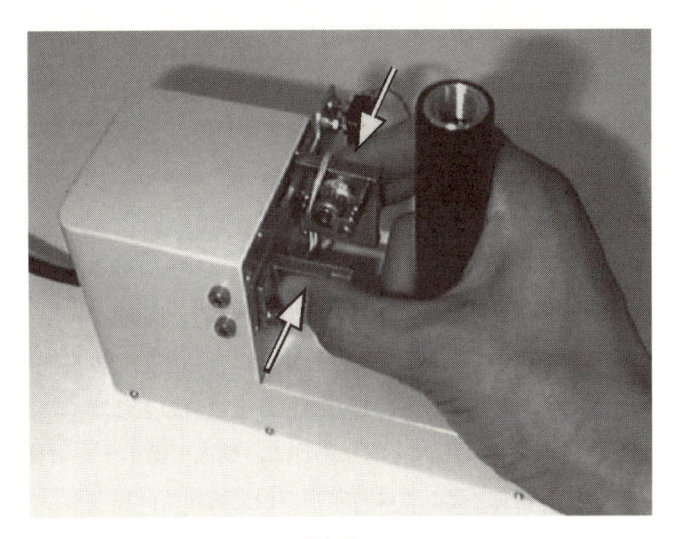

第11章 人と「もの」とのハプティック・インタフェース

図7

由度の力フィードバックが可能な PHANToM が製品化されている．マウスに付加された触・力覚ディスプレイやバーチャル・リアリティにおける触・力覚ディスプレイはコンピュータ操作を行うときに触・力覚などのハプティック情報を擬似的に呈示するものであり，あくまでもユーザを"だまして"「手応え」を与えるものである．このように仮想的なインタフェースによって感覚情報だけを呈示するのではなく，実際の「もの」を介することで「手応え」をもったコンピュータ操作を行うインタフェースを構築しようという動きがある．

「さわれる」ヒューマン・インタフェース

近年 tangible human interface というインタフェースが提唱されてきている．これはマウスなどの入力装置を用いるのではなく，オブジェクトに対応する「もの」をインタフェース装置とするものである．ここでいうオブジェクトに対応する「もの」とは，画面中にあったアイコンなどをブロックなどの実際の物体にするということである．いわば「さわれる」ヒューマン・インタフェースである．通常の GUI やバーチャル・リアリティは実際には存在しない視覚的情報を合成して人間に呈示するものであり，これに触・力覚ディスプレイを付加したものは，同様に実際には存在しない物体の触覚的情報や力覚的情報を合成して人間に呈示するものであった．これに対し，「さわれる」ヒューマン・インタフェースは実在する物体を手で取り扱うことから，分解されて合成された感覚情報ではなく，「もの」からの

「手応え」を知覚しながら操作できるものである．

「さわれる」インタフェースの最初のものは Active Desk と呼ばれるカナダのトロント大学で考案されたものである(Fitzmaurice et al 1995)[15]．これは背面投影型のテーブル状のガラススクリーンの上で小さなブロックを指で動かすと，スクリーン上の図形が変化するというドロー・ソフトを想定している．Brick と呼ばれるこのブロックには磁気センサのコイルが内蔵されていることからブロックの位置が計測され，ブロックをスクリーン上に置くとその下の図形はブロックと連動するようになる(図8左上)．図形の中央付近にブロックを置いて，そのブロックをスクリーン上で動かすとそれに伴って図形が移動する(図8右上)．また二つのブロックを左右の手で持ち，図形の対角線上の角の上に置くと，図形が変形できるようになる(図8下)．両手による直接的な動作で，拡大・縮小また縦横比の変更といった図形の変形ができるのである．ここでは対象物の視覚情報は仮想のものであるが，それを操作するための道具(GUI ではマウスカーソルに相当)は実体であるブロックであり，それを操作するときの「手応え」はブロック操作から直接得られている．

Active Desk を発展させたのが meta DESK であり，ここではいくつかの道具が準備されている．それらは lens, phicon, tray, phandle, instrument と呼ばれるが，これは GUI でのウィンドウ，アイコン，メニュー，ハンドル，スライド・バーに相当している(図9)．たとえば lens は小型の液晶ディスプレイで作られており，DESK 表面に呈示されているものとは別の情報をそこに呈示することができる．phicon(physical icon：物理アイコンの意)ではオブジェクトの位置を動かすことができ，instrument は画面上の映像のスケールを変えることができる(Ullmer and Ishii 1997)[16]．

meta DESK では phicon はオブジェクトの選択や移動に用いられていたが，media Block と名付けられたヒューマン・インタフェースでは Block は特定のオブジェクトと対応づけられるようになっている(Ullmer et al 1998)[17]．具体的にはファイルの内容と対応させることができ，あたかもその Block の中にファイルが入っているかのように取り扱える．たとえば Block を画面わきの「モニタースロット」に入れるとファイルの内容が画面に出てきたり，Block を「プリンタ media Block スロット」に入れると対応するファイルの中身が印刷される．Block という「オブジェクト」を取り扱うことで，ファイルというオブジェクトを取り扱うインタフェースが構成されている．

これをさらに目的を限定して，プレゼンテーション・ツールのインタフェースとして提唱されているのが Palette である(Nelson et al 1999)[18]．これはプロジェクターに接続されているコンピュータを用いてプレゼンテーションをするアプリケーションへの適用である．コ

第11章 人と「もの」とのハプティック・インタフェース

図8 (Fitzmaurice et al 1995[15])より改変)

レンズ　　　ファイコン　　トレイ　　　ファンドル　　インスツルメント
(lens)　　(phicon)　　(tray)　　(phandle)　　(instrument)

ウィンドウ　　アイコン　　メニュー　　ハンドル　　スライド・バー

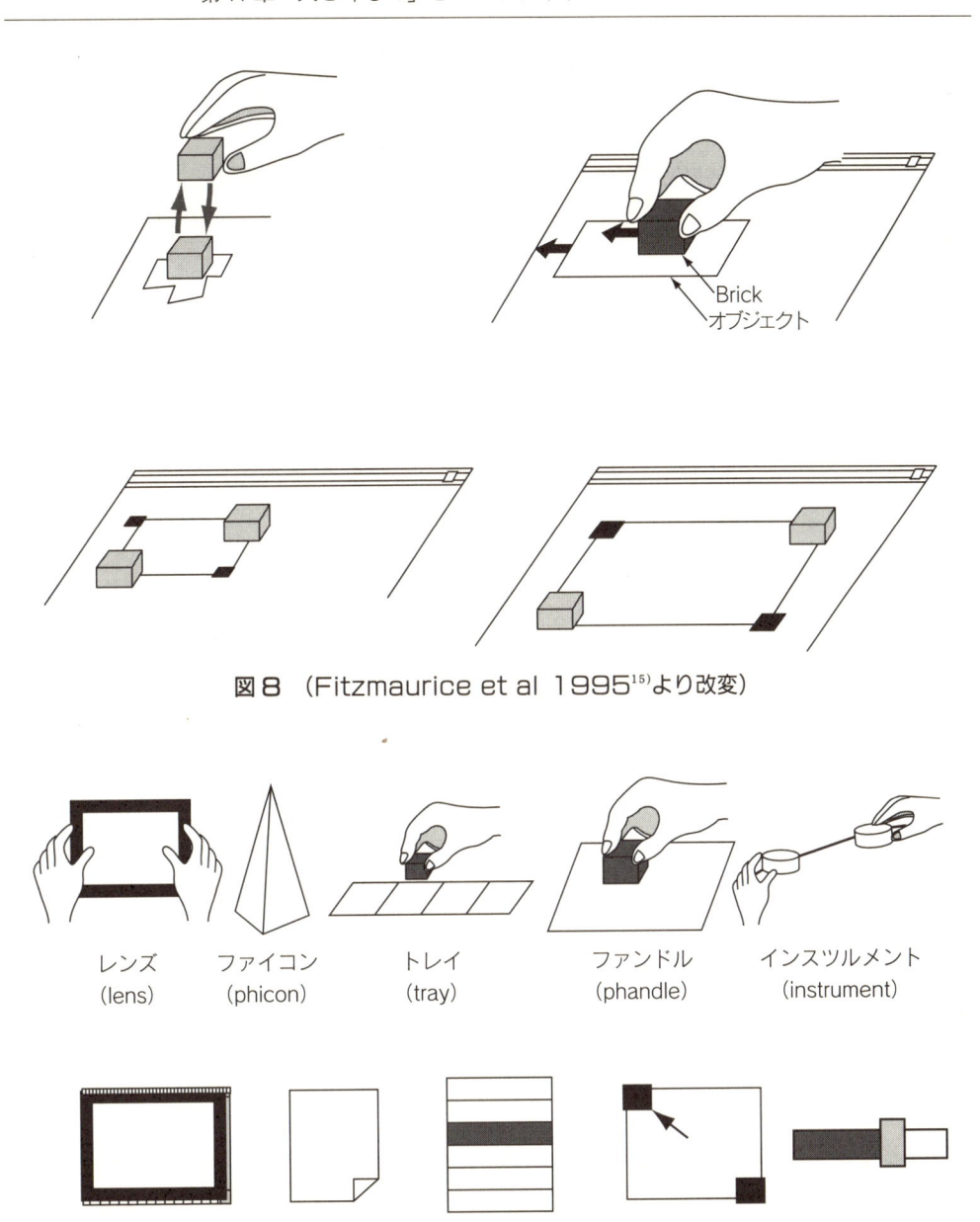

図9 (Ullmer and Ishii 1997[16])より改変)

ンピュータ内のスライドのファイルの一枚一枚に対応してバーコードを印刷したカードを作るが，ここにはファイル名とページ数が同定できるようにバーコードが印刷されている．そして，これを Palette Reader と呼ばれるバーコードリーダーにかざすことで，随時，任意のスライドを呈示できるようにしたものである．コンピュータ内のスライドのファイルを一枚一枚のカードというオブジェクトの形にすることにより，聴衆の雰囲気や理解に応じてスライドの順番を替えたり，スライドを省略することが自由にできるものとなる．カードというものは並べたり，並べ替えたり，その中の一枚を抜き取ったりといったことを手で行うための「もの」であり，その「もの」の性質を生かすインタフェースといえる．

人と「もの」とのインタラクション

　GUI やバーチャル・リアリティにおいてはその対象世界はすべてコンピュータの中に入っていて，我々が必要と考えられる感覚情報を「ディスプレイ」というものを通じて人間に呈示する一方で，様々な機能を選択するための汎用的な入力装置を介して人間からコンピュータへの指示を行うものといえる．すなわち，人とコンピュータとはディスプレイ（表示系）と入力装置（操作系）で互いに接している（図1）．これに対し，「さわれる」ヒューマン・インタフェースは，対象世界がすべてコンピュータの中に入っているのではなく，その一部が「もの」となってコンピュータの外に出て，その「もの」を取り扱うことで機能を実行するものである．すなわち「もの」で構成される世界がインタフェースになっていると見ることができる．この違いの一例は，ゲームとパソコンゲームの違いである．トランプのゲームにおいて必要な情報は手持ちのカードとめくってきたカードそして他者の捨てたカードであり，必要な操作は場からのカードを選ぶことと手持ちのカードの中から捨てるべき一枚を選ぶことである．したがって，パソコンでこれを実現するためにはグラフィック・ディスプレイとマウスがあれば充分である．ところが，情報だけを抽出したパソコン上のゲームにおいては，しばしば得点という情報にとらわれ，得点を上げていくことだけが楽しさとなることはよく経験することである．しかし，これでは本来の「ゲーム」性，すなわち単なる情報のやりとりではなく，その行為を行うことによって様々にひろがっていく「遊び」性が薄らいでいるように思われる．トランプを用いたゲームにおいて我々が感じることのできる感覚は，硬くてツルツルしたカードの表面の感触，指をかけたときのカードの角の感触，カードをめくるときのカードの硬さ，カードをずらすときのすべり感，重要なカードを捨てるときの重たいような感触，これまでの流れを変えて新たなるゲームの始まりを伝えるカードを切る音，そして皆の運を含んで積み上げられた「場」のカード，などなど．情報世界から「もの」が外

に出ることで，ゲームは「世界」を構成していくのである．たとえ単純な「すごろく」においても，小さなサイコロの感触，持って動かすコマの感触といったものの「手応え」が，これをゲームとして成り立たせているといえよう．

　視覚中心のGUIやバーチャル・リアリティは必要と考えられる情報を視覚的にわかりやすく呈示しようとしたものであり，これに触覚ディスプレイや力覚ディスプレイを付加したものは操作をしやすくするための情報をできるだけ自然に近い形で呈示しようというものであった．しかしながら，触覚ディスプレイ，力覚ディスプレイという「ディスプレイ」を介することは，操作による「手応え」を分析・分解して，この中から重要と思われる部分を取り出して呈示することである．このように分解して取捨選択することによる一見重要でない情報の省略や呈示する感覚情報の同期性，また操作に対する感覚情報フィードバックの時間遅れといったことが問題とならないのが「さわれる」インタフェースといえる．

　我々の住む世界は「もの」で構成されており，我々はその「もの」とかかわりあうことで世界を理解し，世界の中で行動し，世界に適応して生存していく．その「もの」で構成されている世界とかかわるための最も自分に近い「もの」である道具は，機械となることで人と「もの」の世界との距離を作ることになり，さらにコンピュータの登場によって世界が離れていった．人と「もの」がインタラクションするのに必要なハプティックスを作り出すために触覚ディスプレイや力覚ディスプレイがコンピュータに導入されてきたが，限られた感覚情報や必要な範囲に限った操作運動の自由度だけでは，コンピュータが「もの」として人とインタラクションして世界を構成するためにはまだ不充分であるとも考えられる．これに対し，「さわれる」インタフェースはその点を補うことができるインタフェースと考えられる．触覚ディスプレイや力覚ディスプレイなどのディスプレイ技術の将来の発達や計算能力の増大によって「もの」のもつ「手応え」を再現できるときが来れば，バーチャル・リアリティのような形でもコンピュータが「もの」として人と世界を構成するときが来るかもしれない．しかしながら，ディスプレイという形で感覚情報を一度分解してしまうことによって，総体としての「もの」のもつ世界の広がりというものが失われてしまうことになる可能性は否定できない．

引用文献

1) Akamatsu M：The influence of combined visual and tactile information on finger and eye movement during shape tracing. Ergonomics 35：647-660, 1992.
2) 赤松幹之：視覚と触覚と運動の統合．電子情報通信学会誌 76(11)：1176-1182, 1993.

3) Merleau-Ponty M(竹内芳郎,小木貞孝,木田 元,宮本忠雄・訳):知覚の現象学Ⅰ・Ⅱ. みすず書房,東京,1967, 1974.
4) 赤松幹之:触力覚表示装置を内蔵したインタフェース装置. ロボティクス・メカトロニクス'95講演論文集(A):620-623, 1995.
5) Akamatsu M, and Sato S: A Multi-Modal Mouse With Tactile and Force Feedback. International Journal of Human Computer Studies 40: 443-453, 1994.
6) Akamatsu M, and MacKenzie SI: Movement characteristics using a mouse with tactile and force feedback. International Journal of Human-Computer Studies 45: 483-493, 1996.
7) Akamatsu M, MacKenzie SI, and Hasbroucq T: A Comparison of Tactile, Auditory, and Visual Feedback in a Pointing Task Using a Mouse-Type Device. Ergonomics 38: 816-827, 1995.
8) Gobel M, Luczak H, Springer J, Hedicke V, and Rotting M: Tactile feedback applied to computer mice. International Journal of Human-Computer Interaction 7: 1-24, 1995.
9) Akamatsu M, Sato S, and MacKenzie SI: Multimodal Mouse; A Mouse-Type Device with Tactile and Force Display. Presence 3(1): 73-80, 1994.
10) MacKenzie SI, and Oniszczak A: A comparison of three selection techniques for touchpads. Proceedings of the CHI'98 Conference on Human Factors in Computing Systems: 336-343, 1998.
11) Akamatsu M: User interface system using grasping manipulation. 5th International Scientific Conference on Work With Display Unit: 183-184, 1997.
12) Zimmerman TG, Lanier J, Blanchard C, Bryson S, and Harvily Y: A handgesture interface device, Proceedings CHI+GI'87 Conference on Human Factors in Computer Systems (ACM, New York): 189-192, 1987.
13) Iwata H: Artificial reality with force-feedback; Development of desktop virtual space with compact master manipulator. Computer Graphics 24: 235-243, 1990.
14) Hirose M, Hirota K, and Kijima R: Human behavior in virtual environments. SPIE Proc. 1666 K: 548-559, 1992.
15) Fitzmaurice GW, Ishii H, and Buxton W: Bricks; Laying the Foundations for Graspable User Interfaces. Proceedings of CHI'95: 442-449, 1995.
16) Ullmer B, and Ishii H: The metaDESK; Models and Prototypes for Tangible User Interfaces. Proceedings of UIST'97: 223-232, 1997.
17) Ullmer B, Ishii H, and Glas D: The mediaBlocks; Physical Containers, Transports, and Controls for Online Media. Computer Graphics Proceedings(SIGGRAPH'98): 376-386, 1998.
18) Nelson L, Ichimura S, and Pedersen ER: Palette; A Paper Interface for Giving Presentations. Proceedings of the CHI'99: 354-361, 1999.

参考文献

赤松幹之:感覚と運動の統合モデルと能動性. 山崎弘郎,石川正俊・編著,科学技術庁・監修,センサフュージョン—実世界の能動的理解と知的再構成—,コロナ社,東京,1992, pp. 75-91.
赤松幹之:コンピュータという機械は道具に戻れるのか? 霊長類研究 11(3):247-257, 1995.

赤松幹之，石川正俊：感覚統合の基本的考え方．山崎弘郎，石川正俊・編著，科学技術庁・監修，センサフュージョン—実世界の能動的理解と知的再構成—，コロナ社，東京，1992，pp. 36-45．

Baecker M, and Buxton W：A historical and intellectual perspective. In：Baecker M and Buxton W(eds), Readings in human-computer interaction；A multidisciplinary approach, Morgan Kaufman Publisher, Calif, 1987, pp. 41-54.

Burdea GC：Actuators；Force and Touch Feedback for Virtual Reality. John Wiley & Sons, 1996, pp. 41-74.

大沼正則：技術と労働．岩波書店，東京，1995．

12 聴覚による障害物知覚と環境認知

関 喜一

はじめに

　視覚障害児・者にとって，聴覚は視覚に代わる重要な感覚である．視覚障害教育/リハビリテーションにおいて，聴覚を積極的に活用して環境を認知する教育/訓練がとても重要であることは言うまでもない．

　聴覚による環境認知は，先天的に備わっている聴覚生理学的機能(計算機にたとえるならハードウェア)だけで成り立つものではなく，両耳によって得られた音響情報から空間的情報を抽出する情報処理方法(ソフトウェア)を後天的な学習によって獲得することにより成り立つものである．したがって，聴覚による環境認知の教育/訓練に携わる者は，音や聴覚の基本的性質を理解した上で，聴覚による環境認知能力を伸ばすために「訓練生に何を学習させなければならないのか」を正しく知っておく必要がある．

　本章では，歩行訓練士(orientation and mobility instructor)や視覚障害教育/リハビリテーションに携わる人に知っておいてほしい聴覚による環境認知の基礎的メカニズムについて，現在までの研究で既知となった事項を概説したい．まず最初に「音と聴覚の基礎」の節で，音響物理と聴覚の基礎的事項を概説する．次に「環境認知と障害物知覚」の節で，聴覚による環境認知の方法とそのメカニズムについて述べる．

音と聴覚の基礎

　本論を理解するための音や聴覚に関する基礎的事項を最初に概説する．音響学の基礎的知識をもつ読者は，本節のうち1の1)～2の4)を読み飛ばして差し支えない．ただし，2の5)以降は環境認知に直接関係のある聴覚の機能について述べているので，基礎的知識をもつ

読者も今一度知識を確認されたい．

1. 音響物理
1) 音波と音場

「音波(sound wave)」とは，弾性媒質(たとえば空気や水など)中における粒子や圧力などの振動およびその伝搬現象をいう．空気中の音波は，圧力振動の伝搬する疎密波(粒子密度の高低によって作られる波)であり，媒質粒子の振動の方向に波が伝搬する「縦波(longitudinal wave)」である(図1)．「音(sound)」とは，音波，またはそれによって起こされた聴覚的感覚(=音感覚)を指す．

音波の存在する空間を「音場(sound field)」という．特に，等方性でかつ均質な媒質からなる空間で，境界による反射の影響を無視できる音場を「自由音場(free sound field)」という．音響実験に用いる「無響室(anechoic room)」内部の音場は近似的に自由音場とみなせる．

音波による媒質圧力の変化量を「音圧(sound pressure)」という．特に空気中の音波においては，$20\log_{10}|P|/P_0$ (ただし$|P|$は音圧振動の実効値，$P_0=20\mu\text{Pa}$)で表される物理量を「音圧レベル(sound pressure level：SPL)」といい，単位dB(またはdB SPL)で表す．一般に音圧レベルが大きいほど，聴感上大きな音として聞こえる(ただし例外もあるので詳しくは2の2)参照)．また，単位面積を単位時間に通過する音波のエネルギーは「音の強さ(sound intensity)」といい，$|P|^2/(\rho c)$ (ただしρは空気密度，cは音速)で求められる(2の2)の「音の大きさ(loudness)」と混同しないこと)．

図2aに示すような，波面が平面であるような音波を「平面波(plane wave)」という．これに対し，図2bに示すような，波面が球面であるような音波を「球面波(spherical wave)」という．前者は伝搬距離に関係なく音圧レベルが一定であるが，後者は球の中心からの距離が2倍になるごとに音圧レベルが6dB減少する(これを「逆2乗則(inverse square law)」という)．十分遠方にある音源から到来する音波は平面波と仮定できる．また点音源から発せられる音波は球面波とみなせる．

空気中の音波の伝搬の速さ(=音速)は絶対温度の平方根に比例し，1気圧0℃では331 m/s，1気圧20℃では343 m/sである．また音波の伝搬の速さは媒質により異なり，水中では約1,400 m/s，コンクリート中では約3,100 m/s，ガラス中では約5,700 m/sである．

2) 周波数と振幅スペクトル

音の時間—音圧波形が図3a左のように$p=A\sin(\omega t+\theta)$で表される波形である場合，

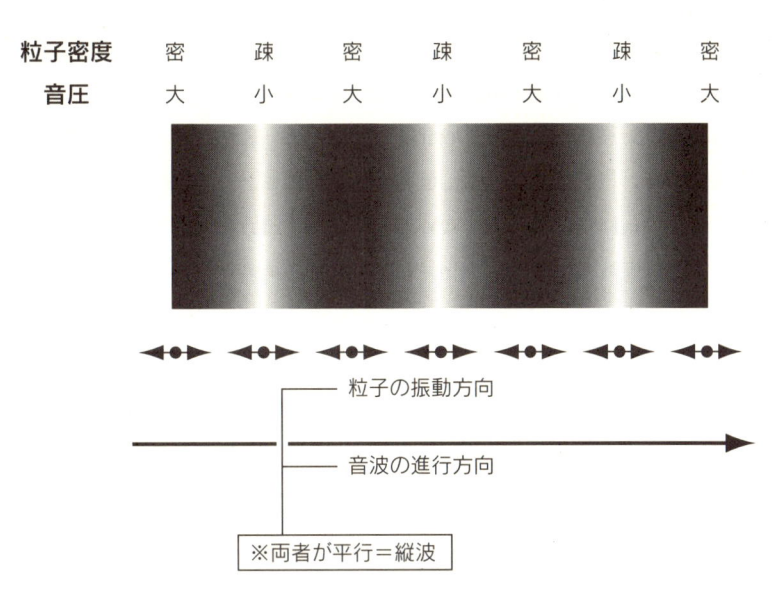

第12章 聴覚による障害物知覚と環境認知

粒子密度　密　疎　密　疎　密　疎　密
音圧　　　大　小　大　小　大　小　大

粒子の振動方向
音波の進行方向
※両者が平行＝縦波

図1　空気中の音波

※音圧レベルはどこでも一定

疎　密

音波の進行方向

(a)

※音圧レベルは
距離が2倍になる
ごとに6dB減少

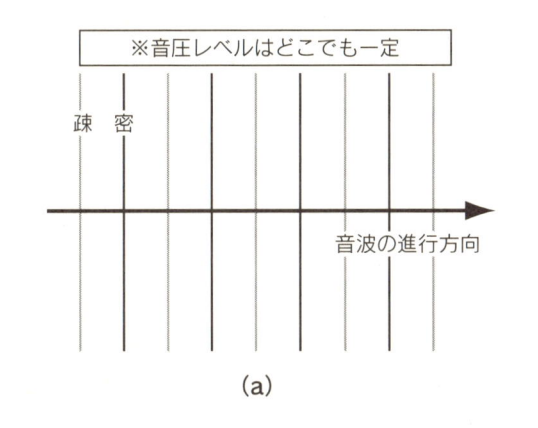

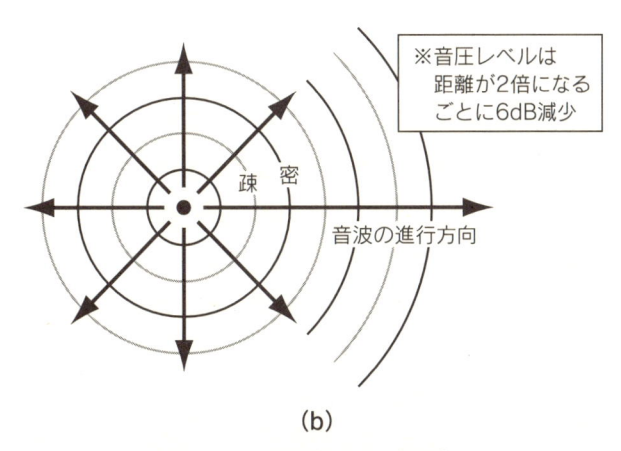

疎　密
音波の進行方向

(b)

図2　a：平面波，b：球面波．

この音を「純音(pure tone)」という．A は「振幅(amplitude)」といい，音圧の振動幅を表す(単位は Pa)．「周波数(frequency)」は $f=\omega/(2\pi)$ で表され，1秒間の振動回数を表す(単位は Hz)．周波数の逆数は「周期(period)」といい，振動の1周期の時間の長さを表す(単位は s)．$(\omega t+\theta)$ は「位相(phase)」といい，sin における角度を表す(単位は rad)．θ は特に「初期位相(initial phase)」といい，時刻 $t=0$ における位相を表す．

様々な音は，振幅，周波数，初期位相の異なる複数の純音を足し合わせたものと考えることができる．その音を構成する各純音の周波数―振幅の関係を表したものを，その音の「振幅スペクトル(amplitude spectrum)」といい，その音を構成する各純音を「周波数成分(frequency component)」という．

たとえば，純音は，**図3a右**の振幅スペクトルに示すように，一つの周波数成分だけで作られた音と考える．また，楽器の音やヒトの音声(**図3b左**)は，**図3b右**に示すように，整数倍の周波数をもつ複数の周波数成分で表される．一番低い周波数を「基本周波数(fundamental frequency)」といい，各成分を指して「調波(harmonic)」という．一般に基本周波数が高いほど，聴感上高い音として聞こえる．さらに雑音やパルス音(**図3c左**)は，**図3c右**に示したような連続した広い帯域にわたる周波数成分で構成される．振幅スペクトルが周波数によらず一定値であるような特性をもつ雑音を「白色雑音，またはホワイトノイズ(white noise)」といい，-3 dB/oct(oct：オクターブ＝周波数が2倍)すなわち周波数に反比例する特性をもつ雑音を「ピンクノイズ(pink noise)」という．両方とも音響心理実験の刺激音としてよく用いられる．

3) 反射と透過

ある媒質を伝搬している音波が，別の媒質へ入射する場合(たとえば，空気中を伝搬していた音波がコンクリート壁にぶつかる場合など)，その境界面で音波の一部は「反射(reflection)」し，残りは「透過(transmission)」する(**図4a**)．

入射した音の強さに対する反射した音(＝「反射音(reflected sound)」)の強さの比を「(強さの)反射率(intensity reflection ratio)」といい，同様に透過した音の強さの比を「(強さの)透過率(intensity transmission ratio)」という．反射率と透過率の和はエネルギー保存則により1となる．空気中の音波がコンクリート壁に入射する場合，もしコンクリート壁が無限大の厚さをもっていれば，反射率は周波数の如何によらず一定で，その値はほぼ1に近い．しかし実際の壁は有限の厚さしかなく，その場合は一般に低い周波数ほど反射率が低くなる(すなわち透過率が高くて壁の裏側へ音波が通り抜ける)．

音波が媒質境界面に入射角 θ_i で入射した場合(**図4b**)，反射角 θ_r，透過角 θ_t，媒質Ⅰ内

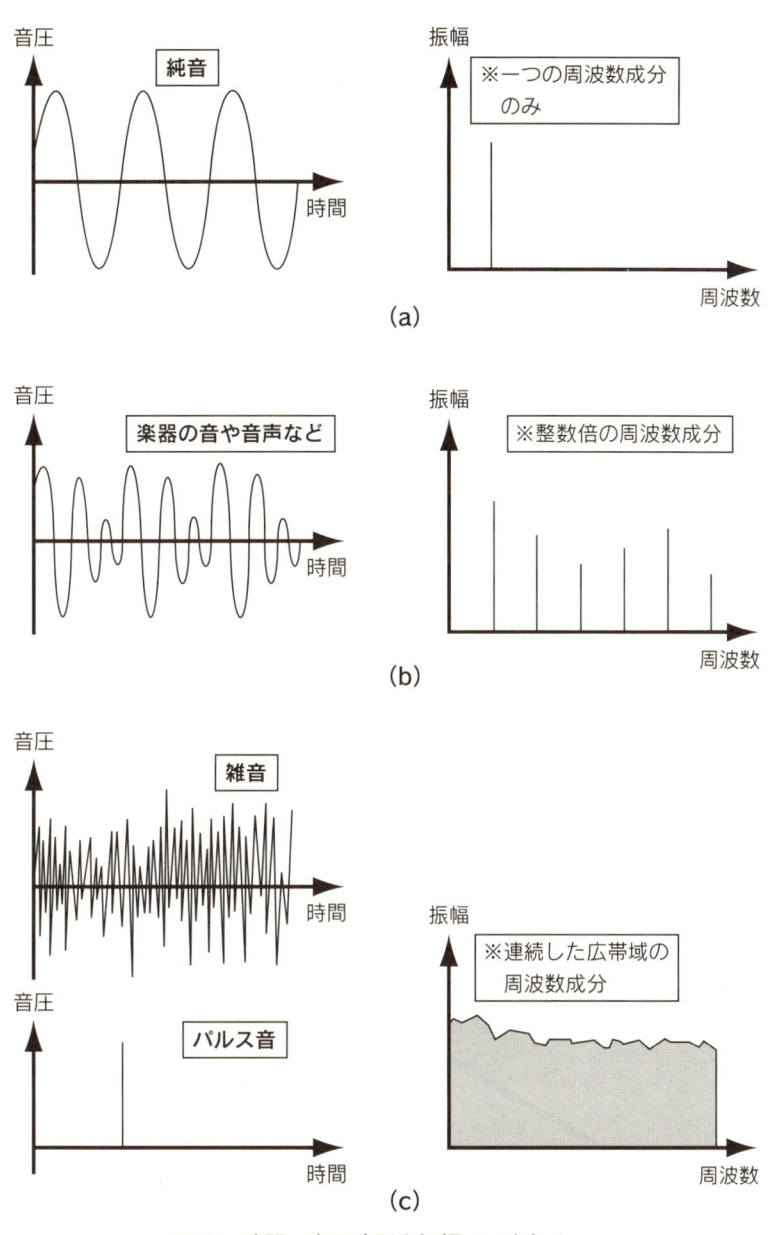

第12章　聴覚による障害物知覚と環境認知

(a) 純音　※一つの周波数成分のみ

(b) 楽器の音や音声など　※整数倍の周波数成分

(c) 雑音／パルス音　※連続した広帯域の周波数成分

図3　時間－音圧波形と振幅スペクトル
　　a：純音，b：調波音，c：帯域音．

の音波の伝搬の速さ c_1，媒質 II 内の音波の伝搬の速さ c_2 には，$\theta_i=\theta_r$，$\sin\theta_i/\sin\theta_t=c_1/c_2$ の関係がある(これを「Snell の法則(Snell's law)」という)．表面が平面とみなせる壁に音波が入射した場合，音波は入射角と同じ角度で反射し，反射音が作られる．

音波が空気中からコンクリート壁などに入射した場合，境界面において入射波と反射波の音圧の位相は等しくなる．これを作図的に表すと図 5 a, b のようになる．ここで，入射波

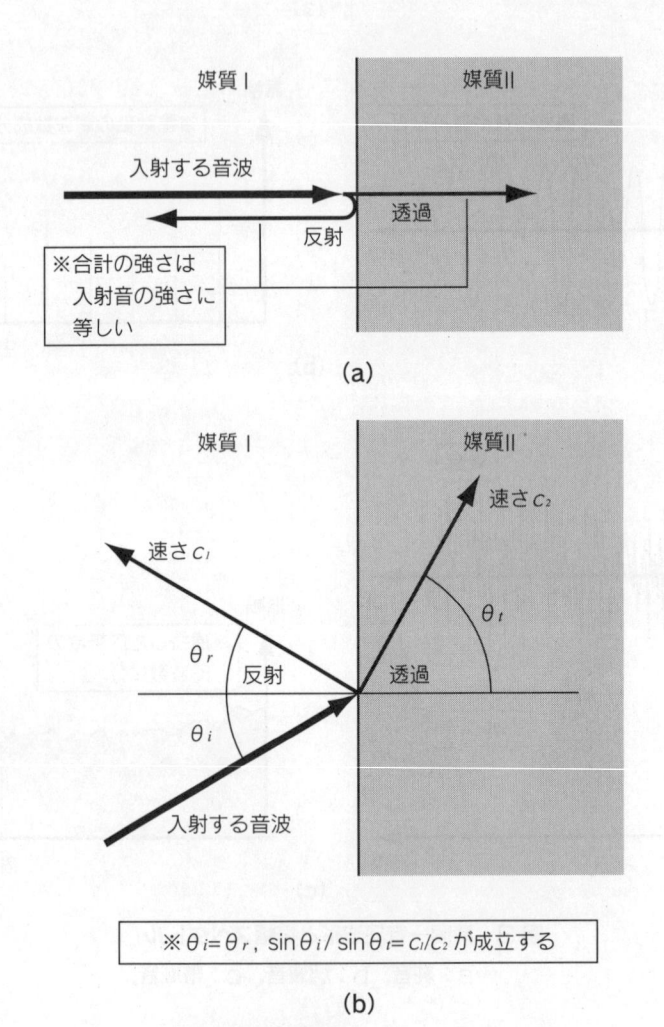

図4　音波の反射と透過

a：反射と透過の概念，b：Snell の法則．

と反射波が足し合わされると，両者が協力しあって音圧の振動が大きく起こる場所(=「腹(loop)」)と，両者が打ち消しあって音圧の振動が起こらない場所(=「節(node)」)が生じる(図5c)．このようにしてできる振動を「定在波(standing wave)」といい，一般に二つの音波が互いに協力して強めたり弱めたりする現象を「干渉(interference)」という．定在波の腹は，境界面からの距離が音波の1周期分の長さ(=「波長(wavelength)」=音速/周波数，

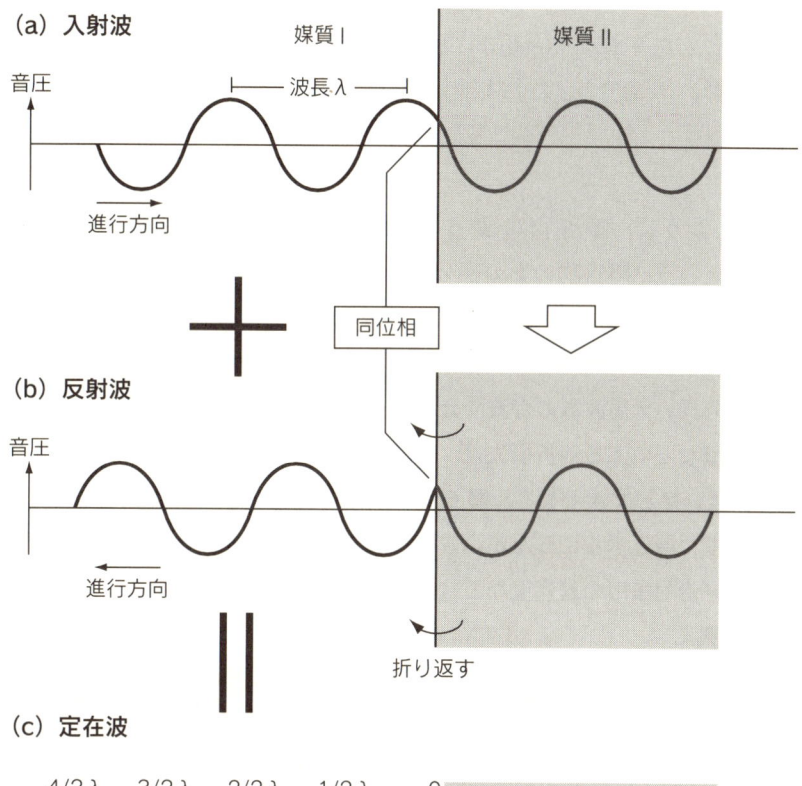

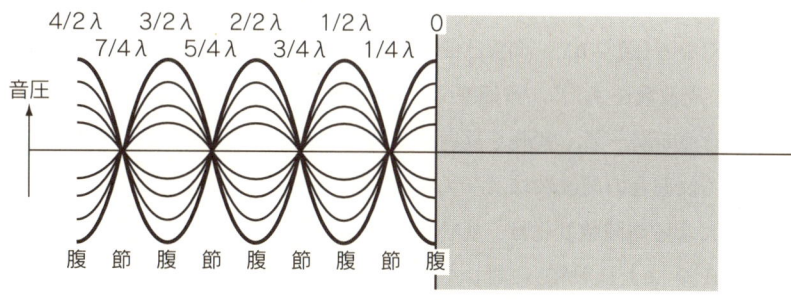

図5 反射音の位相と定在波

単位は m)の 1/2 の整数倍の位置に現れ,節は波長の 1/4 の奇数倍の位置にできる.スピーカを壁から数 m 離れた距離に設置し,壁に向かって数百 Hz の純音を発生させると,壁からの距離によって腹と節が交互に現れる様子が聴感で確かめられる.

その他に反射に関係のある現象として,室内などで起こる「残響(reverberation)」がある.これは向かい合った壁に音波が何度も反射を繰り返して長時間にわたり音が鳴り響く現象である.残響の音圧レベルが一番最初の音に比べて -60 dB に達するまでの時間を「残響時間(reverberation time)」という.ところで,音楽や視覚障害教育/リハビリテーションの分野で残響のことを「エコー(echo)」と呼んでいる場合があるようだが,エコーはどちらかというと反響(＝反射音,2 の 7)参照)を指し,残響を表す用語ではないので注意されたい.

4)回折

図 6 a に示すように,障害物によって音波の進行方向が変化する現象を「回折(diffraction)」という.障害物の影の部分に回折して到来した音波の音圧レベルは,一般にもとの音波の音圧レベルよりも減少する.その減少量(本章では「回折損失(diffraction loss)」と呼ぶことにする)は一般に,波長が障害物の寸法と同程度かそれ以下になるほど増加し,波長が十分長い低周波数の音波ではほとんど 0 である.

また一般に障壁などによる回折損失は,障壁が存在するときとしないときの音波の経路長差(図 6 b)が大きいほど大きくなる.図 6 c は,音源が十分遠方にある(音波が平面波)場合の計算例で,障壁に接近するにしたがい音圧レベルが減少するような音場が形成される様子がわかる.道路騒音対策用の遮音壁などは,このような回折損失を効率良く利用している.

5)Doppler 効果

音源や受音点が移動している場合,受音点で観測される音波の周波数は音源から発せられた音波の周波数とは異なる.この現象を「Doppler 効果(Doppler effect)」という.一般に,受音点に対し音源が近づいてくる場合には受音点で観測される音波の周波数は高くなり,遠ざかる場合は低くなる(図 7 a).音源と受音点が直線上を移動している場合(図 7 b),各々の速度を v_s, v_o,周波数を f_s, f_o,音速を c とすると,$f_o = f_s(c-v_o)/(c-v_s)$ が成立する.また,音源と受音点が同一で,音波を反射する障壁に向かって速度 v で移動する場合(図 7 c)は,観測される反射音の周波数は $f_o = f_s(c+v)/(c-v)$ なる.

Doppler 効果による周波数変化は,走行中の救急車の音などで日常経験することがある.一方,静止した音源(または障壁)に対してヒトが歩行しながら音(または反射音)を聞く場合は,ヒトの歩行速度程度では Doppler 効果による周波数変化量はごくわずかであり,通常

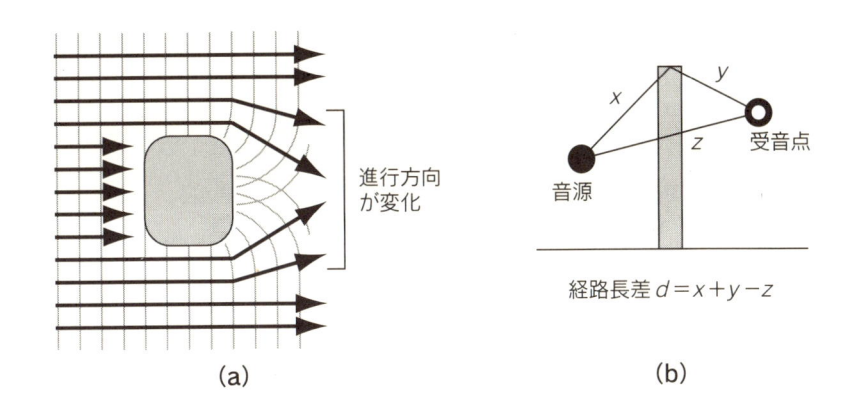

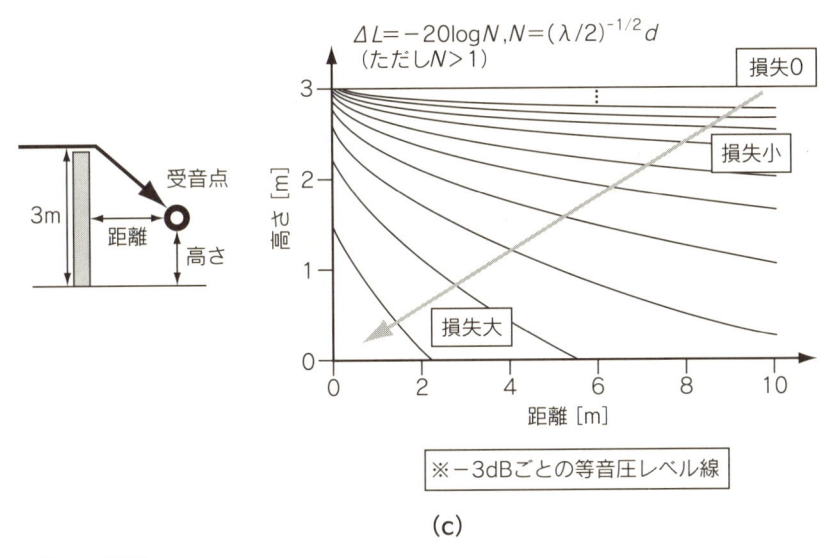

図6 回折
a：模式図，b：経路長差，c：回折損失による音圧レベル分布の計算例．
（前川1962の実験的モデルに基づき算出）

(a)

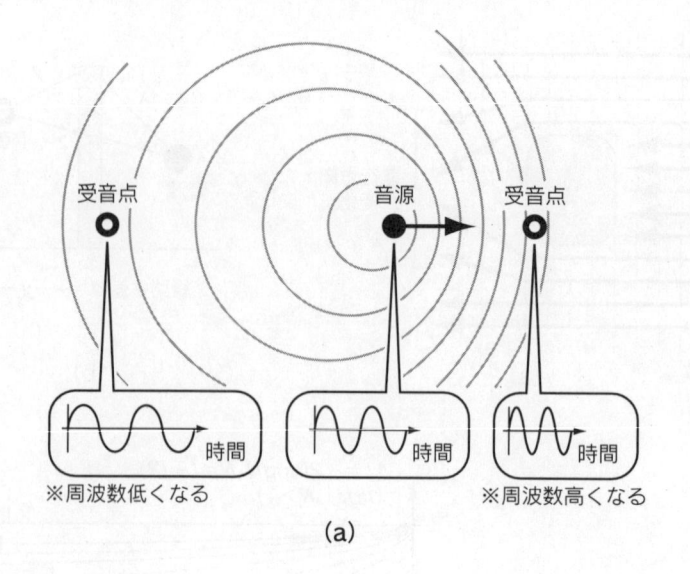

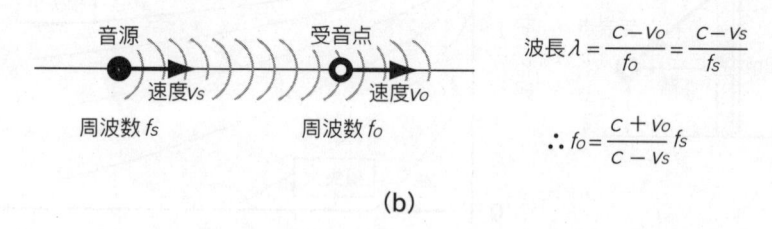

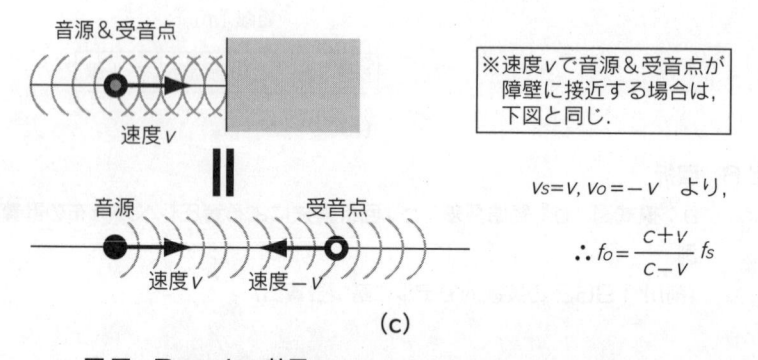

受音点 ※周波数低くなる
音源
受音点 ※周波数高くなる

(b)

音源 速度v_s 周波数f_s
受音点 速度v_o 周波数f_o

波長 $\lambda = \dfrac{c-v_o}{f_o} = \dfrac{c-v_s}{f_s}$

$\therefore f_o = \dfrac{c+v_o}{c-v_s} f_s$

(c)

音源＆受音点 速度v

※速度vで音源＆受音点が障壁に接近する場合は，下図と同じ．

音源 速度v
受音点 速度$-v$

$v_s = v,\ v_o = -v$ より，

$\therefore f_o = \dfrac{c+v}{c-v} f_s$

図7 Doppler効果
a：原理，b：周波数変化，c：反射音の周波数変化．

は聴感上影響を与えない(2の3)参照).

6) 空気吸収

音波が空気中を伝搬する際,空気の粒子が運動することにより受けるエネルギーの吸収を「空気吸収(air absorption)」という.空気吸収は,おおよそ周波数の2乗に比例し,伝搬距離の指数関数で表される.ただし,実際にその値は,1 kHz の音波が 100 m 伝搬して 1 dB 以下というわずかなものなので,伝搬距離が短い場合は無視できる.

7) 唸り

周波数の異なる二つの音波(主に純音)が足し合わさった場合,その合成した音波の振幅は,両者の周波数差に等しい周波数で周期的に変化する.この現象を「唸り(beat)」という.楽器の調律の際,音叉と楽器の周波数がずれていると唸りを生じる.

2. 聴覚

1) 聴覚の構造

聴覚器官の構造の模式図を図8aに示す.聴覚器官は大きく,「外耳(outer ear),中耳(middle ear),内耳(inner ear)」に分けられる.外耳は「耳介(pinna)」と「外耳道(ear canal)」からなり,空気中を伝搬して耳に到来した音波は外耳を経て「鼓膜(tympanic membrane, ear drum)」を振動させる.鼓膜の裏側には空気で満たされた「鼓室(tympanic cavity)」があり,鼓膜の振動は鼓室内の耳小骨(=「ツチ骨(malleus),キヌタ骨(incus),アブミ骨(stapes)」)の連鎖によって「蝸牛(cochlea)」の内部のリンパ液へ伝えられる.蝸牛はリンパ液が満たされた螺旋状の管となっており,「基底膜(basilar membrane)」が管内部を上下に二分している.基底膜の上には「有毛細胞(hair cell)」と呼ばれる毛の生えた感覚細胞があり,リンパ液の振動によって基底膜が振動すると,毛が動いて電気信号を発生し,聴覚神経へ信号を伝える.基底膜の振動の様子は音波の周波数によって異なり(低い周波数ほど管の奥の方に振動のピークが現れる),したがって発火する有毛細胞も周波数によって異なる.

図8bに聴覚神経経路の模式図を示す.聴覚神経経路は複雑で,大脳皮質に至るまでにいくつかの中継点を経る.「上オリーブ核群(superior olivary complex)」は両耳の入力が比較される最初の部分である.その後,「外側絨帯核(nucleus of lateral lemniscus)」,「下丘(inferior colliculus)」,および「内側膝状体(medial geniculate body)」を経由して「聴覚皮質(auditory cortex)」へ至る.

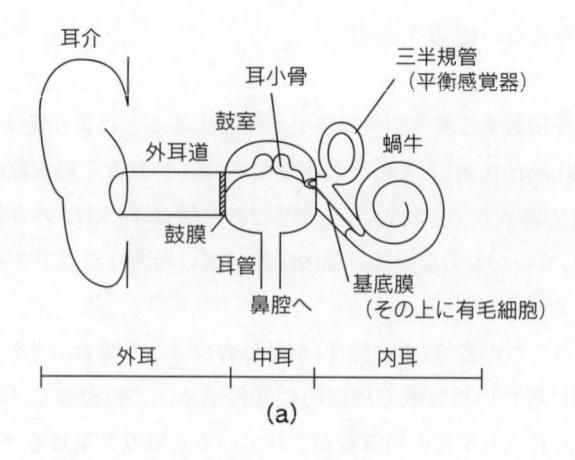

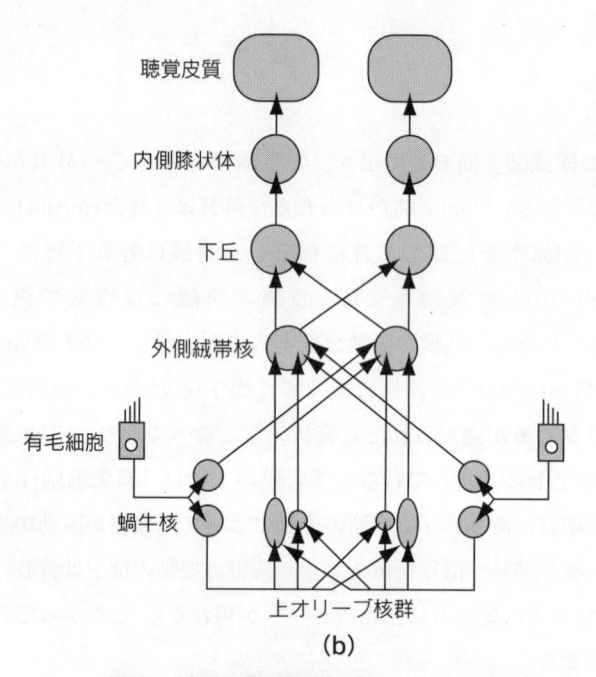

図8 聴覚の構造の模式図
a：聴覚器官，b：聴覚神経経路．

2) 可聴範囲と音の大きさ

ヒトの聴覚はすべての音波を聴取できるわけではない．可聴範囲には個人差があるが，可聴周波数は 20 Hz～20 kHz と考えるのが一般的である．また，可聴音の最大音圧レベル（＝「最大可聴値(threshold of feeling)」）はどの周波数でも約 120 dB SPL で，これを超えると聴覚を損傷する可能性がある．可聴音の最小音圧レベル（＝「最小可聴値(threshold of audibility)」）は最大可聴値に比べて周波数依存性が高く，最も低いのは 4 kHz 付近で約 −3 dB SPL である．

最小可聴値だけではなく，心理的な「音の大きさ(loudness)」も周波数依存性があり，物理的な「音圧レベル」または「音の強さ」と 1 対 1 の関係にはない．図 9 は 1 kHz の純音と同じ「音の大きさ」となる音圧レベルの周波数特性を示したもので，「音の大きさの等感曲線（または等ラウドネス曲線）(equal loudness contours)」という．もし周波数が一定なら，音圧レベルが高いほど音の大きさも大きくなる．しかし周波数が異なる場合，たとえば 100 Hz の 30 dB SPL の音の大きさは 1 kHz の 10 dB SPL のそれとほぼ同じであり，一概に音圧レベルだけでは音の大きさは決まらない．音の大きさを定量的に表す場合は，その音と同じ音の大きさをもつ 1 kHz の純音の音圧レベルで表すこととし，単位は phone を用

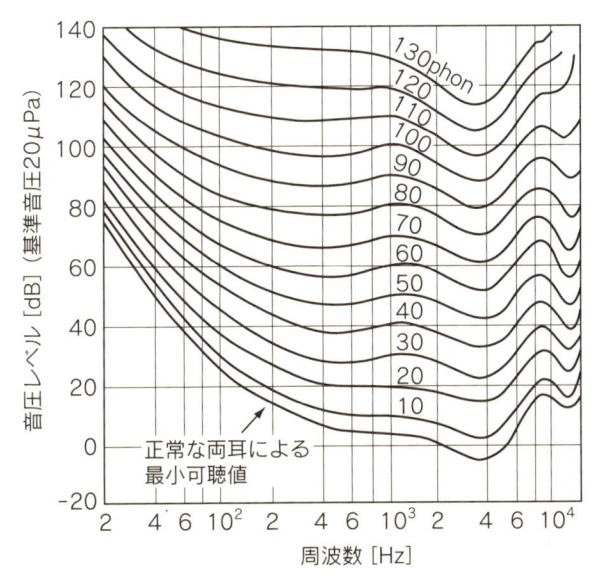

図 9 音の大きさの等感曲線
(Robinson and Dadson 1957, 音響用語辞典より引用)

いる(1 kHz の 10 dB SPL の純音の大きさ＝10 phone)．その他に，1 kHz の 40 dB SPL の純音の音の大きさを 1 とする尺度もある(単位は sone)．

ところで，音圧レベルを「騒音計(sound level meter)」で計測する際，音の大きさの等感曲線に基づく補正により，音圧レベルを聴感上の音の大きさに近い尺度で求めることができる．その補正の周波数特性を「A 特性(A-weighting characteristic)」といい，得られた音圧レベルは単位 dB(A)で表す．またこれとは別に，20 μPa のかわりに最小可聴値を基準として音圧レベルを表す方法がある．これを「聴力レベル(hearing threshold level)」または「感覚レベル(sensation level)」といい，単位は dB HL または dB SL で表す(「聴力レベル」という用語はこの意味の他に，聴力検査における最小可聴音の音圧レベル(hearing level)を表すこともある(たとえば後述の図 17 の縦軸)ので注意すること)．

3) 音の強さ・周波数・時間の弁別能力

刺激 S(物理量)に対し，弁別閾にあたる刺激増加量を ΔS としたとき，$\Delta S/S$ が一定となるという法則を「Weber の法則(Weber's law)」という．また $\Delta S/S$ を「Weber 比(Weber ratio)」という．注意しなければならないのは，一般に Weber の法則は，刺激 S が極端に小さい場合は成立しないということである．その場合の Weber 比 $\Delta S/S$ は，法則が成立する場合に比べて一般に大きくなる(すなわち弁別能力は悪くなる)．

音の強さの弁別については，純音の場合，刺激 S＞約 50 dB HL で Weber の法則が成立し，Weber 比 $\Delta S/S$＝約 0.07(1 kHz)である．また白色雑音の場合もほぼ同じで，刺激 S＞20 dB HL で Weber 比 $\Delta S/S$＝約 0.1 となる．

周波数の弁別については，刺激 S＞約 1 kHz で Weber の法則が成立し，Weber 比 $\Delta S/S$＝約 0.002(30 dB HL)である．ちなみに 1 の 5)で述べた歩行による Doppler 効果の周波数変化量はほぼこの値前後であって，日常生活の中では周波数変化に気づかないといえる．

時間の弁別については，刺激 S＞約 40 ms で Weber の法則がほぼ成立し，Weber 比 $\Delta S/S$＝約 0.2 となる．

4) マスキングと臨界帯域

ある音の最小可聴値(または音の大きさ)が，他の音の存在によって上昇(または減少)する現象を「マスキング(masking)」という．たとえば，会話が雑音によって聞き取りにくくなる現象がこれに相当する．この場合，雑音は「マスクする音(masker)」，会話は「マスクされる音(maskee)」となる．一般にマスキングは，マスクする音とされる音の周波数成分が隣接している(すなわち周波数が近い)ほど顕著に起こる．たとえば中心周波数 410 Hz，帯域幅 90 Hz，音圧レベル 80 dB SPL のノイズを「マスクする音」とすると，5 kHz の純音

が「マスクされる音」である場合は最小可聴値の上昇はほとんど0dBであるが，1kHzでは約30dB，410Hzでは60dB以上となる．さらにマスキングは，マスクする音とされる音が同時に聴取される場合だけではなく，両者が時間的に重なり合っていない場合でも起こる（これを「継時マスキング（temporal masking）」という）．一般に最小可聴値の上昇は，両者の時間差が短いほど大きくなる．継時マスキングが有効な両者の時間差の範囲は約50ms以内である．

ところで，離れた周波数成分をもつ音によってマスクされないなどの現象が研究されていくうちに，マスキングのメカニズムについて，聴覚機構内で可聴周波数全体にある特定の幅をもつ帯域フィルタがたくさん並んでいて，それぞれの帯域ごとで処理がなされているという仮説が立てられた．このような帯域を「臨界帯域（critical band）」という．臨界帯域の帯域幅は周波数が高くなるにしたがって大きくなり，500Hz以下ではほぼ100Hz，1kHz以下ではほぼ160Hz，2kHz以上ではほぼ1/4オクターブ幅である．

5）音源定位

ヒトの聴覚は，両耳聴取により，音源の位置を特定することができる．これを「音源定位（sound localization）」という．

両耳聴取による音感覚は通常，空間的属性（その音がどの方向のどれくらいの距離のどのくらいの大きさの領域から聞こえてくるか）を伴う．この空間的属性を重要視した聴覚心理を特に「空間音響（spatial hearing）」と呼ぶことがある．また，空間的属性を伴った音の実在感を「音像（sound image）」という．音像の定位（＝位置が定まること）には通常2種類ある．一つはヘッドホンなどで音を聞いた場合に起こる「頭内定位（lateralization）」，もう一つはスピーカなどで音を聞いた場合に起こる「頭外定位（localization）」である．音源定位は一般的に後者に属する．音像が頭外定位するか頭内定位するかは，音波が音源から両耳の鼓膜に至るまでの間に，頭部や耳介，外耳道などの影響を受けるか受けないかに関係がある．この影響の特性を周波数の関数で表したものを「頭部伝達関数（head related transfer function：HRTF）」といい，これから説明する音源定位のメカニズムにも深く関与している．

音源定位において，音源の位置は「方向知覚（directional perception）」と「距離知覚（distance perception）」の二つによって特定される．方向知覚はさらに，左右方向を特定する「水平面定位（horizontal plane localization）」と，前後上下方向を特定する「正中面定位（median plane localization）」に分けられる（図10）．

水平面定位は，主に両耳までの音波の到達時間差（これを「両耳間時間差（interaural

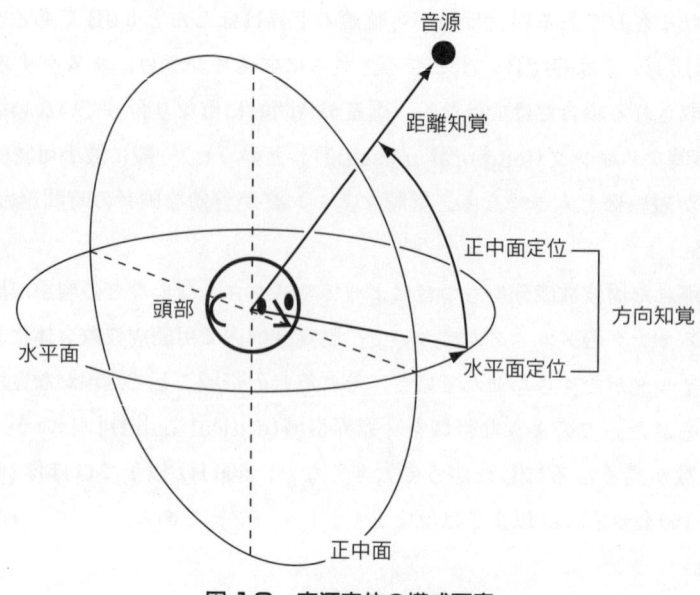

図10 音源定位の構成要素

time difference：ITD)」という)，および両耳で観測される音圧レベルの差(これを「両耳間レベル差(interaural level difference：ILD)」という)を方向決定の手がかりとする．ITD は音波が頭部に対し斜めや側面から入射した際の両耳までの経路長差によって生じ，ILD は主に遠い側の耳へ向かう音波が頭部による回折損失を受けることよって生じる(図11 a)．ITD および ILD が0の場合は，音源が正中面上にあることを意味する．図11 b に頭部に対する入射角と ITD の関係を示す．ITD は入射角 90°(すなわち真横から音波が入射)のときに最大となり，その値は約 650 μs である．また，図11 c に頭部に対する入射角と ILD の関係を示す．ILD の原因となる回折損失は周波数依存性があり(1の4)参照)，波長が頭部の大きさと同程度となる約1 kHz より高い周波数で入射角による ILD の変化が見られる(低い周波数では回折損失はほどんど0なので，ILD は入射角によらずほぼ0である)．ILD も ITD と同様に入射角 90°で最大となり，最大値は周波数が高いほど大きくなる．さてここで，図11 d に，ITD によって生じる両耳の位相差(=「両耳間位相差(interaural phase difference：IPD)」)および ILD の聴覚における検知閾を示す．IPD は，周波数が低い場合は検知閾が低く検出しやすいが，1.5 kH 以上では検知閾が急激に上昇し，検出不能となる．逆に ILD は，周波数のいかんによらず約 0.5〜1.0 dB くらいの検知閾を示

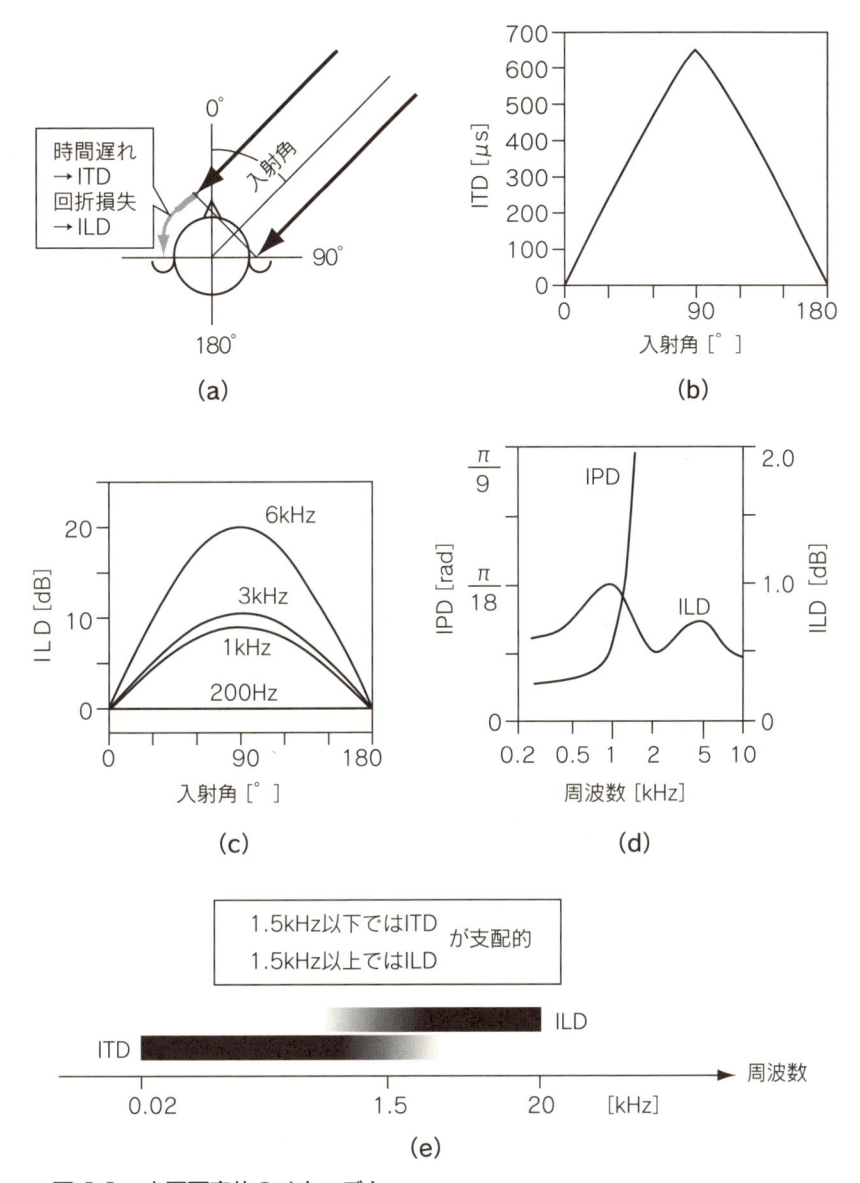

図11　水平面定位のメカニズム
　　　a：ITD，ILDが生じる理由，b：入射角とITDの関係（Feddersen et al 1957の模式図），c：入射角とILDの関係（Feddersen et al 1957の模式図），d：IPDとILDの検知閾（Mills 1960の模式図），e：二重説．
　　　（b〜dの原図は，樋渡1987を参照）

す．以上のことを総合すると，ITD は物理的には全周波数，心理的には約 1.5 kHz 以下の低い周波数のみ，逆に ILD は物理的には高い周波数のみ，心理的には全周波数で有効ということになる．これより，水平面定位は図 11 e に示すように，1.5 kHz 以下では ITD，1.5 kHz 以上では ILD に依存するという考え方ができる(これを「二重説(duplex theory)」という)．

　正中面定位は，頭部伝達関数によるスペクトルの変化を方向決定の主な手がかりとする．頭部伝達関数は，音波の到来方向によって異なるスペクトルを示す．特に正中面上の方向によるスペクトルの違いは，耳介の複雑な構造に起因するところが大きい．図 12 に，正中面上の音源からの頭部伝達関数の例を示す．ところで，このスペクトルの違いを利用して方向を決定するためには，方向とスペクトルの対応関係をあらかじめ習得しておかねばならず，また音源から発せられた音のスペクトルをある程度知っていなければならない．つまり，正中面定位が可能となるためには，①方向とスペクトルの関係，②様々な音に対する熟知(familiarity)という二つの習得が必要となる．また正中面定位はその原理上，音源から発せられる音が，スペクトル全体を参照できるような広い範囲の周波数成分をもっている必要がある．もし限られた範囲の周波数成分しかない場合は正確な定位は保証されない．たとえば，正中面上の純音を発する音源に対する定位は，物理的な音源方向に関係なく，純音の周波数によって音像の方向が決まってしまうことが知られている(図 13．この場合，音像が定位した方向の頭部伝達関数によるスペクトルの特徴的なピークの周波数と，音源から発せられた純音の周波数が良く一致する)．概して正中面定位は，水平面定位に比べて学習に依存する割合が高く，また音の制約が多いといえる．

　方向知覚の分解能(どれくらい小さな角度の違いを聞き分けられるか)を「最小可聴角(minimum audible angle：MAA)」という．水平面定位の MAA は，正面方向の音源に対しては約 1〜3°である．二重説における ITD と ILD が切り替わる周波数約 1.5 kHz 付近の音に対する MAA の値は大きく，3°ほどになる(ITD と ILD の両方とも手がかりとなりにくいので分解能が悪い)．また水平面定位においては，正面方向の音源に対する MAA が最も小さく，側面方向に行くにしたがって約 10°弱と大きくなる．この理由は，図 11 b, c において，単位角度あたりの ITD, ILD の変化量を見ると 0°(または 180°)方向が一番大きく 90°方向が一番小さいことからも良くわかる．また，正中面定位における MAA は，広帯域雑音を音源から発した場合，4°ほどである．

　距離知覚については，方向知覚のように一つのメカニズムに依存するのではなく，音場や音源の距離範囲によっていくつかの手がかりを使い分けている．自由音場においては，音源

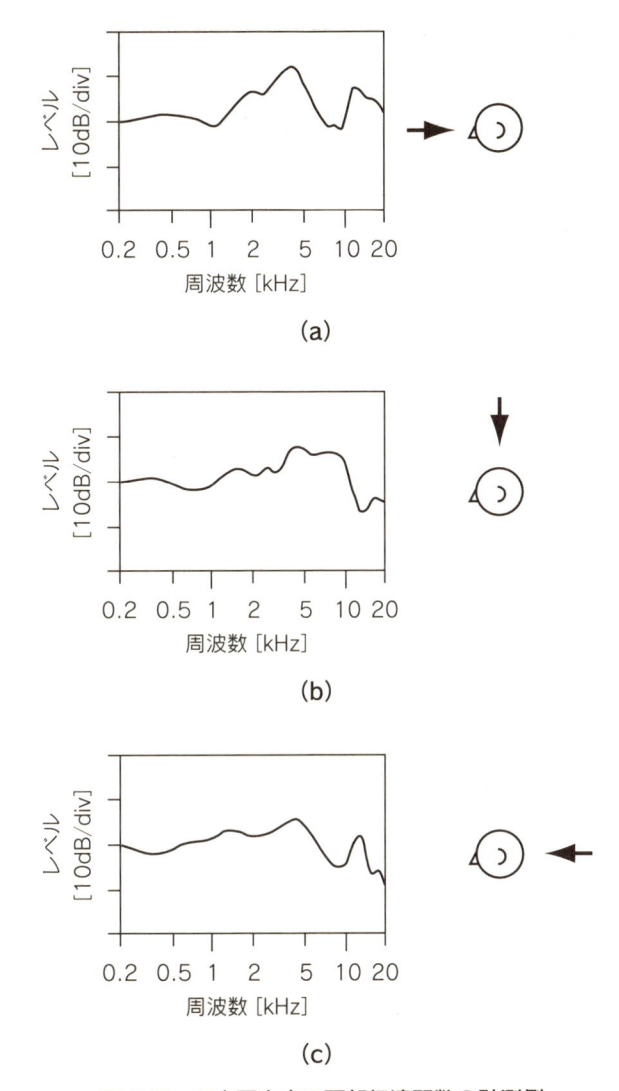

第12章 聴覚による障害物知覚と環境認知

図12 正中面方向の頭部伝達関数の計測例
a:前方, b:上方, c:後方.
(Moller 1995 の模式図)

が頭部中心から約1〜3m以内に存在する場合，距離による頭部伝達関数のスペクトルの違いを手がかりとする．音源距離が約3mを超えると，距離に対するスペクトルの違いはほとんどなくなり，代わって距離による音圧レベルの減少(1の1)球面波参照)が主な手がかりとなる．さらに約15mを超えると空気吸収(1の6)参照)によるスペクトルの変化が手がかりとなる．また，残響(1の3)参照)のある空間では，残響に対する直接音(音源から直接届く音波)の強さが距離の手がかりとなる(残響に対する直接音の強さが強いほど距離が近い)．ところで，以上のメカニズムを有効に活かすためには，距離とスペクトル・音圧レベル・残響などとの関係をあらかじめ習得しておかねばならず，また音源から発せられた音のスペクトルや音圧レベルをある程度知っていなければならない．つまり，距離知覚が可能となるためには，①距離とスペクトル・音圧レベル・残響の関係，②様々な音に対する熟知(familiarity)という二つの習得が必要となる．距離知覚は，正中面定位以上に学習に依存する割合が高いといえる．

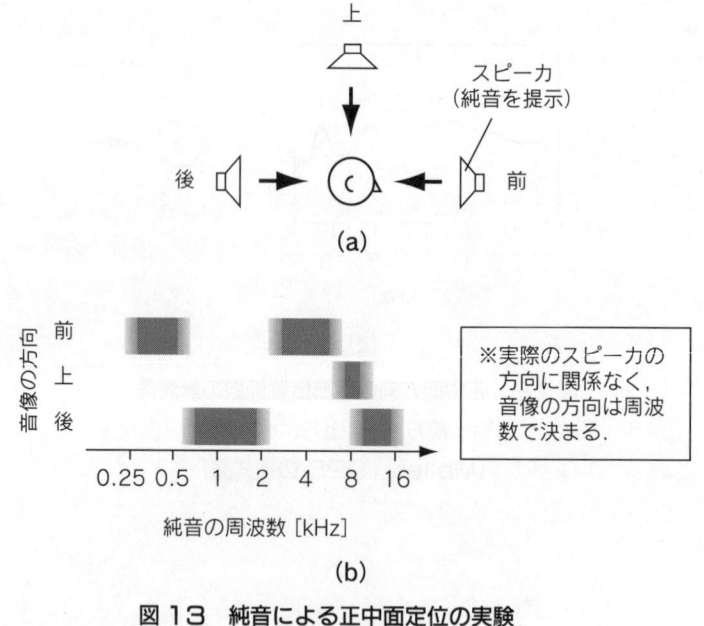

図13　純音による正中面定位の実験
　　a：音源の配置，b：音像の方向．
　　(Blauert 1997の模式図)

6) カクテルパーティー効果

複数の音源が同時に存在する場合に，着目する音源の音のみを聴取(=「選択的聴取(selective listening)」)することができる聴覚の性質を「カクテルパーティー効果(cocktail party effect)」という．カクテルパーティーで大勢の人が話している中から特定の人の話しを聞くことができるという経験からこの名がある．

選択的聴取においては，両耳聴取によって目的の音源の空間的位置を他の音源から分離することにより，目的の音源の音の明瞭度が向上する．しかし，単耳聴取でも両耳聴取ほどではないが選択的聴取は可能である．このことから，カクテルパーティー効果は両耳単耳聴取に共通の高次のパターン認識によるものと考えられる．

7) 先行音効果とカラーレーション

音源から頭部に音波が到来する際，付近に物体(たとえば障壁など)が存在する場合は，物体の方向から「反射音(reflected sound)」も到来する(これに対し，音源から直接頭部に到来する音は「直接音(direct sound)」という)．反射音は，経路長差/音速の時間(=「遅延時間(delay time)」)だけ直接音より遅れて頭部に到来する(図14)．

反射音は，直接音と酷似した時間―音圧波形をもつので，これを聴取した場合必ずしも直接音と心理的に分離できるわけではない．一般に，遅延時間が小さい場合(経路長差が短い

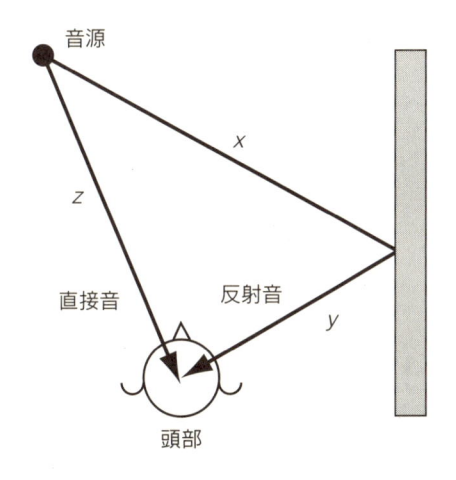

経路長差 $d = x + y - z$
遅延時間 $\Delta T = d/c$

図14 直接音と反射音

場合など)や，直接音に比べて反射音の音圧レベルが低い場合(障壁の反射率が低い場合など)は，反射音は直接音と分離した音像を形成しない．図15は，図の左のような実験装置を用いて調べた遅延時間と音像位置の関係である(反射音の音圧レベルは一定とした)．遅延時間が十分大きい場合は，反射音の音像は直接音の音像と分離した音像として知覚される(心理的に直接音と分離して知覚される反射音を「エコー(echo)」という)が，遅延時間が約30～50 ms以下になると，音像は直接音源方向にのみ生じ，反射音源側には生じない．この現象を「先行音効果(precedence effect)」という．先行音効果が成立する最大の遅延時間(すなわちエコーを生じる最小の遅延時間)を「エコー検知限(echo threshold)」という．さらに遅延時間が1 ms以下になると，直接音源方向に生じていた音像は，直接音と反射音の合成音像として二つの音源の間に定位する．

　先行音効果の一般的性質として，直接音に対する反射音の音圧レベルが低いほど，エコー検知限は大きくなる．また先行音効果が成立している際は，反射音の音像が生じなくなるだけではなく，直接音の音像にも変化を生じる．たとえば，音の大きさが大きくなったり，音像の大きさが広がったり，音色が変化したり(後述のカラーレーション参照)などである．まれに先行音効果は直接音による反射音の継時マスキング(2の4)参照)と混同される場合があるが，マスキングによってマスクされる音が検知できない場合は通常マスクする音も聴感上変化しないので，これは正しくない．継時マスキングとみなせる(すなわち直接音の音像に

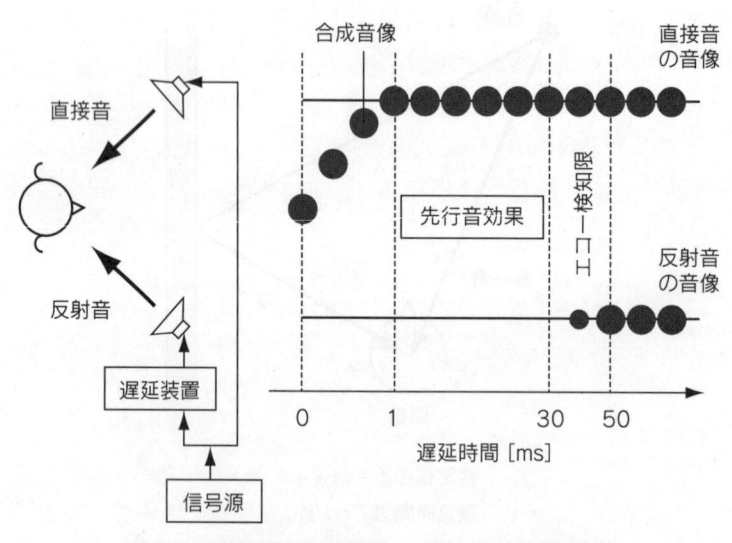

図15　遅延時間と直接音・反射音の音像の関係

変化がない)のは，直接音に対する反射音の音圧レベルが極端に低い場合である．

また，遅延時間が短い場合，変化するのは音像だけではなく，音色も変化する．図16は，その原理を説明するものである．直接音と反射音の各周波数成分を見てみると，遅延時間 ΔT の逆数の整数倍($1/\Delta T, 2/\Delta T, \cdots\cdots$)の周波数成分は直接音と反射音で位相が一致するので強め合うことになり，逆にそれらの中間の周波数($1.5/\Delta T, 2.5/\Delta T, \cdots\cdots$)は位相が π 異なるので弱め合う(図16a)．この現象を「位相干渉(phase interference)」という．結果と

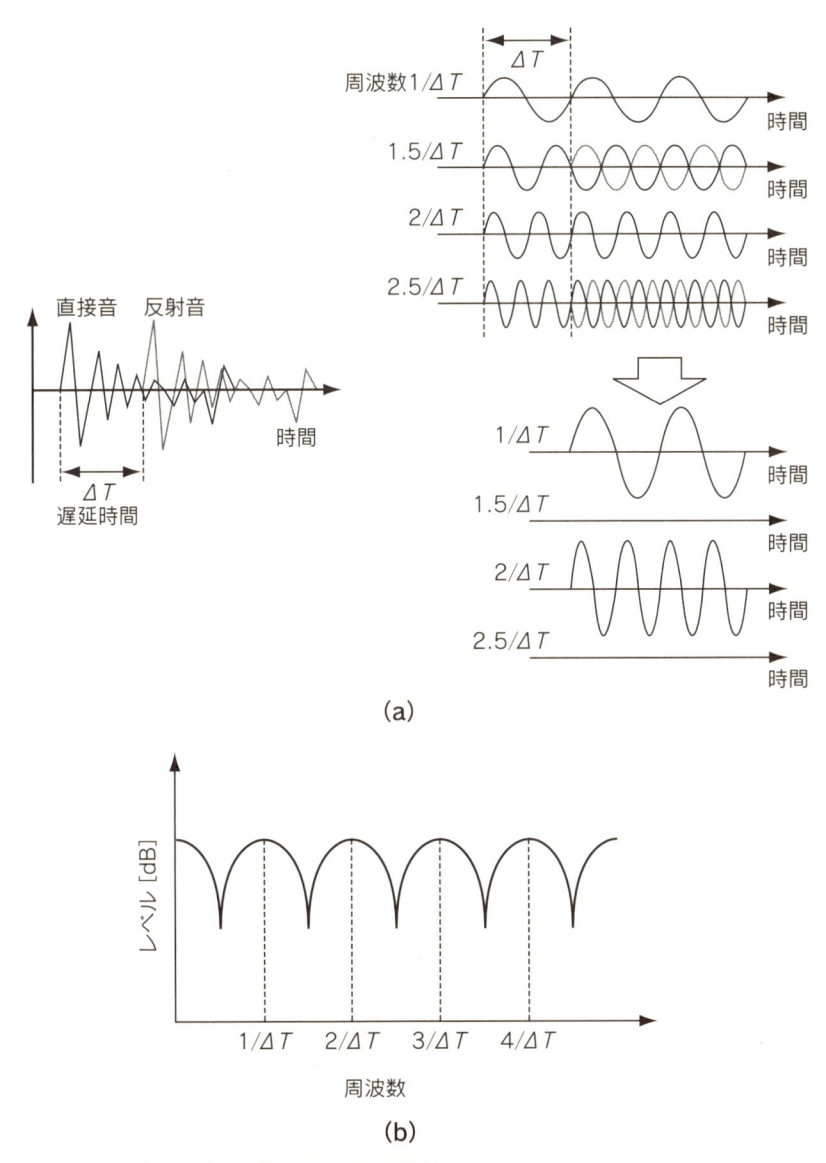

図16 カラーレーションの原理
a：位相干渉の原理，b：位相干渉によるスペクトル．

して，直接音と反射音を足し合わせた音波のスペクトルは，図16bに示すようにΔTの逆数の整数倍の周波数にピークをもつような形となる．このようなスペクトルの音は聴感上，$1/\Delta T$の周波数に相当する音の高さ(=「ピッチ(pitch)」)をもつ．位相干渉による音色の変化現象を「カラーレーション(coloration)」という．カラーレーションは，鼓膜位置で観測される直接音と反射音の音圧レベルが等しい場合が最も顕著に起こり，音圧レベルの差が大きくなるにつれ弱くなる．また一般に遅延時間が短いほど顕著である．さらに，スペクトルの変化が参照できるような広い範囲の周波数成分をもつ音ほど顕著であり，純音では生じない．

8) 加齢による変化，および晴眼と視覚障害の差

聴覚器の老化による聴力の衰えを「老人性難聴(presbycusis)」という．聴力の衰えは厳密には30歳代から始まり，多くの場合高い周波数に顕著に見られる(図17)．また加齢に伴う聴覚機能の衰えは聴力だけではなく，周波数，時間，空間の情報を処理する能力にも見られる．

一方，視覚障害が聴覚に与える影響については様々な議論があり，考察が一貫していない．Ashmeadら(1998)によると，視覚障害者の空間音響については二つのモデルが提唱されて

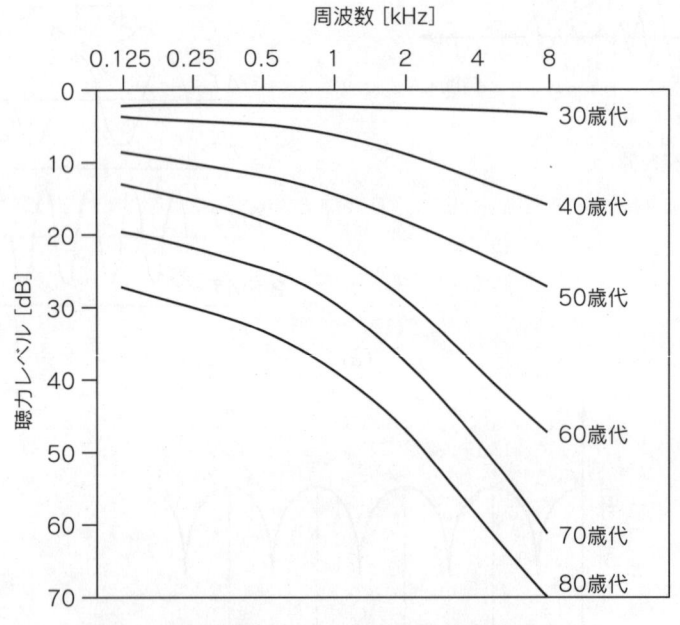

図17 年齢と聴力レベルの関係の模式図
(原図は音響用語辞典の老人性難聴を参照)

いる．一つは視覚経験の少ない早期失明者は晴眼者に比べて音源定位能力が劣るとする「欠陥モデル(deficit model)」，もう一つは，視覚を失ったことによりむしろ晴眼者より優れているという「補償モデル(compensation model)」である．前者は音源定位獲得のための学習過程における視覚フィードバックの重要性を根拠としており，後者は視覚以外の感覚が視覚障害を補うという仮定に基づいている．概して現在までの研究結果を見る限り，どちらか一方だけを積極的に支持するべきであるとする根拠はない．実験結果の中には，視覚障害児・者(特に先天盲)の音源定位能力が若干優れていることを示しているものもある(たとえば，Lessard et al 1998)が，そのメカニズムは十分明らかではない．現時点の知見では，視覚障害者の音源定位能力は晴眼者のそれとほぼ同レベルと考えるのが無難である．

環境認知と障害物知覚

前節で説明した音や聴覚に関する基礎的知識を踏まえた上で，本節では，視覚障害者の聴覚による環境認知について述べる．特に，晴眼者にとって馴染みの薄い「障害物知覚」についてはその研究の歴史とメカニズムを詳しく説明する．

1. Orientation & Mobility と聴覚による環境認知

視覚障害者の歩行は，「環境認知(orientation)」と「歩行運動(mobility)」の二つの側面からなるものであり，それゆえ "Orientation & Mobility(以下O＆M)" と呼ばれている．視覚障害者の歩行訓練＝O＆Mの訓練(O＆M instruction)は，第二次世界大戦後のアメリカで，失明退役軍人の歩行能力獲得を目的として訓練方法が体系化されたのが始まりである．そしてその後，様々な発展を遂げて今日に至っている．

O＆Mの方法には現在，①補助具をまったく使用しない歩行，②「手引き(晴眼者による誘導案内)」による歩行，③「白杖(視覚障害者用の白い安全杖)」による歩行，④「盲導犬」による歩行，⑤「歩行補助装置(超音波センサなどの電子技術を利用した環境探索装置)」による歩行，の五つがある．そのうち⑤は，③または④との併用が原則であり，また②〜⑤は，①において要求される基礎的技能を習得していることが前提である．

O＆Mのすべての方法に共通する基礎的技能の一つは，残存感覚を駆使して環境を認知することである．その中で，聴覚の役割は大別して，(1)周囲の発音体(自動車など)の認識，(2)音源定位(前節2の5)参照)による発音体の位置の認知，(3)残響(前節1の3)参照)による閉鎖空間(部屋の大きさなど)の認知，(4)選択的聴取(前節2の6)参照)による騒音内(道路工事の音など)からの信号音(音響信号機の音など)の聴取，(5)「反響定位(echolocation)」に

よる非発音体(壁や柱など)の知覚,(6)「音の影(sound shadow)」による非発音体の知覚,とされる.このうち(1)〜(4)については,晴眼者でも日常経験するものであるが,(5)と(6)については馴染みが薄い.この二つはO&Mの中でも特に関心の高い能力であり,「障害物知覚」と呼ばれる.これについては次の項で詳しく説明する.

2. 障害物知覚

前項1の(5)と(6)は,「障害物知覚(obstacle sense)」と呼ばれる能力に属する.障害物知覚は,"非発音体(以下単に「物体(object)」と表記)の存在を聴覚によって知覚し定位する能力"と定義づけることができる.物体は,たとえ自分では音を発しなくても,音場の中に存在すれば,音の伝わり方を変化させる(以下これを「音場の変化」と呼ぶ).この音場の変化を聴覚によってとらえることにより物体を検出する能力が障害物知覚である.

以下にこの能力の研究の歴史とメカニズムについて述べる.

1)研究の歴史

「障害物知覚」は古い文献の中にも登場する.たとえば,1749年にDiderotによって書かれた『盲人書簡(Letter on the Blind)』の中にも,盲人のもつこの物体検出能力のことが記されている.しかし,当時は障害物知覚のメカニズムについては十分知られていなかった.

障害物知覚の要因に関しては,かつていくつかの仮説があった.Supa(1944)はHayesの分類を紹介している.それによると仮説は大きく三つに分類できる.第1の説は「感覚説(sensory theories)」である.障害物知覚は,ある感覚器官の感度が高められ,その閾値や弁別域が向上した結果得られた能力であるという説である.第2の説は「知覚説(perceptual theories)」である.障害物知覚は皮膚や感覚器官からの感覚的な情報を解釈して,ある一つの知覚能力を構成させた結果得られた能力であるという説である.第3の説は「オカルト説(occult theories)」である.障害物知覚は磁気や電気などを感じる第六感によって得られる能力であるという説である.

このような仮説は,盲人の内観報告などから二つに整理された.第1の説は「皮膚感覚説」である.何人かの盲人は障害物があることを顔面,額,頭頂部などで知覚すると主張した.第2の説は「聴覚説」である.これは障害物の存在が聞こえるという経験に基づいている.

障害物知覚の科学的研究は1904年にHellerによって開始された.Hellerは障害物知覚の手がかりが皮膚感覚にあるのか聴覚なのかを確かめる実験を行った.被験者にフランネルの布を被らせて皮膚感覚を遮断した状態と,耳栓などで聴覚を遮断した状態,そして最後は

第12章 聴覚による障害物知覚と環境認知

床に絨毯を敷いて足音がたたないようにした状態を設定して実験を行った結果，聴覚的な手がかりが重要な要因であることを発見した．

1944～1950年にかけて，Cornell 大学の Supa, Cotzin, および Dallenbach は障害物知覚の体系的な研究に着手した．"FACIAL VISION" と題されたこの研究は，障害物知覚の要因を厳密な実験によって調べたものとして知られている．研究報告は "3 部作" で，第1の報告では，Heller の実験と同じように，被験者のある感覚を遮断した条件下で実験を行い，その結果，障害物知覚のために皮膚感覚は必要でも十分でもなく，"耳" が刺激されることが必要十分な条件であることを導いている．第2の報告では，視聴覚複合障害者を被験者として実験を行い，その結果，"耳" のうち，"外耳" に対する刺激は必要十分な条件ではなく，"聴覚" 刺激が必要十分であることを導いている．第3の報告では，障害物知覚を誘発する聴覚刺激が障害物からの反射音であることを導き，さらにその定量的分析を行っている．そして，歩行によって起こる反射音の Doppler 効果(前節1の5)参照)によるピッチ変化が重要であるなどの結論を得ている．しかしながら，障害物知覚は実際には静止した状態でも可能であることの説明がつかないなどいくつか問題があり，第3の報告の結論は現在では疑問視されている．

その後，Wright(1963)，Welch(1964)，および Kohler(1964) は，障害物知覚の要因となる聴覚刺激に関して，障害物からの反射音の他に，障害物による遮音効果(透過損失(前節1の3)参照)および回折損失(前節1の4)参照))などによって作られる「音の影」の二つが重要な要素となる可能性を指摘している．また Bassett(1964) は，カラーレーション(前節2の7)参照)による反射音のピッチ変化が重要な要素となることを示した．

しかし，その後は，障害物知覚の要因をより詳しく調査しようという試みよりも，むしろ障害物知覚における障害物の検出能力や分解能を定量的に分析する研究が盛んに行われるようになった．

Kellogg(1964)，Rice(1967) は，自発的に発生させた様々な音を手がかりとした場合の，障害物の形状の大きさ，弁別，方向の弁別能力を調べる実験を行った．その結果，いずれの要素も弁別が可能であるという結果を得た．

その後，Strellow ら(1982)，および Schenkman ら(1986) は，それぞれ足音，および白杖をつく音の反射音を使って障害物知覚の能力を測定し，報告した．また，Ashmead ら(1989) は，先天盲児の障害物知覚の能力を測定し，報告した．

近年になって，関(1998a) は，従来は体系的に取り扱われていなかった障害物知覚のメカニズムについて，音響学的研究により不明確な部分を補充し，これらの知見を整理した．以

下にその詳細を示す．

2) メカニズム

図18に，障害物知覚のメカニズムの階層構造を示す．物体の存在によって起こる音場の変化(反射や遮音などの物理現象)を「障害物知覚の物理的要因(physical factors of obstacle sense)」と呼ぶ．これによってもたらされる音場の印象の変化(音像や音質の変化などの心理現象)を「障害物知覚の心理的要因(psychological factors of obstacle sense)」と呼ぶ．障害物知覚の能力は，"物体の存在"と"心理的要因＝音場の印象の変化"との対応関係を学習することにより獲得される．両者の対応関係を知っていれば，音場の印象の変化から，その原因となる物体の存在や，位置などを連想できる．

障害物知覚は，手がかりとなる音場によって，環境音を用いる場合(図19a)と自発音(足音や白杖の音など)を用いる場合(図19b)の2種類に分類できる．

環境音を用いる障害物知覚の物理的要因は，物体に対し聴取者と同側から到来する環境音の反射，および反対側から到来する環境音の遮音(透過・回折損失)である．心理的要因は，①遮音による音像の消失，②先行音効果による反射音像の消失，③カラーレーションによる音質の変化，の三つに大きく分けられる．

(1) 遮音による音像の消失

物体に対し聴取者と反対側から到来する環境音は聴取者に到達する過程で透過・回折損失を受け音圧レベルが減少する．前節1の4)で述べたように，回折損失は一般に高い周波数帯域に現れる．物体から遠距離では回折損失はわずかであるが，接近するにしたがい回折損失は増加し音圧レベルが減少する(図6c参照)ので，音の大きさが小さくなり音像も徐々に消失するので物体の存在を知ることができる．

(2) 先行音効果による反射音像の消失

図20に，環境音における，反射音の遅延時間に対する音像の変化を示す．遅延時間がエコー検知限(前節2の7)参照)より大きい場合(すなわち物体から遠距離の場合)には，反射音源方向(物体の方向)に反射音像を生じる．この状態では，物体の方向に生じている音像が，反射音像なのか，それとも物体が存在しない場合に到来する環境音の音像なのかの区別がつきにくく，一般に物体の検出にはつながらない．しかし，遅延時間がエコー検知限より小さい場合，先行音効果(前節2の7)参照)により反射音像は消失する(上記(1)と総合すると，物体の接近に伴い，物体方向から如何なる音像も消失することになる)．さらに遅延時間が小さくなると，直接音源方向に生じていた音像が頭部に接近する．このような反射音像の消失，および合成音像の移動により，物体の存在，およびその距離を知ることができる．なお音像

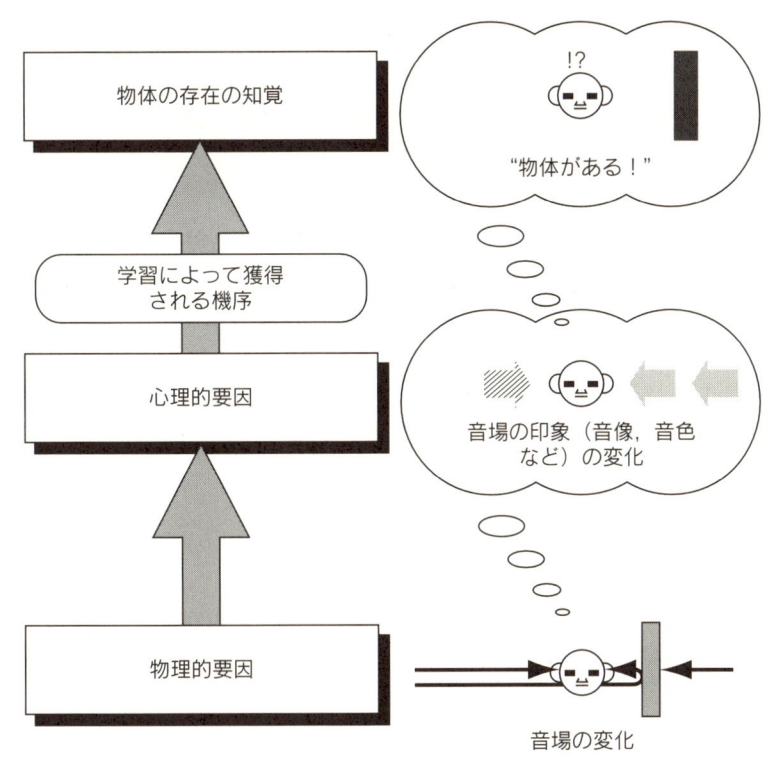

図18 障害物知覚のメカニズムの階層構造

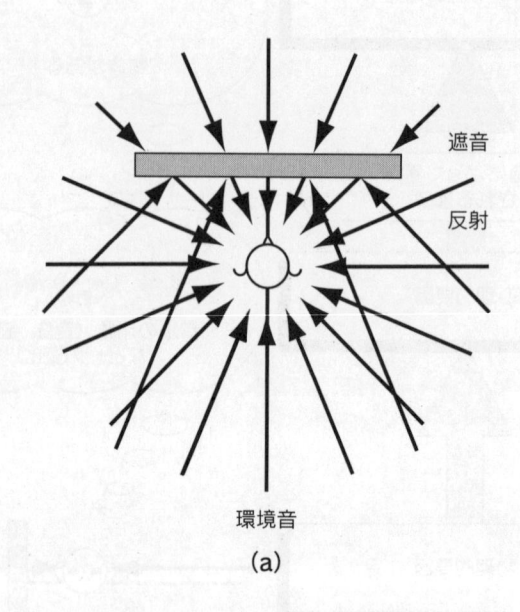

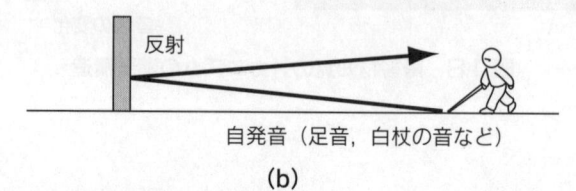

図 19 障害物知覚の種類
　　a：環境音を用いる場合，b：自発音を用いる場合．

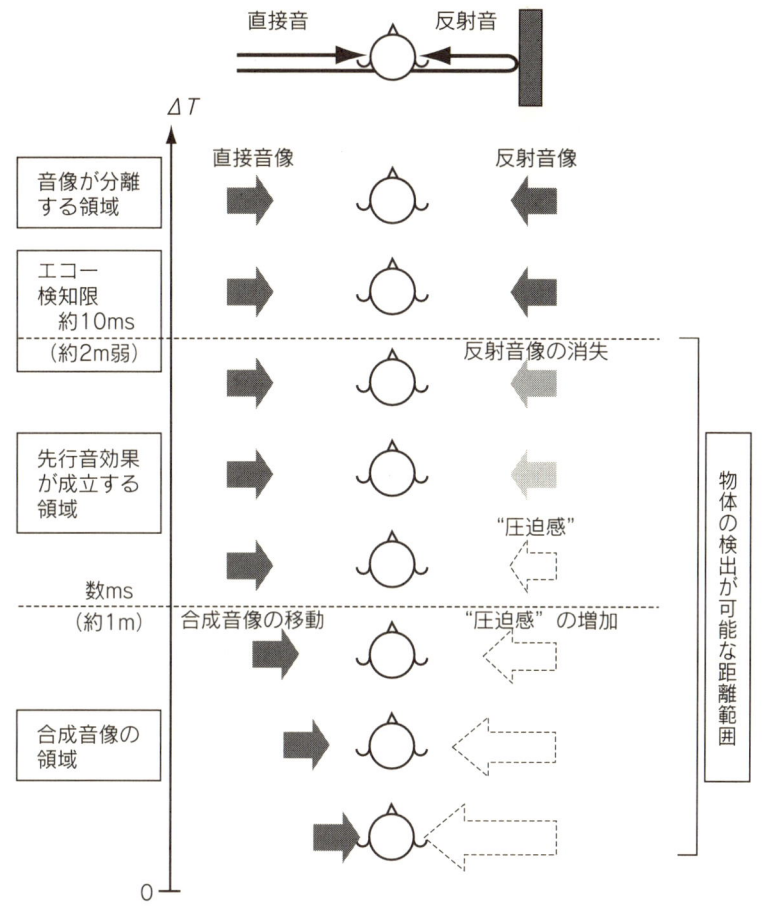

図20 環境音における，反射音の遅延時間（および物体との距離）と音像の関係
音像の変化は図15と定性的に同じ．

の消失に伴い，"圧迫感(かつてこれが「皮膚感覚説」のもとになった)"を反射音源方向の顔表面に生じることがある．

(3)カラーレーションによる音質の変化

直接音と反射音は位相干渉を起こし，カラーレーション(前節2の7)参照)を生じる．カラーレーションにより生じたピッチは，遅延時間および距離と反比例し，1対1の対応関係にある(図21)ため，物体の距離を知る手がかりとなり得る．ただしカラーレーションは，環境音の周波数帯域が狭いと生じにくくなるため，上記(1)(2)に比べると実環境中での聴取は難しい場合がある．

なお，先行音効果による音像の変化とカラーレーションによる音質の変化には方向依存性があり，音像の変化は主に頭部側面方向，音質の変化は主に頭部正面方向の物体に対する心理的要因となる．ただし，カラーレーションは実環境では生じにくい場合があるため，一般に頭部正面の物体は検出しづらい場合が多い．

自発音を用いる障害物知覚の物理的要因は，自発音の反射である．図22に心理的要因を示す．物体反射面から約6(～15)m以上離れている場合には，反射音は直接音と分離した音像として知覚される．この距離では，反射音の音像の位置を手がかりに反射面の位置を知る

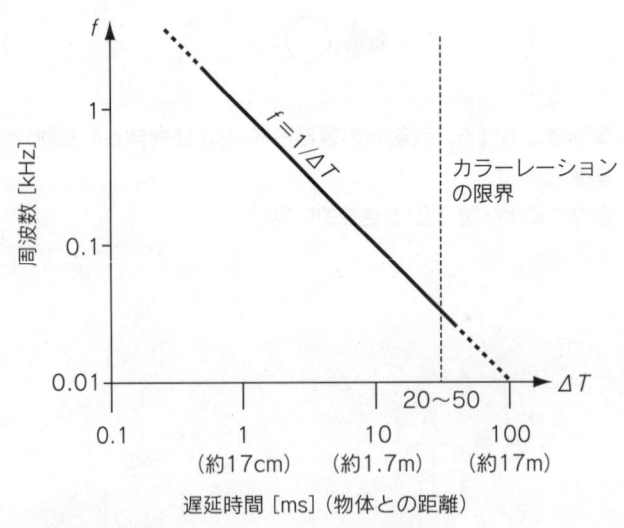

図21 反射音の遅延時間(および物体との距離)とカラーレーションによるピッチの関係

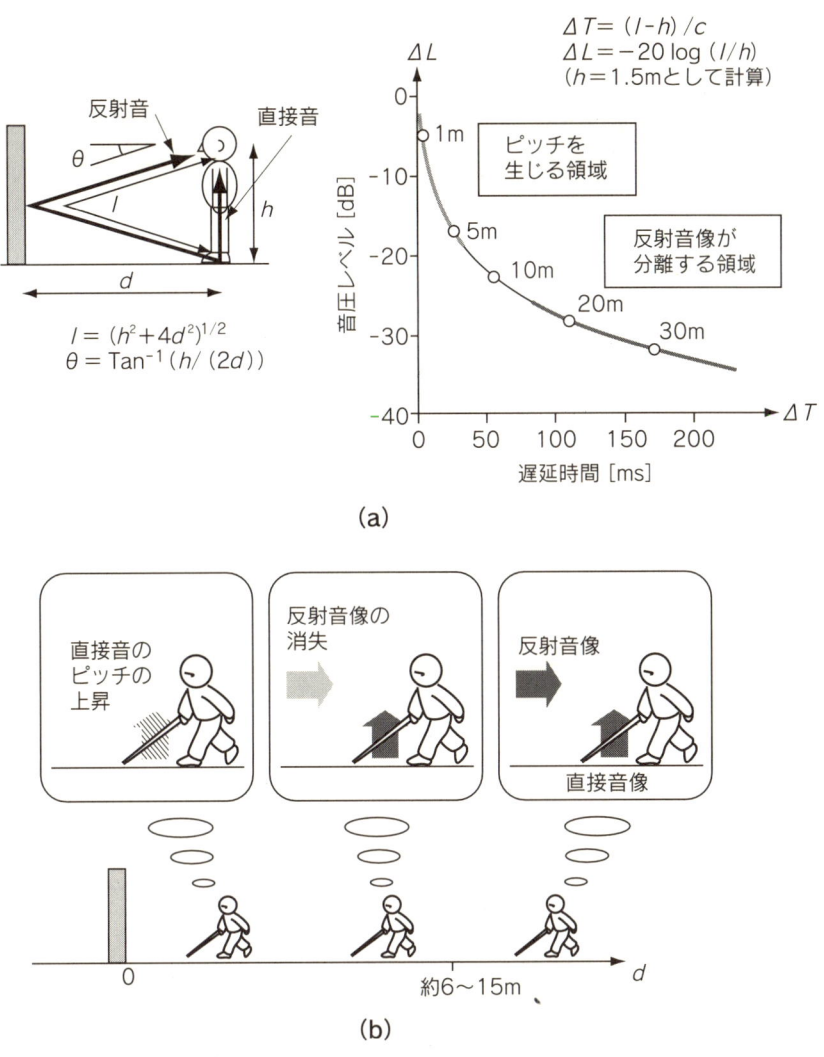

第12章 聴覚による障害物知覚と環境認知

$\Delta T = (l-h)/c$
$\Delta L = -20 \log (l/h)$
（$h = 1.5$mとして計算）

$l = (h^2 + 4d^2)^{1/2}$
$\theta = \mathrm{Tan}^{-1}(h/(2d))$

(a)

約6〜15m

(b)

図22　自発音を用いる障害物知覚のメカニズム（足元に音源がある場合の例）
a：物体との距離と反射音の遅延時間および音圧レベルの関係，b：物体との距離と音像および音質の関係．

ことができる．距離が短い場合には，先行音効果により，反射音像は消失する．そのかわりに，「Thurlow ピッチ(Thurlow pitch, 二つのパルス音の時間差の逆数のピッチを生じる現象)」(Thurlow 1955, Thurlow 1957)によって，直接音のピッチの上昇を知覚することがある．ピッチは反射面との距離が短くなるにつれ高くなるので，反射面との距離を知る手がかりとなる．

3. 実際の音環境における環境認知，および聴覚訓練

実際の音環境における，視覚障害者の聴覚による環境認知の調査研究例を紹介する．

鹿島ら(1997)は，小学生から60歳代までの視覚障害児・者32名(全盲23名，弱視9名)に対し，都市の中の音環境の利用に関する質問調査を行った．その結果，意外な音がランドマーク(位置や場所を知る目印となるもの)となることを示した．たとえば駅の券売機や改札の位置を知るために"自動券売機のつり銭の音"，"改札のハサミの音"が手がかりとなる．その他に，"マンホールの水流音"，"小学校のざわめき"，"出入口での雑踏"などを場所を特定するためのランドマークとして利用している者もいた．とにかくその場所に特徴的な音なら何でも利用することができる(個々の音から場所を特定する推論の過程については，永幡 1997 が分析を行っている)．また，障害物知覚は主に，(エンジンを切って音を発していない)駐車中の車，電柱，壁や塀の検出，またはこれを応用して曲がり角や交差点の検出(壁や塀のない方向に道があることを利用する)などに用いられる．手がかりとしては，足音や白杖の音，および交通騒音を用いることが多い．一方，"駅構内の多すぎる音楽"，"非常ベルおよび電車の発車ベル"，"風の音"などのように，場所や環境を知る情報とはなりにくく，かえって他の有用な音情報をマスクしてしまうような音は問題があるとされる．

橋本ら(1998)は，視覚障害者の聴覚による空間認知を考慮した建築音響設計の手法を確立することを目的として，10歳代から70歳代までの視覚障害児・者30名(全盲17名，弱視13名)に対し，建物内の音環境の利用に関する質問調査を行った．その結果，足音などの自発音を用いる障害物知覚に関連した"床の発音"や，部屋の広さを知るための"残響"などが重要であることを示した．

しかしながら，上記のように視覚障害者にとって聴覚による環境認知がとても重要であることが指摘されているのにもかかわらず，視覚障害教育/リハビリテーションにおける聴覚訓練は，現在のところ"科学的"，"体系的"といえる方法論はなく，現場の"経験的"訓練手法に依存しているところが大きい．このことを踏まえて近年，最新の音響技術や聴覚科学を基に，科学的・体系的な訓練方法が提案されつつある．

第12章 聴覚による障害物知覚と環境認知

　棟方ら(1998)は，頭部伝達関数(前節2の5)参照)を計算機でシミュレーションすることによりヘッドホン受聴で頭外定位(前節2の5)参照)を可能とするような音響技術を用いて，視覚障害児・者の音源定位訓練を行う装置を試作した．そして，先天盲児3名を被験者として同装置により訓練を行い，有効な訓練成果が得られたと報告している．

　また関(1998b)は，障害物知覚の物理的要因を理想的な状態で再現するためのスピーカアレイを用いた音響技術を利用して，障害物知覚を獲得するための訓練装置を試作した．そして，同装置が障害物知覚の学習に最適な音場を再現できることを報告した．

　上記の訓練は，自然の聴覚と自然の音情報を利用した環境認知能力を獲得・増強するための訓練といえる．その他に，聴覚の機能を補い環境認知を助ける"歩行補助装置"を利用した訓練が過去に存在した．参考までに以下に付記しておく．

　聴覚に空間情報を提示する歩行補助装置の代表例に「ソニックガイド(Sonicguide)」がある．ソニックガイドは，1970年代にKayにより開発された眼鏡型の超音波環境探索装置で，超音波センサで検出した物体の位置を可聴音信号に変換し，イヤホン(またはイヤチューブと呼ばれるプラスチック製の管)で両耳に提示する装置であった．その可聴音信号の形式は，物体の左右方向をILD(前節2の5)参照)による音像の頭内定位位置で表現し，距離を超音波の唸り(前節1の7)参照)によって作られるピッチに変換(距離が近いほどピッチが低い)して表現するものであった．しかしながら，このような方向・距離の表現方法は，自然の音源または物体によって作られる方向・距離の聴感表現とは異なるものであり，かえって自然の聴覚と自然の音情報を利用した環境認知能力の獲得に悪い影響を与えるなどの考察から，同装置を用いた訓練は次第に行われなくなった(同装置の詳細については，伊福部1997などを参照)．

おわりに

　本章では，歩行訓練士や視覚障害教育/リハビリテーションに携わる人のために，聴覚による環境認知の基礎的メカニズムについて概説した．近年の音響技術や聴覚科学の発展は目覚ましく，その進歩の波はやがて視覚障害教育/リハビリテーションにおける聴覚訓練のあり方をも変えるであろう．現場レベルでこの技術革新に対応できるだけの基礎的知識を今のうちからもつことは極めて懸命なことと考える．

参 考 文 献

Ashmead DH, Hill EW, and Talor CR：Obstacle perception by congenitally blind children.

Perception and Psychophysics 46：425-433, 1989.

Ashmead DH, Wall RS, Ebinger KA, Eaton SB, Snook-Hill MM, and Yang X：Spatial hearing in children with visual disabilities. Perception 27：105-122, 1998.

Bassett IG, and Eastmond EJ：Echolocation；Measurement of pitch versus distance for sounds reflected from a flat surface. J Acoust Soc Amer 36：911-916, 1964.

Blasch BB, Wiener WR, and Welsh RL(eds)：Foundations of orientation and mobility. second edition, AFB Press, New York, 1997.

Blauert J：Spatial Hearing. revised edition, The MIT Press, Cambridge, 1997.

Blauert J，森本政之，後藤敏幸：空間音響．鹿島出版会，東京，1986.

Cotzin M, and Dallenbach KM：Facial vision；The role of pitch and loudness in the perception of obstacles by the blind. Amer J Psychol 63：485-515, 1950.

橋本典久，小野英哲：視覚障害者のための建築音響設計手法に関する研究―研究課題の抽出とその成立性に関する基礎調査―．日本建築学会技術報告集 6：103-108, 1998.

樋渡涓二・編：視聴覚情報概論．昭晃堂，東京，1987.

伊福部達：音の福祉工学．コロナ社，東京，1997.

鹿島教昭，田村明弘，太田篤史：視覚障害者の音環境．横浜市環境科学研究所報 21：51-58, 1997.

Kellogg WN：Sonar system of the blind. The Research Bulletin No. 4, American Foundation for the Blind：55-69, 1964.

Kohler I：Orientation by aural clues. The Research Bulletin No. 4, American Foundation for the Blind：14-53, 1964.

Lessard N, Pare M, Lepore F, and Lassonde M：Early-blind human subjects localize sound sources better than sighted subjects. Nature 395：278-280, 1998.

前川純一：障壁(塀)の遮音設計に関する実験的研究．日本音響学会誌 18：187-196, 1962.

Moller H, Sorensen MF, Hammershoi D, and Jensen CB：Head-related transfer functions of human subjects. J Audio Eng Soc 43：300-321, 1995.

文部省：歩行指導の手引．慶應通信，東京，1985.

Moore BCJ(ed)：Hearing. Academic Press, San Diego, 1995.

棟方哲弥，鈴木陽一，魚住 超，託間晋平：頭部伝達関数を用いた聴覚情報提示システムの障害児教育への適用．日本音響学会聴覚研究会資料 H-98-78, 1998.

永幡幸司：視覚障害者が音から場所を特定する過程についての研究．日本音響学会平成9年度秋季研究発表会講演論文集：721-722, 1997.

永田邦一：電子音響工学．朝倉書店，東京，1987.

日本音響学会・編：音響用語辞典．コロナ社，東京，1988.

Pickles JO(堀川順生，矢島幸雄・共訳)：聴覚生理学．二瓶社，大阪，1995.

Rice CE：Human echo perception. Science 155：656-664, 1967.

境 久雄，中山 剛：聴覚と音響心理．コロナ社，東京，1978.

Schenkman BN, and Jansson G：The detection and localization of object by the blind with the aid of long-cane tapping sounds. Human Factors 28：607-618, 1986.

Schmidt RF(岩村吉晃，他・訳)：感覚生理学．金芳堂，京都，1980.

関 喜一，伊福部達，田中良広：盲人の障害物知覚と反射音定位の関係．日本音響学会誌 50：289-295, 1994.

関　喜一：視覚障害者にやさしい街の音創り．日本音響学会誌 54：387-392，1998a．
関　喜一：障害物知覚の体系的聴覚訓練の提案．第 24 回感覚代行シンポジウム予稿集：5-12，1998b．
芝田裕一・編：視覚障害者の社会適応訓練．第 2 版，日本ライトハウス視覚障害リハビリテーションセンター，大阪，1994．
Strelow ER, and Brabyn JA：Locomotion of the blind controlled by natural sound cues. Perception 11：635-640, 1982.
Supa M, Cotzin M, and Dallenbach KM：Facial vision；The perception of obstacles by the blind. Amer J Psychol 57：133-183, 1944.
多田政忠・編：物理学概論．学芸図書出版社，東京，1974．
Thurlow WR：Pitch perception for certain periodic auditory stimuli. J Acoust Soc Amer 22：132-137, 1955.
Thurlow WR：Further observation on pitch associated with a time difference between two pulse trains. J Acoust Soc Amer 27：1310-1311, 1957.
Welch JR：A psychoacoustic study of factors affecting human echolocation. The Research Bulletin No. 4, American Foundation for the Blind：1-13, 1964.
Willott JF：Aging and the auditory system. Singular Publishing Group Inc., San Diego, 1991.
Wright HN：Principles of auditory training for travel. Proceedings of the International Congress on Technology and Blindness 2：149-157, 1963.

選者略歴

岩崎テル子［作業療法士］
- 1961年　東京学芸大学卒業
- 1976年　都立府中リハビリテーション専門学校卒業 信愛病院，信愛デイケアセンターに勤務
- 1985年　国立療養所東京病院附属リハビリテーション学院作業療法学科教官
- 1991年　ウエスタン・ミシガン大学(アメリカ)作業療法学部修士課程単位取得満期退学
- 1997年　金沢大学医学部保健学科作業療法学専攻教授

【研究領域】
中枢神経疾患による知覚障害の評価と訓練，老年期障害について研究．
1989年より日本センソリーリハビリテーション研究会(JSSR)会長．

中田眞由美［作業療法士］
- 1976年　都立府中リハビリテーション専門学校卒業卒業後，国立療養所多磨全生園勤務 その後，府中リハビリテーション専門学校，東京都立医療技術短期大学，茨城県立医療大学の教員を勤める
- 1995年　学術博士(バイオメディカルサイエンス)
- 1999年　埼玉県立大学保健医療福祉学部作業療法学科助教授

【研究領域】
1982年よりDr. A Lee Dellonに師事し，知覚評価と知覚再教育について研究．
日本センソリーリハビリテーション研究会副会長．

澤　俊二［作業療法士］
- 1976年　都立府中リハビリテーション専門学校卒業 卒業後，慶應義塾大学月が瀬リハビリテーションセンター勤務
- 1995年　茨城県立医療大学保健医学部作業療法学科講師(現助教授)
- 1997年　筑波大学大学院修士課程修了 現在，筑波大学大学院博士課程医学研究科生態学系地域医療学在籍中

【研究領域】
中枢神経障害の知覚障害に関する評価と訓練および脳血管障害者の機能等の変化に関する長期追跡調査を主な研究領域にしている．
日本センソリーリハビリテーション研究会副会長．

セラピストのための基礎研究論文集(2)

生存と自己表現のための知覚

ISBN 4-7639-6008-3

2000年5月15日　初版　第1刷発行
定価はカバーに表示

発 行 者　木　下　　　攝
発 行 所　株式会社　協同医書出版社
113-0033　東京都文京区本郷3-21-10浅沼第2ビル4階
　　　　　　　　　　電話　03-3818-2361／2362
　　　　　　　　　　ファックス　03-3818-2368
　　　　　　　　　　郵便振替　00160-1-148631
印刷・製本　株式会社　三　秀　舎

セラピストのための基礎研究論文集
シリーズの刊行にあたって

　理学療法士，作業療法士を養成する教育プログラムがより洗練された形で発展していくにつれて，人間を科学的に研究しようとするさまざまな学問領域が，今，何を探り，何を考察し，何を見い出しているのかについて知ることがますます大切になってきつつあります．特に理学療法，作業療法の治療・援助の技術体系を直接支える基礎研究の最新の成果を理解することは，技術をより効果的に駆使し，また新たな技術を開発していく際には不可欠な基盤となるものです．ただその一方では，こうした基礎的な，あるいは関連する諸科学の展開を効率よく学習できる素材(出版物に限らず)が少ない現状もあります．そこで私たちは，セラピストの関心を強く引きつけるテーマを選びながら，教育や臨床の中で常に基礎・関連諸科学の成果に触れていくための一つの手段として，こうした論文集を適宜，刊行してまいります．

　この論文集を編むにあたっては，理学療法士あるいは作業療法士が選者となってテーマの選択を行い，それぞれの領域の第一線の研究者に執筆をお願いいたしました．その際に心がけたことは，本論文集が臨床家にとっては日頃の疑問に解決の糸口や考察のてがかりを与えてくれるものになること，そして学生にとっては理学療法や作業療法が拠って立つ広い学問領域に対する興味深いガイドとなることでした．ただしここに収録された論文は，執筆者の広い見識と豊富な経験をもとにしつつも，できる限りテーマを絞り込み，要点のみを抽出したものです．そのために多くの事柄，多くの細かな記述が割愛されております．ですから個々の執筆者による本格的な論文に触れるためには，それぞれの論文中に示された文献をさらに検索していくことが望まれます．

　また，一冊の論文集として「テーマ構成をどうするか」「どなたに執筆をお願いするか」ということでは，選者となった理学療法士あるいは作業療法士の考え方や個性，そして検索し得た論文の数や範囲の限界を，結果としては反映したものにならざるを得ませんでした．今後とも本書の構成に対するご意見をお寄せいただければ幸いです．

　　　　　　　　　　　　　　　　　　　　　　　　　　　協同医書出版社編集部
　　　　　　　　　　　　　　　　　　　　　　　　　　　1997 年 6 月 1 日